Krankenpfleger

im Operationssaal:

Der vollständige Leitfaden

ALEXANDRE CAREWELL

Inhaltsverzeichnis

Kapitel 1

Einführung in die Rolle der Krankenschwester im Operationssaal

Entstehung des Krankenpflegers im Operationssaal

Lassen Sie uns die historische Entwicklung des Berufs des OP-Pflegers erkunden. Von den ersten chirurgischen Eingriffen bis hin zu den modernen technologischen Fortschritten hat dieser Beruf einen bedeutenden Wandel durchlaufen.
Historische Entwicklung des Berufs der OP-Krankenschwester/des OP-Krankenpflegers

Die Geschichte der OP-Krankenschwester reicht Jahrhunderte zurück, als die ersten chirurgischen Eingriffe unter Bedingungen durchgeführt wurden, die sich von den heutigen deutlich unterscheiden. Die ersten chirurgischen Behandlungen wurden oft in rudimentären Umgebungen durchgeführt und ließen die Sauberkeits- und Sicherheitsstandards vermissen, die heute als wesentlich angesehen werden.

- **Antike und Mittelalter**: In diesen Perioden wurden chirurgische Eingriffe häufig von Barbieren, Heilern und religiösen Praktikern durchgeführt. Die postoperative Pflege und Hygiene waren begrenzt, was zu einer hohen Rate an Infektionen und Komplikationen führte. Krankenpfleger gab es zu dieser Zeit nicht als eigenen Beruf im Operationssaal.

- **19. Jahrhundert**: Mit dem medizinischen Fortschritt und dem Aufkommen von Asepsis und Antisepsis begann sich auch die Rolle der Krankenschwestern im Operationssaal zu verändern. Florence Nightingale spielte eine Schlüsselrolle bei der Verbesserung der Hygienepraktiken und der Organisation der Krankenpflege und legte damit den Grundstein für den modernen Krankenpflegeberuf.

- **Anfang des 20. Jahrhunderts**: Als die Chirurgie immer ausgefeilter wurde, begannen Krankenpfleger eine aktivere Rolle im Operationssaal zu spielen. Sie waren für die Vorbereitung der Patienten, die Sterilisation der Instrumente und die Unterstützung der Chirurgen während der Eingriffe zuständig.

- **Mitte des 20. Jahrhunderts**: Die Entwicklung der modernen Anästhesie und fortschrittlicher

Operationstechniken führte zu einer steigenden Nachfrage nach Krankenschwestern und Krankenpflegern, die sich auf den Operationssaal spezialisiert hatten. Es wurden spezielle Ausbildungsprogramme entwickelt, um Krankenpfleger auf die Arbeit in diesem hochspezialisierten Bereich vorzubereiten.

- **Ende des 20. und Anfang des 21. Jahrhunderts**: Technologische Fortschritte wie Laparoskopie, Operationsrobotik und fortschrittliche medizinische Bildgebung haben die Art und Weise, wie chirurgische Eingriffe durchgeführt werden, verändert. Das Pflegepersonal im Operationssaal muss nun den Einsatz dieser Technologien beherrschen und gleichzeitig die Sicherheit des Patienten gewährleisten.

- **Heute und darüber hinaus**: Der Beruf des OP-Krankenpflegers entwickelt sich mit dem medizinischen und technologischen Fortschritt weiter. Krankenschwestern und Krankenpfleger spielen eine entscheidende Rolle bei der Vorbereitung von Operationen, der Koordination des Operationsteams, der Verwaltung der Ausrüstung und der Gewährleistung der Patientensicherheit. Sie sind auch an Forschung, Ausbildung und Weiterbildung beteiligt.

Zusammenfassend lässt sich sagen, dass die historische Entwicklung des Berufs des OP-Krankenpflegers die Fortschritte in der Chirurgie, den Hygienestandards und der Medizintechnik widerspiegelt. Von einfachen Assistenten in der Vergangenheit haben sich OP-Krankenschwestern zu hochspezialisierten Fachkräften entwickelt, die für die Sicherheit und den Erfolg moderner chirurgischer Eingriffe von entscheidender Bedeutung sind.

Die Entwicklung der Rolle des OP-Pflegers ist eng mit den medizinischen Entdeckungen verbunden, die die chirurgischen Praktiken und die Patientenversorgung im Laufe der Zeit verändert haben. Medizinische Fortschritte haben nicht nur die Sicherheit von chirurgischen Eingriffen erhöht, sondern auch neue Verantwortlichkeiten und Möglichkeiten für OP-Krankenschwestern geschaffen. Im Folgenden wird erläutert, wie medizinische Entdeckungen die Rolle der Krankenschwester im OP beeinflusst haben :

Antisepsis und Asepsis: Die Entdeckungen der Antisepsis und Asepsis durch Pioniere wie Joseph Lister hatten einen großen Einfluss auf die chirurgische Versorgung. Die Einführung von Praktiken zur Verringerung postoperativer Infektionen erforderte die aktive Beteiligung von Krankenschwestern und Krankenpflegern bei der Vorbereitung und Aufrechterhaltung einer sterilen Umgebung im Operationssaal. Das Pflegepersonal wurde für die Sterilisation von Instrumenten, die Vorbereitung von OP-Abdeckungen und die Umsetzung strenger Hygienemaßnahmen verantwortlich.

Moderne Anästhesie : Die Einführung von Voll- und Lokalanästhesie ermöglichte komplexere und länger dauernde Eingriffe. Das OP-Pflegepersonal musste sich anpassen, um Patienten unter Narkose sorgfältig zu überwachen, potenzielle Nebenwirkungen zu behandeln und mit den Anästhesisten zusammenzuarbeiten, um die Stabilität des Patienten während der gesamten Operation aufrechtzuerhalten.

Fortgeschrittene Medizintechnik: Entdeckungen im Bereich der Medizintechnik, wie z. B. fortgeschrittene Bildgebung, Operationsrobotik und miniaturisierte Geräte, haben die Art und Weise, wie chirurgische Eingriffe durchgeführt werden, revolutioniert. Krankenpfleger im Operationssaal mussten sich Fähigkeiten aneignen, um diese Technologien zu handhaben und zu überwachen sowie potenzielle technische Probleme schnell zu lösen.

Minimalinvasive Chirurgie: Die Entwicklung minimalinvasiver Operationstechniken wie der Laparoskopie hat die Größe der für bestimmte Verfahren erforderlichen Schnitte verringert, was zu einer schnelleren Genesung der Patienten geführt hat. Das Pflegepersonal musste lernen, mit den Besonderheiten dieser Verfahren umzugehen, u. a. indem es den Chirurgen mit Spezialinstrumenten assistierte und die Patienten auf mögliche Komplikationen überwachte.

Personalisierte Medizin und Genomik: Das Aufkommen der personalisierten Medizin und der Genomik hat zu gezielteren Interventionen geführt, die auf den genetischen Merkmalen der Patienten basieren. OP-Pflegekräfte spielen eine entscheidende

Rolle bei der Sammlung und Verwaltung relevanter Informationen, um die Pflege auf die spezifischen Bedürfnisse jedes einzelnen Patienten abzustimmen.

Alles in allem haben medizinische Entdeckungen die Rolle der Krankenschwester im Operationssaal erheblich beeinflusst und sie von einem einfachen Assistenten in einen hochspezialisierten und vielseitigen Fachmann verwandelt. Krankenpfleger müssen sich ständig anpassen und neue Fähigkeiten erwerben, um den wechselnden Anforderungen der modernen Chirurgie gerecht zu werden und die Sicherheit und das Wohlbefinden der Patienten während des gesamten Operationsprozesses zu gewährleisten.

Die Krankenschwester im Operationssaal: Ein wichtiges Bindeglied

OP-Pflegekräfte spielen eine entscheidende Rolle im OP-Team, indem sie spezifische Funktionen und Beiträge leisten, die direkt zur Sicherheit des Patienten, zur effizienten Koordination und zum Gesamterfolg des chirurgischen Eingriffs beitragen. Ihre Präsenz und ihr Fachwissen sind in jeder Phase des chirurgischen Prozesses von entscheidender Bedeutung. So tragen OP-Krankenschwestern und -pfleger im OP-Team bei :

1. Vorbereitung des Operationssaals: OP-Pflegekräfte sind für die sorgfältige Vorbereitung des Operationssaals vor jedem chirurgischen Eingriff verantwortlich. Dazu gehören die Überprüfung und Sterilisation von Instrumenten und Ausrüstung, die Vorbereitung des sterilen Operationsfeldes und das Anlegen aller benötigten Materialien.

2. Empfang und Vorbereitung des Patienten : Krankenschwestern und -pfleger begrüßen die Patienten im Operationssaal, überprüfen ihre Identität und medizinischen Informationen und bereiten sie auf die Operation vor. Sie stellen sicher, dass der Patient das bevorstehende Verfahren versteht, beantworten Fragen und zerstreuen Bedenken.

3. Unterstützung während der Operation: Während der Operation stehen OP-Pflegekräfte an vorderster Front, um den Chirurgen zu unterstützen. Sie stellen die notwendigen Instrumente und Vorräte bereit, koordinieren die Teammitglieder und antizipieren mögliche Bedürfnisse des Chirurgen. Außerdem überwachen sie kontinuierlich die Vitalzeichen des Patienten und den Status der Anästhesie.

4. Verwaltung von Instrumenten und Ausrüstung : Das Pflegepersonal ist für die Verwaltung der sterilen Instrumente während der Operation verantwortlich. Sie übergeben die Instrumente dem Chirurgen nach dessen Bedarf, überwachen ihre Verwendung und übergeben sie auf sichere Weise, um Kontaminationsrisiken zu vermeiden.

5. Dokumentation und Aufzeichnungen: Das OP-Pflegepersonal dokumentiert sorgfältig alle Schritte der Operation, einschließlich der Einzelheiten der verwendeten Instrumente, der durchgeführten Maßnahmen und der Menge der verabreichten Flüssigkeiten. Diese Aufzeichnungen sind für die Rückverfolgbarkeit und die Kontinuität der Pflege von entscheidender Bedeutung.

6. Prävention von Infektionen : Das OP-Pflegepersonal hält sich strikt an die Protokolle zur Asepsis und Antisepsis, um das Risiko nosokomialer Infektionen zu minimieren. Sie überwachen die Sterilität der Umgebung und der Instrumente und stellen sicher, dass alle Teammitglieder die besten Hygienepraktiken einhalten.

7. Kommunikation und Koordination: OP-Pflegekräfte spielen eine Schlüsselrolle bei der Kommunikation innerhalb des OP-Teams. Sie erleichtern die Informationsübermittlung zwischen Chirurgen, Anästhesisten und anderen Teammitgliedern, um eine reibungslose Zusammenarbeit zu gewährleisten.

8. Unmittelbare postoperative Pflege: Nach der Operation überwacht das Pflegepersonal den Patienten während der Aufwachphase genau, indem es die Vitalzeichen beurteilt, Schmerzen behandelt und Nebenwirkungen der Anästhesie vorwegnimmt. Außerdem bereiten sie den Patienten auf die Verlegung in die entsprechende Station vor.

Alles in allem bringen OP-Pflegekräfte Spezialwissen und kritische Fähigkeiten in das OP-Team ein, um eine qualitativ hochwertige Versorgung und ein sicheres OP-Erlebnis für die Patienten zu gewährleisten. Ihr Engagement, ihre Sorgfalt und

Koordination sind entscheidend für den Erfolg jedes chirurgischen Eingriffs.
Der Einfluss von OP-Pflegekräften auf die chirurgischen Ergebnisse und die Genesung der Patienten ist signifikant und facettenreich. Ihre Anwesenheit und ihre wichtige Rolle im Operationsteam wirken sich positiv auf die Patientensicherheit, die Koordination der Pflege und den Gesamterfolg der Operation aus. Im Folgenden wird erläutert, wie OP-Pflegekräfte die chirurgischen Ergebnisse und die Genesung der Patienten beeinflussen :

1. Sicherheit des Patienten : Das OP-Pflegepersonal spielt eine entscheidende Rolle bei der Infektionsprävention, dem Risikomanagement und der kontinuierlichen Überwachung der Vitalzeichen des Patienten während der Operation. Ihre Wachsamkeit trägt dazu bei, intraoperative Komplikationen zu reduzieren, Fehler zu minimieren und die allgemeine Sicherheit des Patienten zu gewährleisten.

2. Angemessene Vorbereitung: Das OP-Pflegepersonal sorgt vor jeder Operation für eine gründliche Vorbereitung des Raums, der Instrumente und der Ausrüstung. Eine angemessene Vorbereitung trägt dazu bei, Verzögerungen, Fehler und Unterbrechungen während der Operation zu reduzieren, wodurch der Arbeitsablauf optimiert und die Ergebnisse verbessert werden.

3. Teamkoordination: OP-Pflegekräfte fungieren als wichtige Mitglieder des Operationsteams, indem sie die Kommunikation und Koordination zwischen Chirurgen, Anästhesisten, Technikern und anderen Gesundheitsfachkräften fördern. Eine effektive Koordination ermöglicht eine bessere Aufgabenverteilung, eine schnelle Entscheidungsfindung und einen reibungsloseren Ablauf der Operation.

4. Vermeidung von Komplikationen: Durch ihre sorgfältige Überwachung und ihr Fachwissen sind OP-Pflegekräfte in der Lage, Anzeichen für mögliche Komplikationen während der Operation frühzeitig zu erkennen. Dies ermöglicht ein frühzeitiges Eingreifen und das Ergreifen von Maßnahmen, um postoperative Komplikationen zu vermeiden oder zu minimieren.

5. Schmerzmanagement und Komfort: Das OP-Pflegepersonal ist von den ersten Augenblicken nach der Operation an in das

Schmerzmanagement des Patienten eingebunden. Sie verabreichen geeignete Analgetika und setzen nicht-pharmakologische Techniken ein, um für das Wohlbefinden des Patienten zu sorgen, was zu einer schnelleren und weniger schmerzhaften Genesung beitragen kann.

6. Postoperative Überwachung: Nach der Operation überwacht das Pflegepersonal weiterhin die Vitalzeichen, das Schmerzniveau und die Reaktionen des Patienten auf die Anästhesie. Ihre Wachsamkeit ermöglicht es ihnen, Veränderungen im Zustand des Patienten schnell zu erkennen und entsprechende Maßnahmen zu ergreifen.

7. Aufklärung der Patienten : Das OP-Pflegepersonal vermittelt den Patienten und ihren Familien wichtige Informationen über die postoperative Versorgung, Einschränkungen, Medikamente und Anzeichen von Komplikationen. Eine angemessene Aufklärung fördert eine erfolgreiche Genesung, indem sie die Einhaltung von Empfehlungen und ein proaktives Gesundheitsmanagement fördert.

Zusammenfassend lässt sich sagen, dass OP-Pflegekräfte eine entscheidende Rolle bei der Gewährleistung der Sicherheit, Koordination und Qualität der Pflege während chirurgischer Eingriffe spielen. Ihr Beitrag wirkt sich direkt auf die chirurgischen Ergebnisse und die Genesung der Patienten aus, indem sie Risiken minimieren, das Komplikationsmanagement verbessern und eine optimale Genesung fördern.

Grundlagen der allgemeinen und beruflichen Bildung

Um OP-Krankenpfleger zu werden, bedarf es einer rigorosen akademischen Ausbildung und Weiterbildung, um die Fachkenntnisse und das Wissen zu erwerben, die für eine effektive Arbeit im OP-Team erforderlich sind. Diese Ausbildung bereitet Krankenschwestern und Krankenpfleger darauf vor, im Operationssaal entscheidende Verantwortung zu übernehmen und während chirurgischer Eingriffe eine qualitativ hochwertige Patientenversorgung zu gewährleisten. Hier ist eine detaillierte Erkundung der Ausbildung, die erforderlich ist, um OP-Krankenpfleger zu werden :

Akademische Ausbildung :

- **Diplom in Krankenpflege (ASN) oder Bachelor of Science in Krankenpflege (BSN) :** Der erste Schritt ist der Erwerb eines Abschlusses in der Krankenpflege, in der Regel entweder ein Diplom in Pflegewissenschaft (ASN), das etwa zwei bis drei Jahre dauert, oder ein Bachelor of Science in Nursing (BSN), für den etwa vier Jahre Studienzeit erforderlich sind. Diese Programme vermitteln die Grundlagen der Pflegepraxis, einschließlich grundlegender klinischer Fähigkeiten und Kenntnisse der medizinischen Wissenschaften.

- **Bachelor of** Science **in Krankenpflege:** Nach Abschluss des Studiengangs in Krankenpflege müssen die Schülerinnen und Schüler eine nationale Prüfung ablegen, um einen Bachelor of Science in Krankenpflege zu erwerben. Diese Lizenz ist eine grundlegende Voraussetzung für die Tätigkeit als Krankenpfleger.

Spezialisierte Ausbildung im Operationssaal :
- **Ausbildungsprogramm für den Operationssaal:** Nach dem Abschluss des Studiums der Pflegewissenschaft können Krankenschwestern und Krankenpfleger, die sich für den Operationssaal interessieren, ein spezielles Ausbildungsprogramm für den Operationssaal absolvieren. Diese Programme, die in Dauer und Intensität variieren können, umfassen Themen wie Asepsis, Sterilisation, chirurgische Techniken, Instrumentenmanagement und Ethik im Operationssaal.

- **Klinisches Praktikum im Operationssaal:** Die Ausbildung im Operationssaal umfasst in der Regel beaufsichtigte klinische Praktika, in denen die Krankenschwestern und Krankenpfleger die Gelegenheit haben, ihre Fähigkeiten in einer realen Operationssaalumgebung anzuwenden. Sie lernen, mit dem OP-Team zusammenzuarbeiten, die Instrumente zu verwalten, an chirurgischen Verfahren teilzunehmen und postoperative Pflege zu leisten.

Weiterbildung :

- **Spezielle Zertifizierungen :** Viele OP-Krankenschwestern und -pfleger entscheiden sich dafür, spezielle Zertifizierungen anzustreben, um ihre Kompetenzen zu erweitern. Beispielsweise ist die Zertifizierung zur zertifizierten OP-Schwester (CNOR) weithin anerkannt und bescheinigt Fachwissen in diesem Bereich.

- **Fortbildungsprogramme:** OP-Pflegekräfte sollten regelmäßig an Fortbildungsprogrammen teilnehmen, um über medizinische Fortschritte, neue Operationstechniken und Sicherheitsprotokolle auf dem Laufenden zu bleiben. Dazu können Online-Kurse, Konferenzen, Workshops und Seminare gehören.

- **Fortgeschrittene Ausbildung:** Einige Pflegekräfte entscheiden sich dafür, eine fortgeschrittene Ausbildung zu absolvieren, z. B. einen Master of Science in Nursing (MSN) mit Spezialisierung auf den Operationssaal. Diese Ausbildung kann Möglichkeiten für Führungspositionen, Forschung oder Lehre in diesem Bereich eröffnen.

Zusammenfassend lässt sich sagen, dass die Ausbildung zur OP-Krankenschwester/zum OP-Krankenpfleger eine solide akademische Ausbildung in Pflegewissenschaft voraussetzt, gefolgt von einer Fachausbildung im Operationssaal und kontinuierlicher Weiterbildung, um die Fähigkeiten und Kenntnisse aufrechtzuerhalten, die für eine qualitativ hochwertige Pflege während chirurgischer Eingriffe erforderlich sind. Die Kombination dieser Elemente bildet eine hoch qualifizierte und kompetente Fachkraft innerhalb des Operationsteams.

OP-Pflegekräfte haben die Möglichkeit, verschiedene Spezialisierungen und Zertifizierungen anzustreben, um ihre Fähigkeiten zu vertiefen, ihr Fachwissen auszubauen und ihre Karrieremöglichkeiten zu erweitern. Diese Spezialisierungen und Zertifizierungen ermöglichen es ihnen, sich als Experten in bestimmten Bereichen des Operationssaals zu profilieren. Im Folgenden finden Sie einen Überblick über einige der Spezialisierungen und Zertifizierungen, die für OP-Pflegekräfte zur Verfügung stehen :

1. Zertifizierung als zertifizierte OP-Schwester (CNOR) : Die CNOR ist eine der anerkanntesten Zertifizierungen für OP-Krankenschwestern und -pfleger. Sie bescheinigt die Fähigkeiten und Kenntnisse in den Bereichen chirurgische Krankenpflege, Keimfreiheit, Patientensicherheit und Risikomanagement. Die CNOR-Zertifizierung wird von der Association of periOperat ve Registered Nurses (AORN) verliehen.

2. Zertifizierung als Certified Surgical Technologist (CST) : Obwohl diese Zertifizierung in der Regel für Chirurgische Techniker gedacht ist, entscheiden sich auch einige OP-Krankenschwestern und -pfleger dafür, sie zu erlangen. Die CST erkennt Fachkenntnisse in der Vorbereitung und Verwaltung von chirurgischen Instrumenten, der Unterstützung des Chirurgen und der Aufrechterhaltung der Asepsis an.

3. Certificate of Anesthesia Nursing (CRNA): Obwohl sie sich von OP-Pflegekräften unterscheiden, sind Anästhesiepflegekräfte häufig im Operationssaal anwesend, um die Anästhesie zu verabreichen und zu überwachen. Sie sind hochspezialisiert und bieten anästhesiologische Versorgung vor, während und nach chirurgischen Eingriffen.

4. Spezialisierung auf Herz- und Gefäßchirurgie: OP-Krankenschwestern und -pfleger können sich für eine Spezialisierung auf Herz- und Gefäßchirurgie entscheiden, was die Teilnahme an komplexen Herz- und Gefäßoperationen beinhaltet. Diese Spezialisierung erfordert fortgeschrittene Fähigkeiten in Hämodynamik, extrakorporaler Zirkulation und dem Umgang mit Herzanomalien.

5. Spezialisierung auf Neurochirurgie: OP-Krankenschwestern und -pfleger, die sich auf Neurochirurgie spezialisiert haben, arbeiten an der Seite von Neurochirurgen, um bei Eingriffen am zentralen und peripheren Nervensystem zu assistieren. Diese Spezialisierung erfordert umfassende Kenntnisse der Anatomie und der neurochirurgischen Verfahren.

6. Spezialisierung auf orthopädische Chirurgie: Krankenschwestern und Krankenpfleger mit Spezialisierung auf orthopädische Chirurgie sind an chirurgischen Eingriffen beteiligt, die mit Knochen, Gelenken und Weichgewebe zu tun haben. Sie müssen über ein umfassendes Verständnis der orthopädischen Fixierung, der Manipulation von Gliedmaßen und des Implantatmanagements verfügen.

7. Spezialisierung auf plastische und rekonstruktive Chirurgie: OP-Krankenschwestern und -Krankenpfleger, die sich auf plastische und rekonstruktive Chirurgie spezialisiert haben, assistieren bei Eingriffen zur Wiederherstellung von Form und Funktion des Körpergewebes. Diese Spezialisierung erfordert besondere Fähigkeiten, um mit Hauttransplantaten, Implantaten und komplexen Nähten zu arbeiten.

8. Spezialisierung auf bariatrische Chirurgie: Krankenschwestern und Krankenpfleger, die sich auf bariatrische Chirurgie spezialisiert haben, assistieren bei Eingriffen im Zusammenhang mit Gewichtsverlust, wie z. B. dem Einsetzen eines Magenbypasses oder eines Magenbandes. Diese Spezialisierung erfordert ein umfassendes Verständnis des Umgangs mit übergewichtigen Patienten und den damit verbundenen Komplikationen.

Diese Spezialisierungen und Zertifizierungen sind auf die besonderen Bedürfnisse von OP-Pflegekräften zugeschnitten und bieten Möglichkeiten für den beruflichen Aufstieg, eine höhere Anerkennung und die Möglichkeit, zu Spezialbereichen der Chirurgie beizutragen. OP-Krankenschwestern und -pfleger können die Spezialisierung wählen, die ihren Interessen und beruflichen Zielen am besten entspricht.

Arbeitsumfeld und Berufskultur

Die Dynamik der Teamarbeit im Operationssaal ist entscheidend für sichere, effiziente und erfolgreiche Operationen. Als komplexer Ort, an dem mehrere medizinische Fachkräfte bei der Patientenversorgung zusammenarbeiten, erfordert der Operationssaal eine reibungslose Koordination, eine klare Kommunikation und gegenseitiges Vertrauen. So funktioniert die Teamdynamik im Operationssaal :

Interprofessionelle Zusammenarbeit: Im Operationssaal kommt ein multidisziplinäres Team aus Chirurgen, Krankenschwestern, Anästhesisten, Operationstechnikern und anderen spezialisierten Gesundheitsfachkräften zusammen. Jedes Teammitglied bringt einzigartige Fähigkeiten und Fachkenntnisse mit, und die interprofessionelle Zusammenarbeit ist für eine umfassende Patientenversorgung von entscheidender Bedeutung.

Definierte Rollen und Verantwortlichkeiten: Jedes Teammitglied hat bestimmte, klar definierte Rollen und Verantwortlichkeiten. Chirurgen leiten das Verfahren, OP-Pflegekräfte assistieren, überwachen und verwalten die sterile Umgebung, Anästhesiologen sind für die Anästhesie des Patienten verantwortlich und Operationstechniker bieten technische Unterstützung. Ein solides Verständnis der jeweiligen Rollen fördert eine effektive Koordination.

Offene und transparente Kommunikation : Kommunikation ist der Schlüssel zu einer erfolgreichen Teamdynamik im Operationssaal. Die Teammitglieder sollten Informationen auf offene und transparente Weise austauschen. Dazu gehört die präoperative Kommunikation über die Operationsstrategie, die speziellen Bedürfnisse des Patienten und wichtige Überlegungen sowie die kontinuierliche Kommunikation während der Operation, um Aktualisierungen auszutauschen und Probleme zu lösen.

Kollaborative Entscheidungsfindung: Entscheidungen im Operationssaal werden oft in Echtzeit getroffen und können den Beitrag mehrerer Teammitglieder erfordern. Die kollaborative Entscheidungsfindung ermöglicht es, Optionen schnell zu bewerten, Probleme zu lösen und sich an wechselnde Situationen anzupassen, um das beste Ergebnis für den Patienten zu gewährleisten.

Umgang mit Notfällen und Komplikationen: Wenn während einer Operation ein Notfall oder eine Komplikation auftritt, muss das Team schnell und koordiniert handeln, um den Patienten zu stabilisieren. Jedes Teammitglied hat eine spezifische Rolle bei der Bewältigung solcher Situationen, was eine angemessene Ausbildung und kontinuierliche Vorbereitung erfordert.

Sicherheitskultur: Eine Sicherheitskultur ist im Operationssaal grundlegend. Die Teammitglieder müssen sich wohl fühlen, wenn sie potenzielle Fehler melden, Fragen stellen und Bedenken äußern, ohne Angst vor Repressalien haben zu müssen. Diese Sicherheitskultur fördert das kontinuierliche Lernen und die Verbesserung der Praktiken.

Weiterbildung und Simulation: Um die Dynamik der Teamarbeit zu stärken, sind Weiterbildung und Simulationssitzungen von entscheidender Bedeutung. Die Teammitglieder können gemeinsam in simulierten Szenarien üben, um ihre Fähigkeiten in den Bereichen Kommunikation, Entscheidungsfindung und Notfallmanagement zu erweitern.

Alles in allem beruht die Dynamik der Teamarbeit im OP auf der Zusammenarbeit, Kommunikation und Koordination zwischen verschiedenen Gesundheitsfachkräften. Eine harmonische und respektvolle Interaktion zwischen den Teammitgliedern ist entscheidend für die Patientensicherheit, die Qualität der Pflege und den Erfolg der chirurgischen Eingriffe.

Die Anpassung an die Routinen und Standards der Operationsumgebung ist eine wesentliche Fähigkeit von Krankenschwestern und Krankenpflegern im Operationssaal. Die Arbeit in einem Operationssaal erfordert ein tiefes Verständnis der Protokolle, Verfahren und Standards, die für diese hochspezialisierte Umgebung typisch sind. Hier erfahren Sie, wie OP-Pflegekräfte sich an die Routinen und Standards in diesem einzigartigen Umfeld anpassen :

1. Kenntnis der Protokolle: OP-Pflegekräfte müssen mit den strengen Protokollen in Bezug auf Hygiene, Keimfreiheit und Patientensicherheit vertraut sein. Sie müssen die genauen Schritte zur Vorbereitung des Raums, zur Sterilisation der Instrumente, zum Anlegen des Operationsfeldes und zu anderen Prozessen einhalten, um eine sichere und sterile Umgebung zu gewährleisten.

2. Einhaltung aseptischer Standards: Aseptische Pflege ist im Operationssaal von entscheidender Bedeutung, um das Risiko nosokomialer Infektionen zu minimieren. Dies kann das Tragen steriler Kleidung, gründliches Händewaschen und die angemessene Verwendung von Handschuhen und Masken beinhalten.

3. Kooperation bei Teamroutinen: Jeder Operationssaal hat seine eigenen Teamroutinen und -prozesse. OP-Pflegekräfte müssen effektiv mit Chirurgen, Anästhesisten, Technikern und anderen Teammitgliedern zusammenarbeiten, um eine reibungslose Koordination und eine präzise Ausführung der chirurgischen Schritte zu gewährleisten.

4. Anpassung an spezifische Verfahren: Jede Art von Operation kann spezifische Anforderungen an die Vorbereitung, die Instrumente und die Techniken haben. Das OP-Pflegepersonal muss sich schnell an die Anforderungen des jeweiligen Verfahrens anpassen, indem es die Bedürfnisse des Chirurgen vorwegnimmt und die richtigen Instrumente und Geräte bereitstellt.

5. Notfallmanagement: Im Operationssaal können Notfallsituationen auftreten, die eine schnelle Anpassung und eine koordinierte Reaktion erfordern. Das Pflegepersonal muss darauf vorbereitet sein, mit Situationen wie Blutungen, allergischen Reaktionen oder einer plötzlichen Verschlechterung des Zustands des Patienten umzugehen.

6. Befolgung von Richtlinien und Vorschriften : Operationssäle müssen strenge Vorschriften in Bezug auf Sicherheit, Sterilisation und Dokumentation einhalten. Das OP-Pflegepersonal muss diese Richtlinien befolgen und sicherstellen, dass alle Verfahren gemäß den festgelegten Standards durchgeführt werden.

7. Umgang mit Stress und Druck: Das chirurgische Umfeld kann stressig und anspruchsvoll sein. Krankenschwestern und Krankenpfleger müssen in der Lage sein, mit Stress umzugehen, schnelle Entscheidungen zu treffen und ihre Konzentration über längere Zeiträume aufrechtzuerhalten.

8. Fortbildung: Die Anpassung an die ständigen Veränderungen in der modernen Chirurgie erfordert eine kontinuierliche Fortbildung. OP-Pflegekräfte müssen sich über neue Techniken, neue Technologien und bewährte Verfahren auf dem Laufenden halten, um eine qualitativ hochwertige Pflege zu gewährleisten.
Zusammenfassend lässt sich sagen, dass die Anpassung an die Routinen und Standards des chirurgischen Umfelds für OP-Pflegekräfte von entscheidender Bedeutung ist. Sie müssen die aseptischen Protokolle beherrschen, effektiv mit dem OP-Team zusammenarbeiten, sich an die spezifischen Bedürfnisse jedes Verfahrens anpassen und hohe Standards für die Sicherheit und Qualität der Pflege aufrechterhalten.

Herausforderungen und Chancen in der Rolle der Krankenschwester im Operationssaal

Der Umgang mit Stress und Emotionen, die mit chirurgischen Situationen verbunden sind, ist eine entscheidende Fähigkeit für Krankenschwestern und Krankenpfleger im Operationssaal. Die Arbeit in einem Umfeld, in dem komplexe medizinische Eingriffe durchgeführt werden, erfordert die Fähigkeit, ruhig, konzentriert und emotional belastbar zu bleiben. Im Folgenden erfahren Sie, wie OP-Krankenschwestern mit dem Stress und den Emotionen umgehen, die mit ihrer Arbeit verbunden sind:

1. **Mentale Vorbereitung:** Bevor sie den Operationssaal betreten, bereiten sich die Krankenschwestern und Krankenpfleger mental vor, indem sie sich auf die anstehenden Aufgaben konzentrieren, sich an ihre Fähigkeiten erinnern und sich auf ihre entscheidende Rolle im Operationsteam konzentrieren. Eine angemessene mentale Vorbereitung kann Ängste reduzieren und das Selbstvertrauen stärken.

2. **Entspannungstechniken:** Entspannungstechniken wie tiefes Atmen, Meditation und Visualisierung können Krankenschwestern und Krankenpflegern helfen, Stress abzubauen und während belastender Operationssituationen Ruhe zu bewahren.

3. **Zeitmanagement:** Ein effektives Zeitmanagement kann den Stress im Operationssaal verringern. Das Pflegepersonal muss organisiert sein und ein klares Verständnis von Zeitplänen und Verfahren haben, um Verzögerungen und unnötige Notsituationen zu vermeiden.

4. **Offene Kommunikation:** Mit Kollegen offen über die eigenen Gefühle zu sprechen, kann helfen, Stress abzubauen und emotionale Unterstützung zu erhalten. OP-Pflegekräfte bauen oft starke Bindungen zu Teammitgliedern auf, wodurch ein Umfeld entsteht, in dem sie sich gegenseitig unterstützen können.

5. **Kontrolle der Umgebung :** Das Pflegepersonal kann bestimmte Aspekte seiner Umgebung kontrollieren, um Stress zu reduzieren, z. B. beruhigende Hintergrundmusik oder eine angenehme Temperatur im Operationssaal.

6. Selbstfürsorge: **Sich um** die eigene körperliche und emotionale Gesundheit zu kümmern, ist für die Stressbewältigung von entscheidender Bedeutung. Eine ausgewogene Ernährung, regelmäßige Bewegung und ausreichend Schlaf können helfen, die emotionale Widerstandsfähigkeit zu stärken.

7. Akzeptanz von Unvollkommenheit: Situationen im Operationssaal können unvorhersehbar sein, und manchmal laufen die Dinge nicht wie geplant. Das Pflegepersonal muss lernen, Unvollkommenheit zu akzeptieren und mit Herausforderungen flexibel und anpassungsfähig umzugehen.

8. Professionelle Unterstützung: Krankenschwestern und Krankenpfleger können professionelle Unterstützung wie Beratung oder Therapie suchen, um den Stress und die Emotionen, die mit ihrer Arbeit verbunden sind, effektiv zu bewältigen.

9. Postoperative Nachbesprechung: Nach einer stressigen oder emotional belastenden Operation kann es für das Team hilfreich sein, eine Nachbesprechung abzuhalten, in der die Emotionen und Herausforderungen besprochen werden. Dies kann helfen, emotionale Spannungen zu lösen und ein Gefühl des Abschlusses zu fördern.
Der Umgang mit Stress und Emotionen im Operationssaal ist eine Fähigkeit, die mit der Zeit und mit Erfahrung erlernt wird. Krankenschwestern und Krankenpfleger entwickeln persönliche Strategien, um mit Stress umzugehen und ihr emotionales Gleichgewicht aufrechtzuerhalten, während sie den Patienten bei Operationen eine hochwertige Versorgung bieten.

OP-Krankenschwestern und -pflegern steht eine Vielzahl von Möglichkeiten für den beruflichen Aufstieg und die berufliche Weiterentwicklung offen, die es ihnen ermöglichen, ihre Fähigkeiten zu erweitern, mehr Verantwortung zu übernehmen und neue Fachgebiete zu erforschen. Im Folgenden sind einige der beruflichen Aufstiegs- und Entwicklungsmöglichkeiten für OP-Krankenschwestern und -pfleger aufgeführt:

1. Teamleiter im Operationssaal: Erfahrene Krankenschwestern und Krankenpfleger können sich zu Teamleitern entwickeln, wo sie die Aktivitäten im Operationssaal beaufsichtigen und koordinieren. Sie sind für die Planung der Arbeitszeiten, die Verwaltung der Ressourcen und die Qualitätssicherung der Pflege verantwortlich.

2. Krankenschwester/-pfleger für erste Operationsassistenz: Durch eine zusätzliche Ausbildung können Krankenschwestern/-pfleger zu Krankenschwestern/-pflegern für erste Operationsassistenz (IPA) werden. In dieser Rolle arbeiten sie eng mit Chirurgen zusammen, um während der chirurgischen Verfahren praktische Unterstützung zu leisten.

3. OP-Manager: Krankenpfleger mit umfassender Erfahrung können sich zu OP-Managern weiterentwickeln. Sie sind für das gesamte Management der Abläufe im Operationssaal verantwortlich, einschließlich Ressourcenplanung, Budgetierung und Prozessverbesserung.

4. Ausbilder oder Erzieher im Operationssaal: Einige Krankenpfleger entscheiden sich dafür, ihr Fachwissen weiterzugeben, indem sie Ausbilder oder Erzieher im Operationssaal werden. Sie können neue Pflegekräfte ausbilden, Weiterbildungsworkshops organisieren und zum beruflichen Lernen anderer beitragen.

5. Spezialisierung auf Anästhesiepflege: Krankenschwestern und Krankenpfleger können sich weiter spezialisieren, indem sie Anästhesiepflegekräfte (AK) werden. Sie sind für die Verabreichung der Anästhesie und die Überwachung des Patienten während chirurgischer Eingriffe verantwortlich.

6. Klinische Forschung: Einige Krankenschwestern und Krankenpfleger entscheiden sich für die klinische Forschung im Operationssaal und helfen bei der Entwicklung und Umsetzung von Forschungsprotokollen zur Verbesserung der chirurgischen Praxis und der Patientenergebnisse.

7. Qualitäts- und Sicherheitsmanagement: Krankenschwestern und Krankenpfleger können eine wichtige Rolle bei der Verbesserung der Qualität und Sicherheit der Versorgung im Operationssaal spielen. Sie können sich an Initiativen zur kontinuierlichen Verbesserung beteiligen, Daten analysieren und optimale Verfahren umsetzen.

8. Unterricht und Ausbildung: Einige Krankenpfleger entscheiden sich dafür, als Lehrer für Pflegewissenschaft oder Operationspflege an Ausbildungsschulen tätig zu werden. Sie geben ihr Fachwissen an die nächste Generation von OP-Krankenschwestern und -pflegern weiter.

9. Beratung oder Consulting: Erfahrene Krankenschwestern und Krankenpfleger können als unabhängige Berater oder Berater für Pharmaunternehmen, Unternehmen für medizinische Geräte oder Organisationen des Gesundheitswesens arbeiten und ihr Fachwissen im Operationssaal weitergeben.

10. Entwicklung einer Fachkarriere: Krankenschwestern und Krankenpfleger können sich dafür entscheiden, sich auf bestimmte Bereiche der Chirurgie zu spezialisieren, z. B. Herz-Kreislauf-Chirurgie, Neurochirurgie, orthopädische Chirurgie, plastische Chirurgie etc. Diese Fachkenntnisse können einzigartige und lohnende Möglichkeiten eröffnen.

Alles in allem haben OP-Krankenschwestern und -pfleger zahlreiche Möglichkeiten für den beruflichen Aufstieg und die berufliche Weiterentwicklung, die es ihnen ermöglichen, sich weiterzuentwickeln, zu spezialisieren und einen bedeutenden Einfluss auf die chirurgische Versorgung und die Patientensicherheit zu haben. Diese Möglichkeiten spiegeln die Vielfalt der Fähigkeiten und Interessen innerhalb des Berufsstandes der OP-Schwestern und -Pfleger wider.

Berufsethik und -werte

Ethische Grundprinzipien spielen eine wesentliche Rolle im chirurgischen Kontext, wo OP-Pflegekräfte mit komplexen Entscheidungen konfrontiert sind, die sich direkt auf das Leben und die Gesundheit der Patienten auswirken. Die Einhaltung dieser ethischen Grundsätze ist entscheidend, um eine qualitativ hochwertige Pflege, die Sicherheit des Patienten und die Wahrung der beruflichen Integrität zu gewährleisten. Im Folgenden sind einige der grundlegenden ethischen Prinzipien aufgeführt, an denen sich OP-Pflegekräfte orientieren:

1. Autonomie des Patienten : Die Achtung der Patientenautonomie ist ein ethisches Schlüsselprinzip. Das

Pflegepersonal muss die Patienten über ihren Gesundheitszustand, die Behandlungsmöglichkeiten und die damit verbundenen Risiken aufklären, damit sie fundierte Entscheidungen treffen und chirurgischen Eingriffen zustimmen können. Dies erfordert eine offene und ehrliche Kommunikation.

2. Wohlwollen: OP-Pflegekräfte haben die ethische Verantwortung, das Wohlbefinden und den Komfort des Patienten jederzeit zu wahren. Dazu gehört, dass sie während der chirurgischen Eingriffe Maßnahmen zur Schmerzlinderung und Angstreduktion ergreifen und die Würde des Patienten achten.

3. Nicht-Schaden: Das Prinzip des Nicht-Schadens verlangt von OP-Pflegekräften, dass sie Maßnahmen ergreifen, um unnötigen oder vermeidbaren Schaden von Patienten abzuwenden. Dazu gehören die Umsetzung von Sicherheitspraktiken, die Vermeidung von Infektionen und der proaktive Umgang mit potenziellen Komplikationen.

4. Nutzen für den Patienten : Das Pflegepersonal muss im besten Interesse des Patienten handeln, indem es sicherstellt, dass die getroffenen Entscheidungen und Handlungen in erster Linie dem Wohlergehen des Patienten dienen. Dies kann beinhalten, dass Entscheidungen, die nicht im Interesse des Patienten sind, in Frage gestellt werden.

5. Gerechtigkeit: Gerechtigkeit verlangt, dass OP-Pflegekräfte alle Patienten gleich behandeln, ohne Diskriminierung oder Vorurteile. Dazu gehört auch der gleichberechtigte Zugang zu chirurgischer Versorgung und die gerechte Verteilung von Ressourcen.

6. Vertraulichkeit: Das Pflegepersonal muss die medizinischen Informationen der Patienten vertraulich behandeln, einschließlich der Einzelheiten ihres Gesundheitszustands und ihrer Krankengeschichte. Dies trägt dazu bei, Vertrauen zwischen dem Patienten und dem Pflegeteam aufzubauen.

7. Berufliche Integrität: OP-Krankenschwestern und -Krankenpfleger müssen hohe Standards der beruflichen Integrität aufrechterhalten. Dazu gehören Ehrlichkeit, Transparenz, die Einhaltung von Regeln und Vorschriften sowie das Erkennen und Behandeln potenzieller Interessenkonflikte.

8. Achtung der Privatsphäre: Neben der Vertraulichkeit müssen Krankenschwestern und -pfleger die Privatsphäre der Patienten respektieren, indem sie eine respektvolle Pflege leisten und die Würde der Patienten bei chirurgischen Eingriffen wahren.

9. Verantwortung: OP-Pflegekräfte sind für ihre Handlungen und Entscheidungen verantwortlich. Sie müssen bereit sein, für ihre Entscheidungen Rechenschaft abzulegen und die Verantwortung für die Folgen ihres Handelns zu übernehmen.

10. Fortbildung und berufliche Weiterentwicklung: OP-Pflegekräfte haben die ethische Verpflichtung, sich kontinuierlich fortzubilden und beruflich weiterzuentwickeln, um ihre Kompetenzen auf dem neuesten Stand zu halten und eine qualitativ hochwertige Pflege zu gewährleisten.

Alles in allem leiten die grundlegenden ethischen Prinzipien das Pflegepersonal im Operationssaal bei komplexen und heiklen Entscheidungen. Durch die Einhaltung dieser Grundsätze tragen die Pflegekräfte zur Verbesserung der chirurgischen Versorgung, zur Sicherheit der Patienten und zur Aufrechterhaltung des Vertrauens der Öffentlichkeit in den Pflegeberuf bei.

Die Wahrung der Vertraulichkeit, der Einwilligung nach Aufklärung und der Patientenrechte ist ein wesentlicher Aspekt der Praxis des OP-Pflegepersonals. Diese ethischen und rechtlichen Grundsätze sollen die Würde, die Privatsphäre und die Entscheidungen der Patienten während des gesamten chirurgischen Prozesses schützen. Im Folgenden wird erläutert, wie OP-Pflegekräfte versuchen, diese entscheidenden Elemente einzuhalten:

1. Wahrung der Vertraulichkeit: OP-Pflegekräfte sind verpflichtet, die medizinischen Informationen von Patienten vertraulich zu behandeln. Das bedeutet, dass sie die Einzelheiten des Gesundheitszustands eines Patienten, seine Krankengeschichte oder andere persönliche Informationen nicht an unbefugte Dritte weitergeben dürfen. Vertraulichkeit ist für den Aufbau von Vertrauen zwischen dem Patienten und dem Behandlungsteam sowie für die Einhaltung gesetzlicher und ethischer Normen von entscheidender Bedeutung.

2. Informierte Zustimmung: OP-Pflegekräfte spielen eine entscheidende Rolle im Prozess der informierten Zustimmung. Sie müssen sicherstellen, dass der Patient die Einzelheiten des chirurgischen Eingriffs, einschließlich der Risiken, Vorteile und möglichen Alternativen, vollständig versteht. Krankenpfleger können dabei helfen, Informationen zu klären, Fragen des Patienten zu beantworten und die Kommunikation zwischen Patient und Chirurg zu erleichtern. Die Einwilligung nach Aufklärung stellt sicher, dass der Patient eine informierte und freiwillige Entscheidung über seine Behandlung trifft.

3. Achtung der Patientenrechte : Das OP-Pflegepersonal muss die grundlegenden Rechte der Patienten wie das Recht auf Würde, Privatsphäre, Autonomie und Respekt respektieren. Das bedeutet, jeden Patienten mit Mitgefühl zu behandeln, seine kulturellen und religiösen Vorlieben zu respektieren und seine individuellen Bedürfnisse während des chirurgischen Eingriffs zu berücksichtigen.

4. Einfühlsame Kommunikation: OP-Pflegekräfte sollten mit den Patienten und ihren Familien auf einfühlsame Weise kommunizieren. Sie können anwesend sein, um die Patienten vor der Operation zu beruhigen und emotional zu unterstützen, indem sie auf ihre Sorgen eingehen und einen sicheren Raum für den Ausdruck ihrer Gefühle bieten.

5. Schutz der Privatsphäre: Im Operationssaal sollte das Pflegepersonal Maßnahmen ergreifen, um die Privatsphäre des Patienten während der Vorbereitungen und Verfahren zu schützen. Dies kann das angemessene Abdecken des Patienten und die Minimierung irrelevanter persönlicher Gespräche beinhalten.

6. Einbeziehung von Patientenverfügungen : Das Pflegepersonal sollte sicherstellen, dass die Patientenverfügungen, wie z. B. die Wünsche für das Lebensende oder die medizinischen Präferenzen, während des chirurgischen Eingriffs beachtet werden. Dies kann bedeuten, dass sie mit dem Operationsteam zusammenarbeiten müssen, um sicherzustellen, dass die Entscheidungen des Patienten geehrt werden.

7. Schutz medizinischer **Informationen:** Das Pflegepersonal sollte sicherstellen, dass Krankenakten und sensible

Patienteninformationen sicher aufbewahrt werden und rur befugten Personen zugänglich sind. Dies trägt dazu bei, Verstöße gegen die Vertraulichkeit und Verletzungen cer Privatsphäre zu verhindern.

Alles in allem stehen die Wahrung der Vertraulichkeit, die Einwilligung nach Aufklärung und die Rechte der Patienten im Mittelpunkt der ethischen Praxis des OP-Pflegepersonals. Diese Grundsätze stellen sicher, dass Patienten während ihrer gesamten chirurgischen Laufbahn mit Würde, Respekt und Integrität behandelt werden, und stärken das Vertrauen zwischen Patienten, Familien und dem Pflegeteam.

Die Erwartungen an zukünftige OP-Krankenschwestern und -pfleger in Bezug auf ihre Kenntnisse und Fähigkeiten sind aufgrund der komplexen und spezialisierten Natur dieses Bereichs hoch. OP-Krankenschwestern und -Krankenpfleger spielen eine entscheidende Rolle bei der Bereitstellung einer sicheren und qualitativ hochwertigen chirurgischen Versorgung der Patienten. Hier sind die wichtigsten Erwartungen an zukünftige OP-Krankenschwestern und -pfleger in Bezug auf Wissen und Fähigkeiten :

1. Fundierte Kenntnisse der Anatomie und Physiologie: Angehende OP-Pflegekräfte müssen über ein solides Verständnis der Anatomie und Physiologie des menschlichen Körpers verfügen. Dies ermöglicht es ihnen, die anatomischen Strukturen, die physiologischen Funktionen und cie Auswirkungen auf die chirurgischen Verfahren zu verstehen.

2. Beherrschung von Sterilisations- und Aseptik-Techniken: Krankenschwestern und Krankenpfleger im Operationssaal müssen Experten in Sterilisations-, Desinfektions- und Aseptik-Techniken sein, um eine sterile Umgebung aufrechtzuerhalten und nosokomiale Infektionen zu verhindern.

3. Technische und instrumentelle Kompetenz: Das Pflegepersonal muss kompetent in der Handhabung und Pflege von chirurgischen Instrumenten, Geräten und Technologien sein, die im Operationssaal verwendet werden.

4. Kenntnis der chirurgischen Verfahren: Sie müssen ein umfassendes Verständnis der verschiedenen chirurgischen

33

Verfahren, der beteiligten Schritte, der benötigten Instrumente und der spezifischen Rollen jedes Mitglieds des Operationsteams haben.

5. Kommunikations- und Koordinationsfähigkeiten: Angehende OP-Krankenschwestern und -Krankenpfleger müssen ausgezeichnete Kommunikatoren und Koordinatoren sein. Sie müssen in der Lage sein, effektiv mit Teammitgliedern zusammenzuarbeiten, Informationen klar und präzise weiterzugeben und während der Verfahren eine offene Kommunikation aufrechtzuerhalten.

6. Umgang mit Notfallsituationen: Das OP-Pflegepersonal muss darauf vorbereitet sein, Notfallsituationen und Komplikationen zu bewältigen, die bei chirurgischen Eingriffen auftreten können.

7. Ethik und Achtung der Patientenrechte : Angehende Krankenschwestern und Krankenpfleger müssen sich der ethischen Grundsätze bewusst sein, die mit der Vertraulichkeit, der Einwilligung nach Aufklärung, der Würde des Patienten und der Achtung seiner Rechte verbunden sind.

8. Anpassungsfähigkeit und Belastbarkeit: Die Arbeit im Operationssaal kann unvorhersehbar und anspruchsvoll sein. Krankenschwestern und Krankenpfleger müssen in der Lage sein, sich an Veränderungen anzupassen, mit Stress umzugehen und unter Druck ruhig zu bleiben.

9. Kontinuierliche Fortbildung und Aktualisierung der Kompetenzen: Die Erwartungen an OP-Pflegekräfte ändern sich mit dem medizinischen und technologischen Fortschritt. Angehende Krankenschwestern und Krankenpfleger müssen sich für die Weiterbildung engagieren und bereit sein, neue Fähigkeiten zu erwerben, um auf dem neuesten Stand zu bleiben.

Alles in allem müssen angehende OP-Krankenschwestern und -pfleger über eine solide Basis an medizinischem Wissen, fortgeschrittenen technischen Fähigkeiten und menschlichen Qualitäten verfügen, die für eine qualitativ hochwertige Pflege in einem chirurgischen Umfeld unerlässlich sind. Die Kombination dieser Kenntnisse und Fähigkeiten wird sie darauf vorbereiten, in diesem anspruchsvollen und lohnenden Bereich der Pflegepraxis erfolgreich zu sein.

Kapitel 2

Vorbereitung vor der Operation

Planung und Koordination des OP-Tages

Die Festlegung der Reihenfolge der Operationen und die Verwaltung des Operationskalenders gehören zu den wichtigsten Aufgaben von OP-Pflegekräften. Diese Aufgaben erfordern eine sorgfältige Planung, effektive Koordination und transparente Kommunikation, um einen reibungslosen Ablauf der Operationen zu gewährleisten und die Ressourcen optimal zu nutzen. Hier erfahren Sie, wie Krankenpfleger diese kritischen Aspekte handhaben :

Festlegung der Reihenfolge der Operationen :
- **Koordination mit dem medizinischen Team:** Das OP-Pflegepersonal arbeitet mit Chirurgen, Anästhesisten, Assistenzärzten und anderen Mitgliedern des medizinischen Teams zusammen, um die Reihenfolge der Operationen festzulegen. Durch diese Koordination wird sichergestellt, dass jeder Eingriff entsprechend der Verfügbarkeit des Teams und der erforderlichen Ressourcen geplant wird.

- **Fallpriorisierung: Je** nach Komplexität des Eingriffs, dem Zustand des Patienten und anderen Faktoren beurteilen die Pflegekräfte die Priorität der chirurgischen Fälle. Notfälle und Patienten mit höherem Risiko können zuerst geplant werden.

- **Ressourcenoptimierung:** Die Reihenfolge der Operationen wird auch unter Berücksichtigung der geschätzten Dauer der einzelnen Eingriffe, der Verfügbarkeit von Operationssälen, des benötigten Personals und der Spezialausrüstung festgelegt.

- **Planung von Personalwechseln:** Krankenschwestern und Krankenpfleger müssen bei der Festlegung der Reihenfolge der Arbeitsabläufe die Ablösungs- und Pausenzeiten des Personals berücksichtigen. Dadurch wird sichergestellt, dass das Team den ganzen Tag über energisch und konzentriert bleibt.

Verwaltung des chirurgischen Kalenders :
- **Langfristige Planung:** OP-Pflegekräfte sind an der langfristigen Planung des Operationskalenders beteiligt

und berücksichtigen dabei die Nachfrage nach elektiven Operationen, die verfügbaren Ressourcen und die Bedürfnisse der Patienten.

- **Reservierung von Operationssälen:** Sie stimmen sich mit den OP-Managern ab, um die Säle entsprechend der Reihenfolge der Operationen und der verfügbaren Zeitfenster zu reservieren.

- **Kommunikation mit den Patienten :** OP-Pflegekräfte können eine Rolle bei der Kommunikation mit den Patienten spielen, um OP-Termine festzulegen, die präoperativen Vorbereitungen zu erklären und Fragen zu beantworten.

- **Anpassung in Echtzeit:** Tagsüber überwachen die Krankenschwestern den Ablauf der Operationen, reagieren auf Notfälle und unvorhergesehene Planungsänderungen und sorgen für eine agile Verwaltung des Operationskalenders.

- **Verringerung von Verzögerungen:** Eine effektive Verwaltung des Operationskalenders trägt dazu bei, Verzögerungen zu minimieren. Dies ist entscheidend, um die Zeit im Operationssaal optimal zu nutzen und die Auswirkungen auf Patienten und Personal zu verringern.

- **Genaue Dokumentation:** Das OP-Pflegepersonal führt detailierte Aufzeichnungen über die durchgeführten Eingriffe, die Anfangs- und Endzeiten, die beteiligten Teams und alle bedeutsamen Ereignisse.

Die Festlegung der Reihenfolge der Operationen und die Verwaltung des Operationskalenders erfordern eine strategische Planung, transparente Kommunikation und die Fähigkeit, sich in Echtzeit an Veränderungen anzupassen. OP-Pflegekräfte spielen bei diesen kritischen Aspekten eine zentrale Rolle, um einen effizienten Arbeitsablauf, eine optimale Nutzung der Ressourcen und eine qualitativ hochwertige Patientenversorgung zu gewährleisten.

Die Kommunikation mit dem medizinischen Team ist für das Pflegepersonal im Operationssaal von entscheidender Bedeutung, da sie einen fließenden Übergang zwischen den verschiedenen Phasen eines chirurgischen Eingriffs gewährleistet. Eine klare, offene und effektive Kommunikation trägt dazu bei, die Sicherheit des Patienten, die Koordination der Aufgaben und den reibungslosen Ablauf des Verfahrens zu gewährleisten. So regeln OP-Pflegekräfte die Kommunikation mit dem Ärzteteam :

1. Präoperatives Briefing: Vor Beginn jedes Eingriffs kommt das medizinische Team, einschließlich der Chirurgen, Anästhesisten, Krankenschwestern und Techniker, zu einem präoperativen Briefing zusammen. Bei diesem Treffen werden die Rollen und Zuständigkeiten jedes Teammitglieds geklärt, die Einzelheiten des Verfahrens besprochen und Bedenken oder Fragen angesprochen. Dies ermöglicht es allen Teammitgliedern, ein gemeinsames Verständnis dessen zu entwickeln, was erreicht werden soll.

2. Weitergabe wichtiger Informationen: OP-Pflegekräfte sind dafür verantwortlich, dass wichtige Informationen zwischen den Mitgliedern des medizinischen Teams weitergegeben werden. Dazu können Details zum Zustand des Patienten, zur Krankengeschichte, zu Allergien, zu den Ergebnissen präoperativer Tests und zu anderen relevanten Informationen gehören.

3. Situationsberichte: Während der Operation kann das Pflegepersonal dem medizinischen Team regelmäßige Situationsberichte liefern, in denen die erreichten Meilensteine, die nächsten geplanten Schritte und wichtige Ereignisse während des Verfahrens festgehalten werden. Diese Aktualisierungen helfen dabei, ein Echtzeitverständnis der Situation aufrechtzuerhalten.

4. Nonverbale Kommunikation: Neben der verbalen Kommunikation verwenden OP-Pflegekräfte auch kodifizierte Signale und Gesten, um die Kommunikation in einer Umgebung zu erleichtern, in der die Umgebungsgeräusche hoch sein können und die Sterilität aufrechterhalten werden muss.

5. Notfallmanagement: Bei Komplikationen oder Notfällen während des Eingriffs arbeitet das OP-Pflegepersonal eng mit den Mitgliedern des medizinischen Teams zusammen, um schnelle und effektive Entscheidungen zur Stabilisierung des Patienten zu treffen.

6. Kommunikation mit den Patienten : Pflegekräfte können auch eine Rolle bei der Kommunikation mit den Patienten spielen, indem sie Fragen beantworten, sie beruhigen und die einzelnen Schritte des Verfahrens verständlich erläutern.

7. Postoperative Nachbesprechung: Nach der Operation nimmt das medizinische Team an einer postoperativen Nachbesprechung teil, um den Ablauf des Verfahrens zu besprechen, Beobachtungen und Erkenntnisse auszutauschen und Verbesserungsmöglichkeiten zu ermitteln.

Eine transparente und kollaborative Kommunikation zwischen Pflegekräften und Mitgliedern des medizinischen Teams fördert ein sicheres Arbeitsumfeld, reduziert Fehler und Risiken und trägt dazu bei, eine qualitativ hochwertige chirurgische Versorgung zu bieten. Sie ist ein wesentlicher Aspekt der Praxis im Operationssaal und stärkt die Koordination, das gegenseitige Vertrauen und die Effizienz des medizinischen Teams.

Vorbereitung der Einrichtungen und der Umgebung

Die Vorbereitung des Operationssaals ist ein entscheidender Schritt im chirurgischen Prozess, und OP-Pflegekräfte spielen bei dieser Aufgabe eine entscheidende Rolle. Eine sorgfältige und methodische Vorbereitung des Operationssaals gewährleistet eine sterile, sichere und gut organisierte Umgebung für chirurgische Eingriffe. So führen OP-Pflegekräfte die Vorbereitung des OP-Saals durch :

1. Desinfektion und Asepsis :
- OP-Pflegekräfte halten sich an strenge Desinfektions- und Aseptikprotokolle, um nosokomiale Infektionen zu verhindern und eine sterile Umgebung aufrechtzuerhalten. Sie reinigen und desinfizieren alle Oberflächen im Operationssaal gründlich, einschließlich der Operationstische, Geräte, Instrumente und Wagen.

- Oberflächen und Geräte, die steril bleiben müssen, werden mit sterilen Tüchern oder OP-Abdeckungen bedeckt, die sorgfältig ausgelegt werden, um eine Kontamination zu vermeiden.

41

2. Vorbereitung der Instrumente und Materialien :

- OP-Pflegekräfte überprüfen und bereiten alle Instrumente, chirurgischen Werkzeuge und medizinischen Geräte vor, die für das Verfahren benötigt werden. Sie stellen sicher, dass alles steril ist, richtig funktioniert und für das OP-Team zugänglich ist.

- Die sterilen Instrumente werden auf zuvor vorbereiteten Instrumententischen in der für das Verfahren erforderlichen Reihenfolge angeordnet. Jedes Instrument wird anhand der präoperativen Liste überprüft, um Fehler zu vermeiden.

3. Vorbereitung der Lösungen und Produkte :

- Krankenschwestern und Krankenpfleger im Operationssaal bereiten antiseptische Lösungen, Medikamente und Produkte vor, die für das Verfahren benötigt werden. Sie sorgen dafür, dass die Medikamente korrekt beschriftet und gemäß den Sicherheitsprotokollen vorbereitet werden.

4. Überprüfung der Ausrüstung :

- Vor Beginn des Verfahrens überprüfen die Krankenschwestern im Operationssaal, ob alle Geräte wie Monitore, OP-Lampen, Absauggeräte, Anästhesiegeräte usw. ordnungsgemäß funktionieren und einsatzbereit sind.

5. Vorbereitung des Patienten :

- OP-Pflegekräfte bereiten den Patienten vor, indem sie sterile Tücher über den Operationsbereich legen und den Patienten gemäß den Anforderungen des Operationsverfahrens positionieren. Sie stellen außerdem sicher, dass der Patient korrekt identifiziert wird und dass alle erforderlichen medizinischen Informationen verfügbar sind.

6. Überprüfung im Team :

- Bevor der Patient eintrifft, führt das Operationsteam, einschließlich Krankenschwestern, Chirurgen und Anästhesisten, eine abschließende Überprüfung aller Elemente durch, einschließlich der Sterilität, der Anordnung der Instrumente und Materialien sowie der Einzelheiten des Verfahrens.

Eine sorgfältige Vorbereitung des Operationssaals gewährleistet eine sichere, sterile und gut organisierte Umgebung für chirurgische Eingriffe. OP-Pflegekräfte sorgen dafür, dass alle notwendigen Elemente vorhanden sind, Sicherheitsprotokolle eingehalten werden und das Team bereit ist, den Patienten eine qualitativ hochwertige chirurgische Versorgung zukommen zu lassen.

Die Überprüfung der Verfügbarkeit und Funktionalität der medizinischen Ausrüstung ist ein wesentlicher Schritt bei der Vorbereitung des Operationssaals und bei der Gewährleistung der Patientensicherheit während eines chirurgischen Eingriffs. OP-Pflegekräfte spielen bei dieser Aufgabe eine zentrale Rolle. Sie sollen sicherstellen, dass alle erforderlichen Geräte einsatzbereit sind und benutzt werden können. Hier erfahren Sie, wie die Krankenpfleger diese kritische Überprüfung durchführen:

1. Präoperative Inspektion :
   • Bevor der Patient in den Operationssaal kommt, führen die Krankenpfleger eine gründliche Inspektion des Saals und der Ausrüstung durch. Sie prüfen, ob alle Geräte, Monitore, chirurgischen Instrumente, OP-Lampen, Anästhesiegeräte und andere Ausrüstungsgegenstände vorhanden und richtig installiert sind.

2. Überprüfung der Kalibrierungen und Einstellungen :
   • Krankenschwestern und Krankenpfleger stellen sicher, dass die erforderlichen Geräte kalibriert und gemäß den erforderlichen Spezifikationen eingestellt werden. Dies kann die Überprüfung der Genauigkeit von Monitoren, Drucksystemen, Temperaturen, Flussraten und anderen Vitalparametern beinhalten.

3. Testen von Funktionen :
   • Jedes Gerät wird getestet, um sicherzustellen, dass es ordnungsgemäß funktioniert. Die Pflegekräfte prüfen, ob alle Knöpfe, Bedienelemente und Anzeigen funktionieren und auf Befehle reagieren. Auch die Sicherheitsvorrichtungen und Not-Aus-Schalter werden getestet.

4. Vorbereitung der Verbrauchsmaterialien :
   • Die Pflegekräfte stellen sicher, dass alle notwendigen Verbrauchsmaterialien wie Infusionsbesteck, Spritzen,

Medikamente, antiseptische Lösungen, sterile Tücher usw. vorhanden und einsatzbereit sind.

5. Kommunikation mit dem Team :
   - Wenn Probleme oder Bedenken bezüglich der Ausrüstung festgestellt werden, informieren die Pflegekräfte sofort die anderen Mitglieder des Operationsteams, einschließlich der Chirurgen und Anästhesisten. So können potenzielle Probleme vor Beginn des Eingriffs schnell gelöst werden.

6. Dokumentation :
   - Alle Schritte der Überprüfung der Ausrüstung werden sorgfältig dokumentiert. Dazu gehören Testergebnisse, Korrekturen, die bei Problemen vorgenommen wurden, und andere relevante Informationen.

7. Weiterbildung :
   - OP-Pfleger nehmen an ständigen Fortbildungen teil, um über die neuesten technologischen Entwicklungen, neue Verfahren zur Nutzung der Ausrüstung und bewährte Verfahren zur Sicherheit von Medizinprodukten auf dem Laufenden zu bleiben.

Die Überprüfung der Verfügbarkeit und Funktionalität der medizinischen Ausrüstung ist ein grundlegender Schritt, um die Sicherheit der Patienten und den reibungslosen Ablauf von Operationen zu gewährleisten. OP-Pflegekräfte spielen bei dieser Aufgabe eine entscheidende Rolle, indem sie sicherstellen, dass alle notwendigen Geräte in einwandfreiem Zustand und einsatzbereit sind, um eine qualitativ hochwertige Versorgung zu ermöglichen.

Vorbereitung des Patienten auf die Operation

Die präoperative Beurteilung ist ein entscheidender Schritt bei der Vorbereitung eines Patienten auf einen chirurgischen Eingriff. OP-Pflegekräfte spielen bei dieser Beurteilung eine entscheidende Rolle, indem sie relevante medizinische Informationen sammeln, um die Sicherheit des Patienten während des Eingriffs zu gewährleisten. Im Folgenden wird beschrieben, wie das Pflegepersonal eine umfassende präoperative Beurteilung durchführt :

1. Erhebung der Krankengeschichte :
   * Das Pflegepersonal im Operationssaal befragt den Patienten, um detaillierte Informationen über seine Krankengeschichte zu sammeln. Dazu gehören die Krankheitsgeschichte, Vorerkrankungen, frühere Operationen, Krankenhausaufenthalte, Allergien, frühere medizinische Behandlungen und die Ergebnisse früherer medizinischer Tests.

2. Überprüfung auf Allergien :
   * Das Pflegepersonal stellt sicher, dass alle Allergien des Patienten identifiziert werden, unabhängig davon, ob es sich um Medikamenten-, Nahrungsmittel- oder andere Allergien handelt. Diese Informationen sind von entscheidender Bedeutung, um allergische Reaktionen während des Verfahrens zu vermeiden und um sicherzustellen, dass die verwendeten Medikamente und Produkte für den Patienten sicher sind.
   .

3. Überprüfung von Medikamenten :
   * Die Krankenschwestern und Krankenpfleger sehen sich die Liste der Medikamente, die der Patient regelmäßig einnimmt, genau an. Dazu gehören verschreibungspflichtige Medikamente, frei verkäufliche Medikamente, Nahrungsergänzungsmittel und pflanzliche Heilmittel. Diese Beurteilung ist wichtig, um Wechselwirkungen mit anderen Medikamenten zu vermeiden und die Medikamente während und nach der Operation bedarfsgerecht anzupassen.
   .

4. Bewertung von Risikofaktoren :
   * Das OP-Pflegepersonal ermittelt potenzielle Risikofaktoren, die mit dem Patienten in Verbindung stehen, wie Bluthochdruck, Diabetes, Herzprobleme, Rauchen etc. Diese Faktoren werden berücksichtigt, um geeignete Überwachungs- und Behandlungsmaßnahmen während und nach dem Eingriff zu planen.
   .

5. Bewertung der Vitalfunktionen :
   * Krankenschwestern und Krankenpfleger überwachen die Vitalzeichen des Patienten, u. a. Herzfrequenz, Blutdruck, Temperatur und Sauerstoffsättigung. Anhand dieser Bewertung können signifikante Veränderungen im Zustand des Patienten festgestellt werden.

6. Vorbereitung des Patienten :
   • Je nach den Ergebnissen der präoperativen Beurteilung kann das Pflegepersonal Maßnahmen ergreifen, um den Zustand des Patienten vor der Operation zu optimieren. Dazu können die Verwaltung von Medikamenten, die Korrektur von Elektrolytungleichgewichten, die Stabilisierung des Blutdrucks usw. gehören.

7. Kommunikation mit dem medizinischen Team :
   • Die Ergebnisse der präoperativen Beurteilung werden dem Operationsteam mitgeteilt, einschließlich der Chirurgen, Anästhesisten und anderer beteiligter medizinischer Fachkräfte. Diese Informationen helfen dabei, fundierte Entscheidungen über die Durchführung des Eingriffs zu treffen.

Mithilfe der präoperativen Beurteilung kann das Pflegepersonal im Operationssaal wichtige Informationen sammeln, um die Sicherheit des Patienten während des chirurgischen Eingriffs zu gewährleisten. Eine gründliche und genaue Beurteilung trägt zur individuellen Betreuung des Patienten, zur Vermeidung von Komplikationen und zur Optimierung der Operationsergebnisse bei.

Die körperliche Vorbereitung des Patienten vor einem chirurgischen Eingriff ist ein lebenswichtiger Schritt, um den Erfolg des Verfahrens zu gewährleisten und potenzielle Risiken zu minimieren. Das Pflegepersonal im Operationssaal spielt bei dieser Vorbereitung eine entscheidende Rolle, indem es dafür sorgt, dass der Patient die entsprechenden Protokolle befolgt, um eine sterile und sichere Umgebung zu gewährleisten. So kümmern sich die Krankenpfleger um die körperliche Vorbereitung des Patienten :

1. Präoperatives Fasten :
   • Das OP-Pflegepersonal gibt dem Patienten spezifische Anweisungen zum präoperativen Fasten, einschließlich des Zeitraums, in dem er auf Essen und Trinken verzichten sollte. Das Fasten ist wichtig, um das Risiko von Regurgitation und Aspiration während der Narkose zu verringern.

2. Hautvorbereitung und Körperhygiene :
- Das Pflegepersonal erklärt dem Patienten, wie er eine geeignete Hautvorbereitung durchführen kann, in der Regel mithilfe von antiseptischen Mitteln. Eine saubere und desinfizierte Haut verringert das Risiko einer postoperativen Infektion. Der Patient kann aufgefordert werden, zu duschen oder den Operationsbereich mit einem speziellen Desinfektionsmittel zu reinigen.

3. Anziehen von OP-Kleidung :
- Bevor der Patient in den Operationssaal kommt, wird er mit steriler Operationskleidung bekleidet. Das Pflegepersonal unterstützt den Patienten bei diesem Vorgang und stellt sicher, dass alle freiliegenden Bereiche mit sterilen Tüchern abgedeckt werden. Dies trägt dazu bei, dass während des Eingriffs eine sterile Umgebung aufrechterhalten wird.

4. Abholung von Schmuck und persönlichen Gegenständen :
- Das Pflegepersonal rät dem Patienten, vor der Operation allen Schmuck, Piercings und persönliche Gegenstände abzulegen. Dies verringert das Risiko einer Kontamination und vermeidet Störungen der medizinischen Geräte.

5. Antworten auf Fragen des Patienten :
- Krankenschwestern und Krankenpfleger gehen auf die Fragen und Bedenken des Patienten bezüglich der körperlichen Vorbereitung und des bevorstehenden Verfahrens ein. Sie stellen sicher, dass der Patient die Anweisungen versteht und geistig auf den Eingriff vorbereitet ist.

6. Kommunikation mit dem Anästhesisten und dem Operationsteam :
- Das Pflegepersonal teilt die Einzelheiten der körperlichen Vorbereitung des Patienten dem Anästhesisten und dem Operationsteam mit. Diese Informationen werden bei der Planung der Anästhesie und des Verfahrens berücksichtigt.

Eine angemessene körperliche Vorbereitung des Patienten ist entscheidend, um eine sterile, sichere und gut organisierte Umgebung im Operationssaal zu gewährleisten. Das OP-Pflegepersonal führt den Patienten durch diese kritischen Schritte und stellt sicher, dass die Protokolle eingehalten werden, der Patient sich wohlfühlt und alle notwendigen Maßnahmen für eine erfolgreiche und sichere Operation getroffen werden.

Anästhesie- und Sedierungsverfahren

Die Vorbereitung der Anästhesieausrüstung und die Unterstützung des Anästhesiologen sind entscheidende Aspekte bei der Vorbereitung eines Operationssaals für einen chirurgischen Eingriff. OP-Krankenschwestern spielen bei diesen Aufgaben eine entscheidende Rolle und arbeiten eng mit dem Anästhesisten zusammen, um die Sicherheit und den Komfort des Patienten während des Eingriffs zu gewährleisten. So kümmern sich die Krankenschwestern um die Vorbereitung der Anästhesieausrüstung und die Unterstützung des Anästhesiologen :

1. Vorbereitung der Anästhesieausrüstung :
   * OP-Pflegekräfte arbeiten mit dem Anästhesisten zusammen, um die für das Verfahren erforderliche Anästhesieausrüstung vorzubereiten. Dazu gehören Anästhesiemedikamente, Endotrachealtuben, intravenöse Katheter, Vitalzeichenmonitore, Gesichtsmasken, Schläuche und andere zugehörige Geräte.

2. Überprüfung und Kalibrierung der Ausrüstung :
   * Krankenschwestern und Krankenpfleger stellen sicher, dass alle Anästhesiegeräte überprüft, kalibriert und einsatzbereit sind. Sie überprüfen die Genauigkeit von Monitoren, Beatmungsgeräten, Anästhesiegeräten und Infusionspumpen.
   *

3. Unterstützung des Anästhesisten :
   * Während der Verabreichung der Anästhesie unterstützen die Krankenschwestern und Krankenpfleger den Anästhesisten, indem sie den Patienten sorgfältig überwachen, bei der richtigen Lagerung des Patienten helfen und die erforderlichen Instrumente und Geräte bereitstellen.

4. Vorbereitung der Injektions- und Infusionsstelle :
   * Das Pflegepersonal bereitet die Injektionsstelle für die Anästhesiemedikamente vor und führt intravenöse

Katheter ein, um während des Eingriffs den Zugang zu Medikamenten und intravenösen Flüssigkeiten zu gewährleisten.

5. Psychologische Unterstützung des Patienten :
   * Das Pflegepersonal leistet dem Patienten psychologische Unterstützung, indem es den Anästhesieprozess erklärt, Fragen beantwortet und dem Patienten hilft, sich vor dem Eingriff zu entspannen.

6. Kommunikation mit dem Chirurgenteam :
   * Das Pflegepersonal kommuniziert regelmäßig mit dem Operationsteam, einschließlich der Chirurgen, um sicherzustellen, dass der Patient für den Eingriff bereit ist und dass alle Aspekte im Zusammenhang mit der Anästhesie berücksichtigt werden.

7. Genaue Dokumentation :
   * OP-Pflegekräfte dokumentieren genau alle Einzelheiten der Vorbereitung der Anästhesieausrüstung, der verabreichten Medikamente und der Überwachung des Patienten während des Verfahrens.

Die Unterstützung des Anästhesisten und die Vorbereitung der Anästhesieausrüstung sind entscheidend, um die Sicherheit des Patienten während des chirurgischen Eingriffs zu gewährleisten. OP-Pflegekräfte spielen eine Schlüsselrolle, indem sie sicherstellen, dass alle Aspekte der Anästhesie sorgfältig geplant, durchgeführt und überwacht werden, um eine qualitativ hochwertige und sichere Versorgung zu gewährleisten.

Die Überwachung der Vitalzeichen während der Narkoseeinleitung ist ein kritischer Schritt, um die Sicherheit des Patienten zu gewährleisten und seine Reaktion auf die Narkosemittel zu überwachen. Das Pflegepersonal im Operationssaal spielt bei dieser kontinuierlichen Überwachung eine entscheidende Rolle, um potenziell gefährliche Veränderungen zu erkennen und bei Bedarf schnell zu handeln. Im Folgenden wird beschrieben, wie das Pflegepersonal die Vitalzeichen während der Narkoseeinleitung überwacht :

1. Kontinuierliche Überwachung :
   - Das Pflegepersonal überwacht während der Narkoseeinleitung kontinuierlich die Vitalzeichen des Patienten. Dazu gehören die Herzfrequenz, der Blutdruck, die Atemfrequenz, die Sauerstoffsättigung, die Körpertemperatur und andere wichtige Parameter.

2. Verwendung von Monitoren :
   - Krankenschwestern und Krankenpfleger verwenden fortschrittliche medizinische Monitore, um die Vitalzeichen des Patienten in Echtzeit zu überwachen. Diese Monitore liefern genaue und kontinuierliche Daten, die dabei helfen, anormale Veränderungen schnell zu erkennen.

3. Reaktion auf die Anästhesie :
   - Das Pflegepersonal überwacht die Reaktion des Patienten auf die Verabreichung der Narkose, einschließlich Veränderungen der Herzfrequenz, des Blutdrucks und der Sauerstoffsättigung.

4. Antwort auf Wortmeldungen :
   - Wenn die Vitalzeichen des Patienten signifikante oder unerwartete Veränderungen zeigen, reagieren die Pflegekräfte sofort mit Maßnahmen zur Stabilisierung des Patienten. Dazu können Anpassungen der Beatmung, die Verabreichung von Medikamenten, die Erhöhung der Sauerstoffzufuhr oder andere notwendige Maßnahmen gehören.

5. Kommunikation mit dem Anästhesisten :
   - Das OP-Pflegepersonal steht in ständigem Kontakt mit dem Anästhesisten, um Informationen über die Überwachung der Vitalzeichen auszutauschen und etwaige Bedenken oder die Notwendigkeit eines Eingriffs zu besprechen.

6. Genaue Dokumentation :
   - Alle Daten im Zusammenhang mit der Überwachung der Vitalzeichen werden sorgfältig dokumentiert. Dazu gehören die Basiswerte, die beobachteten Veränderungen, die eingeleiteten Maßnahmen und die Reaktion des Patienten.

7. Überwachung nach der Induktion :
- Die Überwachung der Vitalzeichen wird nach der Einleitung der Narkose fortgesetzt, um sicherzustellen, dass der Patient während des gesamten chirurgischen Eingriffs stabil bleibt.

Die kontinuierliche Überwachung der Vitalzeichen während der Narkoseeinleitung ist entscheidend, um die Sicherheit und das Wohlbefinden des Patienten während des gesamten chirurgischen Eingriffs zu gewährleisten. Das OP-Pflegepersonal spielt eine kritische Rolle, indem es die Vitalzeichen sorgfältig überwacht, anormale Veränderungen erkennt und geeignete Maßnahmen ergreift, um die Stabilität des Patienten zu erhalten und eine qualitativ hochwertige Versorgung zu gewährleisten.

Überprüfung der Dokumente und der informierten Zustimmung

Die Überprüfung von Krankenakten, Einverständniserklärungen und Operationsprotokollen ist ein wesentlicher Schritt bei der Vorbereitung eines chirurgischen Eingriffs. Das OP-Pflegepersonal spielt bei dieser Überprüfung eine Schlüsselrolle, um sicherzustellen, dass alle erforderlichen Informationen korrekt sind, der Patient gut informiert ist und die Sicherheitsprotokolle befolgt werden. Die Krankenpfleger führen diese Überprüfung wie folgt durch:

1. Überprüfung der Krankenakten :
- OP-Pflegekräfte prüfen die Krankenakten des Patienten sorgfältig, um sicherzustellen, dass alle relevanten medizinischen Informationen korrekt und auf dem neuesten Stand sind. Dazu gehören die Krankengeschichte, Testergebnisse, Allergien, eingenommene Medikamente, Arztbriefe und alle anderen relevanten Informationen.

2. Überprüfung der informierten Zustimmung :
- Die Krankenschwestern und Krankenpfleger bestätigen, dass der Patient eine informierte Einwilligung für das chirurgische Verfahren unterzeichnet hat. Sie stellen sicher, dass die Einwilligung vollständig ist und gemäß den

rechtlichen und ethischen Anforderungen datiert und unterzeichnet wurde.

3. Einhaltung der chirurgischen Protokolle :
   • OP-Pflegekräfte sorgen dafür, dass die für das jeweilige Verfahren spezifischen chirurgischen Protokolle eingehalten werden. Dazu können die spezifische Vorbereitung des Patienten, die erforderlichen präoperativen Schritte, die Sterilisations- und Asepsisprotokolle und andere spezifische Richtlinien gehören.

4. Kommunikation mit dem Chirurgenteam :
   • Wenn in den Krankenakten, Einwilligungserklärungen oder Operationsprotokollen Abweichungen oder Unstimmigkeiten festgestellt werden, informieren die Pflegekräfte umgehend das Operationsteam, einschließlich der Chirurgen und Anästhesiologen. So können etwaige Probleme vor Beginn des Eingriffs gelöst werden.

5. Abschließende Überprüfung im Team :
   • Vor Beginn des Eingriffs führt das Operationsteam, einschließlich Krankenschwestern, Chirurgen und Anästhesisten, eine abschließende Überprüfung aller Elemente durch, einschließlich der Krankenakten, der Einverständniserklärungen und der Operationsprotokolle.

6. Genaue Dokumentation :
   • Alle Schritte der Überprüfung werden sorgfältig dokumentiert. Dazu gehören die durchgeführten Überprüfungen, die Ergebnisse, die ergriffenen Maßnahmen und die Kommunikation mit dem Operationsteam.

Die sorgfältige Überprüfung von Krankenakten, Einverständniserklärungen und Operationsprotokollen ist entscheidend, um die Sicherheit des Patienten, die Einhaltung der Vorschriften und den reibungslosen Ablauf des chirurgischen Verfahrens zu gewährleisten. OP-Pfleger spielen eine entscheidende Rolle, indem sie sicherstellen, dass alle Informationen korrekt sind, der Patient gut informiert ist und die Sicherheitsprotokolle strikt befolgt werden.

Die Vermeidung von medizinischen Fehlern und Kommunikationsproblemen ist im Operationssaal von entscheidender Bedeutung, um die Sicherheit des Patienten und die Qualität der chirurgischen Versorgung zu gewährleisten. OP-Pflegekräfte spielen eine entscheidende Rolle bei der Einführung von Protokollen und Praktiken zur Minimierung von Fehlern und zur Verbesserung der Kommunikation innerhalb des OP-Teams. Im Folgenden erfahren Sie, wie Krankenpfleger zur Vermeidung von Behandlungsfehlern und zur Verbesserung der Kommunikation beitragen :

1. Gegenprüfung von Informationen :
   • OP-Pflegekräfte führen strenge Gegenkontrollen durch, um sicherzustellen, dass die Informationen des Patienten, cie geplanten Verfahren und die verabreichten Medikamente korrekt sind. Sie bestätigen kritische Details mit dem OP-Team, um Fehler zu vermeiden.

2. Verwendung von Checklisten :
   • Krankenschwestern und Krankenpfleger befolgen spezielle Checklisten für jeden Schritt des chirurgischen Verfahrens, von der Vorbereitung bis zum Abschluss. Diese Listen helfen dabei, sicherzustellen, dass alle notwendigen Aufgaben erledigt werden und nichts ausgelassen wird.

3. Offene und transparente Kommunikation :
   • Pflegekräfte fördern eine offene und transparente Kommunikation innerhalb des Operationsteams. Sie teilen relevante Informationen mit, stellen Fragen und äußern Bedenken, um Missverständnisse zu vermeiden.

4. Einsatz effektiver Kommunikationsmittel :
   • Krankenschwestern und Krankenpfleger nutzen Kommunikationsmittel wie Whiteboards, E-Mail-Systeme und Funkgeräte, um mit den Mitgliedern des Operationsteams in Kontakt zu bleiben und wichtige Informationen in Echtzeit auszutauschen.

5. Klärung der ärztlichen Anordnungen :
   • Wenn etwas in den ärztlichen Anordnungen zweideutig oder ungenau erscheint, bitten die Pflegekräfte den Anästhesisten oder den Chirurgen um Klärung, um Verwirrung zu vermeiden.

6. Verwendung der SBAR-Methode :
- Das Pflegepersonal verwendet häufig die SBAR-Methode (Situation, Background, Assessment, Recommendation), um die wichtige Kommunikation mit dem OP-Team zu strukturieren und klare und prägnante Informationen zu liefern.

7. Kommunikationstraining :
- Krankenschwestern und Krankenpfleger nehmen an Schulungen zur interprofessionellen Kommunikation teil, um ihre Kommunikationsfähigkeiten zu verbessern und zu lernen, wie man effektiv im Team arbeitet.

8. Analyse von Fehlern und Vorfällen :
- Krankenschwestern und Krankenpfleger beteiligen sich an Analysen von Fehlern und Zwischenfällen, die im Operationssaal auftreten. So können die tieferen Ursachen ermittelt und vorbeugende Maßnahmen ergriffen werden, um Wiederholungen zu vermeiden.

Die Vermeidung von medizinischen Fehlern und Kommunikationsproblemen hängt von einer Sicherheitskultur, einer offenen Kommunikation und ständiger Wachsamkeit ab. OP-Pflegekräfte spielen eine Schlüsselrolle, indem sie sich für die Patientensicherheit einsetzen, Prozesse überwachen, Probleme melden und zur ständigen Verbesserung der chirurgischen Praxis beitragen.

Umgang mit Notfällen und unvorhergesehenen Ereignissen

Die Vorbereitung auf Notfallszenarien ist ein wesentlicher Bestandteil der Rolle von Krankenschwestern und Krankenpflegern im Operationssaal. Obwohl chirurgische Eingriffe sorgfältig geplant werden, können jederzeit Notfallsituationen eintreten. Krankenpfleger müssen darauf vorbereitet sein, schnell und effektiv zu reagieren, um die Sicherheit des Patienten und den bestmöglichen Ausgang zu gewährleisten. Im Folgenden wird erläutert, wie sich Krankenpfleger auf Notfallszenarien wie Herzstillstand und übermäßige Blutungen vorbereiten :

1. Fortgeschrittene Reanimationsausbildung :
   - OP-Pflegekräfte werden in fortgeschrittener Reanimation geschult, einschließlich der Techniken der Herz-Lungen-Wiederbelebung (CPR), der Verwendung von Defibrillatoren und anderer Fähigkeiten, die für den Umgang mit einem Herzstillstand erforderlich sind.

2. Etablierte Notfallprotokolle :
   - Krankenschwestern und Krankenpfleger sind mit den Notfallprotokollen vertraut, die für verschiedene Szenarien wie Herzstillstand, übermäßige Blutungen, Anaphylaxie usw. erstellt wurden. Sie kennen die zu befolgenden Schritte und die spezifischen Rollen der einzelnen Teammitglieder.

3. Vorbereitung der Notfallausrüstung :
   - Krankenschwestern und Krankenpfleger stellen sicher, dass die Notfallausrüstung wie Wiederbelebungswagen, Intubationssets, Geräte zur Tamponade von Blutungen und Notfallmedikamente einsatzbereit und bei Bedarf leicht zugänglich sind.

4. Schnelle Kommunikation :
   - Bei einem Notfallszenario kommunizieren Krankenschwestern und Krankenpfleger schnell mit dem Operationsteam, einschließlich Chirurgen, Anästhesisten und anderen medizinischen Fachkräften, um die Maßnahmen und Interventionen zu koordinieren.

5. Umgang mit Stress :
   - Krankenpfleger werden in der Stressbewältigung in Notfallsituationen geschult. Sie bewahren Ruhe, treffen fundierte Entscheidungen und arbeiten im Team, um das Problem zu lösen.

6. Notfallsimulation :
   - Krankenpfleger nehmen regelmäßig an Notfallsimulationen teil, um den Umgang mit kritischen Szenarien zu üben. Dies hilft ihnen, ihre Fähigkeiten zu erhalten und ihre Reaktionsfähigkeit in Krisensituationen zu verbessern.

7. Überwachung und Analyse :
   - Nach einem Notfall nehmen die Krankenpfleger an einer detaillierten Analyse teil, um die Reaktion des Teams zu

bewerten, Stärken und verbesserungswürdige Bereiche zu ermitteln und gegebenenfalls Anpassungen an den Protokollen vorzunehmen.

Die Vorbereitung auf Notfallszenarien ist entscheidend, um eine schnelle und effektive Reaktion auf unvorhergesehene Komplikationen während eines chirurgischen Eingriffs zu gewährleisten. OP-Pflegekräfte sind wichtige Mitglieder des Pflegeteams und spielen eine lebenswichtige Rolle bei der Bewältigung von Notfallsituationen, indem sie für die Sicherheit und das Wohlergehen des Patienten sorgen.

Die Verfügbarkeit von Ressourcen und Protokollen, um auf kritische Situationen reagieren zu können, ist ein entscheidender Aspekt der Vorbereitung im Operationssaal. Das Pflegepersonal muss sicherstellen, dass alle erforderlichen Materialien, Geräte und Protokolle bereitstehen, um im Bedarfsfall eingesetzt werden zu können, um die Sicherheit und das Wohlergehen des Patienten zu gewährleisten. Im Folgenden wird beschrieben, wie Pflegekräfte sicherstellen, dass Ressourcen und Protokolle verfügbar sind, um auf kritische Situationen reagieren zu können:

1. Präoperative Überprüfung :
   • Das Pflegepersonal führt vor Beginn jeder Operation eine gründliche Überprüfung aller notwendigen Ausrüstungen, Instrumente und Ressourcen durch. Dazu gehören Notfallwagen, Notfallmedikamente, Wiederbelebungsgeräte, Intubationssets und andere verfahrensspezifische Ausrüstungsgegenstände.

2. Aufrechterhaltung des Inventars :
   • Krankenpfleger verwalten das Inventar von Notfallressourcen und -ausrüstungen, um sicherzustellen, dass diese ständig verfügbar sind, in angemessener Menge vorhanden sind und den Sicherheitsstandards entsprechen.

3. Weiterbildung :
   • Krankenschwestern und Krankenpfleger werden kontinuierlich in der korrekten Verwendung der Notfallausrüstung und der Protokolle geschult. Dadurch wird sichergestellt, dass sie kompetent und selbstbewusst

56

sind, um in kritischen Situationen schnell und effektiv reagieren zu können.

4. Regelmäßige Überprüfung der Protokolle :
   - Das Pflegepersonal nimmt an regelmäßigen Überprüfungen der Notfallprotokolle mit dem Chirurgenteam teil. Bei diesen Überprüfungen werden die Protokolle an die aktuellen bewährten Verfahren und neue medizinische Erkenntnisse angepasst.

5. Simulation kritischer Szenarien :
   - Krankenpfleger nehmen an Simulationen kritischer Szenarien teil, in denen Notfallsituationen realistisch nachgestellt werden. Dadurch können sie die Notfallprotokolle in die Praxis umsetzen und Bereiche identifizieren, in denen Verbesserungen erforderlich sind.

6. Kommunikation mit den Anbietern :
   - Das Pflegepersonal unterhält Kommunikationsbeziehungen zu den Lieferanten, um sicherzustellen, dass Notfallausrüstung und -ressourcen in ausreichender Menge zur Verfügung stehen und den Qualitätsstandards entsprechen.

7. Genaue Dokumentation :
   - Alle Überprüfungen, Schulungen und Aktualisierungen von Ressourcen und Protokollen werden sorgfältig dokumentiert. Dies ermöglicht es, den Fortschritt zu verfolgen, genaue Aufzeichnungen zu führen und die Einhaltung der Vorschriften zu gewährleisten.

Die Verfügbarkeit von Ressourcen und Protokollen, um auf kritische Situationen reagieren zu können, ist für die Sicherheit des Patienten im Operationssaal von entscheidender Bedeutung. OP-Pfleger spielen eine entscheidende Rolle, indem sie dafür sorgen, dass die Notfallausrüstung einsatzbereit ist und geeignete Protokolle vorhanden sind, um im Bedarfsfall effektiv reagieren zu können.

Begleitung und Unterstützung des Patienten

Den Patienten zu trösten und ihnen den chirurgischen Prozess zu erklären, sind grundlegende Aspekte der Rolle von

Krankenschwestern im Operationssaal. Vor einem chirurgischen Eingriff können Patienten Angst, Stress und Ungewissheit empfinden. Krankenpfleger spielen eine Schlüsselrolle dabei, diese Sorgen zu lindern und dem Patienten zu helfen, zu verstehen, was er erwarten kann. Hier erfahren Sie, wie Krankenpfleger Patienten trösten und den chirurgischen Prozess erklären :

1. Schaffung einer beruhigenden Umgebung :
   • Pflegekräfte bauen eine vertrauensvolle Beziehung zum Patienten auf, indem sie eine warme und beruhigende Umgebung schaffen. Sie setzen einfühlsame Kommunikationsfähigkeiten ein, um zu zeigen, dass sie da sind, um den Patienten während des gesamten Prozesses zu unterstützen.

2. Aktives Zuhören :
   • Pflegekräfte hören sich die Sorgen, Fragen und Gefühle des Patienten aufmerksam an. Sie bieten dem Patienten einen sicheren Raum, in dem er seine Ängste und Sorgen äußern kann.

3. Erklärung des chirurgischen Verfahrens :
   • Krankenschwestern und Krankenpfleger erklären in einfachen und verständlichen Worten den Ablauf des chirurgischen Verfahrens. Sie beschreiben die einzelnen Schritte, die Rollen der einzelnen Mitglieder des Operationsteams und die Ziele des chirurgischen Eingriffs.

4. Beantwortung von Fragen :
   • Die Pflegekräfte beantworten ausführlich die Fragen des Patienten zur Operation, zur Anästhesie, zur Dauer des Verfahrens, zu möglichen Risiken und zum Genesungsprozess.

5. Verwendung von visuellen Medien :
   • Manchmal verwenden die Pflegekräfte visuelle Hilfsmittel wie Schemata, Erklärvideos oder Broschüren, um dem Patienten zu helfen, das Verfahren besser zu verstehen.

6. Emotionale Vorbereitung :
   • Krankenpfleger helfen dem Patienten bei der emotionalen Vorbereitung, indem sie die körperlichen und emotionalen Aspekte der Operation ansprechen. Sie besprechen die

normalen Emotionen, die der Patient möglicherweise empfindet, und bieten Strategien für den Umgang mit Angst an.

7. Begleitung :
   • Die Pflegekräfte bleiben während des gesamten präoperativen Prozesses an der Seite des Patienten und bieten ständige und ermutigende Unterstützung.

8. Koordination mit dem Chirurgenteam :
   • Die Pflegekräfte teilen dem Operationsteam die Bedenken und Bedürfnisse des Patienten mit, um sicherzustellen, dass der Patient die notwendige Unterstützung und Informationen erhält.

Trost und die Erklärung des Operationsverfahrens spielen eine wesentliche Rolle bei der mentalen und emotionalen Vorbereitung des Patienten. OP-Pfleger sind wertvolle Unterstützer, die dem Patienten helfen, sich sicher, informiert und bereit für den bevorstehenden chirurgischen Eingriff zu fühlen.

Die emotionale und mentale Vorbereitung auf eine Operation ist ein wichtiger Schritt für Patienten vor einem Eingriff. OP-Pflegekräfte spielen eine Schlüsselrolle, indem sie den Patienten helfen, mit Angst umzugehen, ihre Emotionen zu bewältigen und sich mental auf den Eingriff vorzubereiten. Hier erfahren Sie, wie Krankenpfleger zur emotionalen und mentalen Vorbereitung der Patienten auf die Operation beitragen :

1. Validierung von Emotionen :
   • Pflegekräfte validieren die Emotionen des Patienten, indem sie Gefühle von Angst, Furcht oder Unsicherheit anerkennen und normalisieren. Sie zeigen Einfühlungsvermögen und bieten dem Patienten Raum, um seine Sorgen zu äußern.

2. Information und Bildung :
   • Krankenschwestern und Krankenpfleger informieren genau über das chirurgische Verfahren, die einzelnen Schritte, die Risiken und die Vorteile. Sie helfen dem Patienten zu verstehen, was er zu erwarten hat, was Unsicherheit und Angst verringern kann.

3. Entspannungstechniken :
- Die Krankenpfleger bringen dem Patienten Entspannungstechniken wie tiefes Atmen, positives Visualisieren und Meditation bei. Diese Techniken helfen, Ängste zu lindern und die Entspannung zu fördern.

4. Umgang mit Stress :
- Krankenschwestern und -pfleger bieten Beratung zur Stressbewältigung an, einschließlich Tipps zum Zeitmanagement, Entspannungsübungen und Aktivitäten, die das Wohlbefinden fördern.

5. Körperliche Vorbereitung :
- Das Pflegepersonal hilft dem Patienten bei der körperlichen Vorbereitung, indem es präoperative Maßnahmen wie Fasten und Körperhygiene erläutert, die für die Sicherheit während der Operation entscheidend sind.

6. Diskussion über Bedenken :
- Krankenschwestern und Krankenpfleger hören sich die spezifischen Bedenken des Patienten in Bezug auf die Operation, die Risiken, die Genesung usw. an. Sie beantworten die Fragen ausführlich, um die Bedenken zu zerstreuen.

7. Emotionale Unterstützung :
- Pflegekräfte bieten ständige emotionale Unterstützung, indem sie den Patienten ermutigen, beruhigende Worte anbieten und bei psychologischen Bedürfnissen präsent sind.

8. Zusammenarbeit mit dem Pflegeteam :
- Krankenpfleger arbeiten mit Psychologen, Sozialarbeitern oder anderen psychosozialen Fachkräften zusammen, um Patienten mit besonderen emotionalen Bedürfnissen umfassende Unterstützung zu bieten.

Die emotionale und mentale Vorbereitung auf eine Operation kann dazu beitragen, Ängste zu verringern, die Schmerztoleranz zu verbessern und eine schnellere Genesung zu fördern. OP-Pflegekräfte sind wichtige Mitglieder des Pflegeteams, die wertvolle Unterstützung bieten, damit die Patienten der

Operation mit Zuversicht und Gelassenheit entgegensehen können.

Interdisziplinäre Kommunikation

Die Koordination mit dem Operationsteam, das aus Chirurgen, Anästhesisten, Krankenschwestern und OP-Helfern besteht, ist für einen reibungslosen und sicheren Ablauf der Operationen von entscheidender Bedeutung. OP-Pflegekräfte spielen bei dieser Koordination eine Schlüsselrolle, indem sie die Kommunikation fördern und dafür sorgen, dass jedes Teammitglied reibungslos und koordiniert arbeitet. So koordinieren die Krankenpfleger die verschiedenen Mitglieder des OP-Teams :

1. Chirurgen :
   • OP-Pflegekräfte arbeiten eng mit Chirurgen zusammen, indem sie logistische Unterstützung leisten, den Operationssaal mit den erforderlichen Instrumenten und Geräten vorbereiten und die speziellen Bedürfnisse des Chirurgen während des Eingriffs voraussehen.

2. Anästhesiologen :
   • Krankenschwestern und Krankenpfleger arbeiten eng mit Anästhesisten zusammen, um den Patienten auf die Narkose vorzubereiten, die Vitalzeichen während der Narkoseeinleitung zu überwachen und die Sicherheit des Patienten während des gesamten Verfahrens zu gewährleisten.

3. Krankenschwestern und Operationsgehilfen :
   • OP-Krankenschwestern und -Krankenpfleger arbeiten im Team mit anderen Krankenschwestern und OP-Helfern, um den Operationssaal vorzubereiten, den Arbeitsablauf während der Operation zu gewährleisten, die Chirurgen mit den erforderlichen Instrumenten zu versorgen und die Bedürfnisse des Patienten ständig zu überwachen.

4. Fortlaufende Kommunikation :
   • Pflegekräfte fördern die kontinuierliche Kommunikation zwischen den Mitgliedern des Operationsteams, indem sie wichtige Informationen weitergeben, Bedenken weiterleiten

und Aktualisierungen zum Zustand des Patienten austauschen.

5. Notfallmanagement :
   • Im Falle eines Notfalls oder einer Komplikation während der Operation koordinieren die Pflegekräfte mit dem Operationsteam, um schnelle und angemessene Maßnahmen zu ergreifen und die Sicherheit des Patienten zu gewährleisten.

6. Einhaltung von Rollen und Verantwortlichkeiten :
   • OP-Pflegekräfte respektieren die Rollen und Verantwortlichkeiten jedes Mitglieds des OP-Teams und tragen so zu einem kooperativen und harmonischen Arbeitsumfeld bei.

7. Postoperative Revision :
   • Nach der Operation koordinieren die Pflegekräfte mit dem Team, um sicherzustellen, dass der Patient stabil ist, sicher verlegt wird und dass die postoperativen Verfahren vorhanden sind.

Eine effektive Koordination mit dem OP-Team ist entscheidend für eine qualitativ hochwertige chirurgische Versorgung und die Sicherheit des Patienten. OP-Pflegekräfte spielen eine zentrale Rolle, indem sie die Kommunikation fördern, Bedürfnisse voraussehen und sicherstellen, dass jedes Teammitglied gemeinsam arbeitet, um die bestmöglichen Ergebnisse für den Patienten zu erzielen.

Ein effektiver Informationsaustausch ist ein Eckpfeiler für die Sicherheit und den reibungslosen Ablauf von Operationen im Operationssaal. Krankenschwestern und Krankenpfleger spielen eine entscheidende Rolle bei der reibungslosen und genauen Übermittlung von Informationen zwischen den Mitgliedern des Operationsteams, um eine optimale Koordination zu gewährleisten und Risiken zu minimieren. Hier erfahren Sie, wie Krankenschwestern den Informationsaustausch erleichtern, um die Sicherheit und den reibungslosen Ablauf der Operation zu gewährleisten :

1. Präoperatives Briefing :
   - Vor Beginn der Operation halten die Pflegekräfte ein präoperatives Briefing ab, bei dem die Mitglieder des Operationsteams die Einzelheiten des Eingriffs, Allergien des Patienten, mögliche Risiken und andere relevante Informationen besprechen.

2. Verwendung der SBAR-Methode :
   - Krankenschwestern und Krankenpfleger verwenden häufig die SBAR-Methode (Situation, Background, Assessment, Recommendation), um wichtige Mitteilungen zu strukturieren. Dadurch wird sichergestellt, dass die Informationen klar und prägnant vermittelt werden.

3. Verbale Kommunikation :
   - Krankenschwestern und -pfleger kommunizieren während der Operation mündlich mit Chirurgen, Anästhesisten, Krankenschwestern und OP-Helfern, um Aktualisierungen zum Zustand des Patienten, zum Fortschritt des Verfahrens und zu speziellen Bedürfnissen auszutauschen.

4. Verwendung von Kommunikationsmitteln :
   - Krankenpfleger nutzen Kommunikationsmittel wie Whiteboards, E-Mail-Systeme und Funkgeräte, um wichtige Informationen in Echtzeit zu übermitteln.

5. Änderungen im Pflegeplan :
   - Wenn Anpassungen am Pflegeplan oder am Operationsverfahren vorgenommen werden müssen, teilen die Pflegekräfte diese Änderungen umgehend dem Team mit, um sicherzustellen, dass alle informiert und einverstanden sind.

6. Transferbericht :
   - Nach Abschluss der Operation erstellen Krankenschwestern und Krankenpfleger einen detaillierten Überleitungsbericht für die postoperative Versorgung. Sie übermitteln Informationen über das Verfahren, die verabreichten Medikamente, die Reaktionen des Patienten und alle anderen relevanten Informationen.

7. Postoperative Nachbesprechung :
   - Nach der Operation veranstalten die Pflegekräfte eine postoperative Nachbesprechung, um die Ereignisse

während der Operation zu besprechen, positive Aspekte und verbesserungswürdige Bereiche zu ermitteln und gelernte Lektionen auszutauschen.

8. Einhaltung von Datenschutzprotokollen :
   • Das Pflegepersonal stellt sicher, dass die gemeinsam genutzten Informationen den Protokollen zur Vertraulichkeit und zum Schutz der Patientendaten entsprechen.

Ein klarer, umfassender und zeitnaher Informationsaustausch ist für die Sicherheit des Patienten und den Erfolg der Operation von entscheidender Bedeutung. OP-Pflegekräfte sind Kommunikationsförderer, die dafür sorgen, dass jedes Mitglied des OP-Teams informiert und einbezogen wird, was zu einer fundierten Entscheidungsfindung und einer effektiven Koordination der Pflege beiträgt.

Persönliche Vorbereitung und Wohlbefinden

Die Bewältigung von Stress und Angst vor chirurgischen Eingriffen ist ein entscheidender Aspekt der Rolle von Krankenschwestern im Operationssaal. Patienten können vor einer Operation eine Reihe von negativen Emotionen erleben, darunter Angst, Furcht und Ungewissheit. Krankenschwestern und Krankenpfleger spielen eine entscheidende Rolle, indem sie den Patienten helfen, diese Emotionen zu bewältigen, um eine positive Stimmung zu fördern und zu optimalen Operationsergebnissen beizutragen. Im Folgenden wird beschrieben, wie Krankenpfleger mit Stress und Angst der Patienten vor chirurgischen Eingriffen umgehen :

1. Einfühlsame Kommunikation :
   • Pflegekräfte hören sich die Sorgen und Ängste der Patienten aktiv und einfühlsam an. Sie zeigen, dass sie die Emotionen des Patienten verstehen und bieten Raum, um sich auszudrücken.

2. Bildung und Information :
   • Krankenschwestern und Krankenpfleger informieren ausführlich über das chirurgische Verfahren, die einzelnen Schritte, die Risiken, die Vorteile und den

Genesungsprozess. Ein klares Verständnis kann die Angst vor dem Unbekannten verringern.

3. Entspannungstechniken :
   - Krankenpfleger bringen den Patienten Entspannungstechniken wie tiefes Atmen, Visualisierung und Meditation bei, die helfen sollen, den Geist zu beruhigen und Stress abzubauen.

4. Verwaltung der Erwartungen :
   - Das Pflegepersonal bespricht mit den Patienten realistische Erwartungen an die Operation und die Zeit nach der Operation, was dazu beitragen kann, übertriebene Ängste abzubauen.

5. Ermutigung, Fragen zu stellen :
   - Das Pflegepersonal ermutigt die Patienten, Fragen zu stellen und ihre Bedenken zu äußern. Dadurch fühlen sich die Patienten besser informiert und haben mehr Kontrolle.

6. Emotionale Unterstützung :
   - Pflegekräfte bieten emotionale Unterstützung durch Ermutigung, beruhigende Worte und Präsenz, um die emotionalen Bedürfnisse der Patienten zu befriedigen.

7. Ablenkung :
   - Das Pflegepersonal kann Ablenkungstechniken wie beruhigende Musik oder leichte Gespräche einsetzen, um den Patienten zu helfen, sich vor der Operation zu entspannen.

8. Zusammenarbeit mit psychosozialen Fachkräften :
   - Krankenpfleger arbeiten mit Psychologen oder Sozialarbeitern zusammen, um Patienten mit hohem Stress- oder Angstniveau zusätzliche psychologische Unterstützung zu bieten.

Die Bewältigung von Stress und Angst vor chirurgischen Eingriffen ist ein wesentlicher Bestandteil der präoperativen Pflege. OP-Pflegekräfte spielen eine Schlüsselrolle, indem sie emotionale Unterstützung, klare Informationen und Strategien bereitstellen, die den Patienten helfen, die Operation mit mehr Ruhe und Zuversicht anzugehen, was sich positiv auf ihre Gesamterfahrung und Genesung auswirken kann.

Selbstpflegetechniken sind für Krankenschwestern und Krankenpfleger im Operationssaal unerlässlich, um während anspruchsvoller chirurgischer Eingriffe ihre Konzentration, Wachsamkeit und ihr Wohlbefinden aufrechtzuerhalten. Die Arbeit in einer stressigen und anspruchsvollen Umgebung kann sich auf die Leistungsfähigkeit und die psychische Gesundheit auswirken. Hier erfahren Sie, wie Krankenpfleger Selbstpflegetechniken anwenden, um ihre Konzentration und Wachsamkeit aufrechtzuerhalten :

1. Umgang mit Stress :
   - Krankenpfleger praktizieren Stressbewältigungstechniken wie Meditation, Yoga, Tiefenatmung und Muskelentspannung, um Stress abzubauen und die geistige Klarheit zu fördern.

2. Pause und Erholung :
   - Krankenschwestern und Krankenpfleger machen regelmäßig Pausen, um sich auszuruhen und neue Kräfte zu sammeln. Eine kurze Pause kann dabei helfen, die Konzentration den ganzen Tag über aufrechtzuerhalten.

3. Ausgewogene Ernährung :
   - Eine gesunde und ausgewogene Ernährung liefert Krankenschwestern und Krankenpflegern die Energie, die sie benötigen, um ihre Wachsamkeit aufrechtzuerhalten. Das Vermeiden von schweren Mahlzeiten vor einer Operation kann ebenfalls Schläfrigkeit vorbeugen.

4. Angemessene Hydratation :
   - Wenn Sie den ganzen Tag über ausreichend Wasser trinken, kann dies helfen, einer Dehydrierung vorzubeugen, die die Konzentration und Leistung beeinträchtigen kann.

5. Guter Schlaf :
   - Krankenschwestern und Krankenpfleger bemühen sich um einen angemessenen und guten Schlaf, um ihre Wachsamkeit während der langen Arbeitszeiten im Operationssaal aufrechtzuerhalten.

6. Körperliche Betätigung :
   - Regelmäßige Bewegung trägt dazu bei, die Durchblutung zu verbessern, das Energieniveau zu steigern und die Konzentration zu fördern.

7. Zeitmanagement :
   • Die effektive Planung und Organisation von Aufgaben kann Stress reduzieren und Pflegekräften helfen, sich auf ihre Aufgaben zu konzentrieren.

8. Verwendung von beruhigender Musik :
   • Das Hören beruhigender Musik in den Pausen oder während der Entspannung kann helfen, Stress abzubauen und die Konzentration zu fördern.

9. Soziale Unterstützung :
   • Unterstützung und positive Interaktionen mit Kollegen können dazu beitragen, die Moral aufrechtzuerhalten und Stress abzubauen.

10. Berufliche Entwicklung :
Die Teilnahme an Fortbildungen und Lernveranstaltungen kann Krankenpflegern helfen, sich in ihrer Rolle kompetenter und selbstbewusster zu fühlen, was wiederum Stress reduzieren und die Konzentration verbessern kann.

Durch die Anwendung von Selbstpflegetechniken sind OP-Pflegekräfte besser gerüstet, um ihre Konzentration, Wachsamkeit und ihr Wohlbefinden aufrechtzuerhalten und gleichzeitig eine qualitativ hochwertige Patientenversorgung zu gewährleisten. Diese Praktiken fördern auch die Resilienz und helfen, Burnout vorzubeugen.

Kapitel 3

Sterilisations- und Asepsis-Techniken

Bedeutung von Sterilisation und Asepsis im Operationssaal

Die Bedeutung der Sterilisation und Asepsis im Operationssaal kann gar nicht hoch genug eingeschätzt werden. Diese Praktiken sind entscheidend für die Vermeidung nosokomialer Infektionen, die Verringerung postoperativer Komplikationen und die Gewährleistung der Patientensicherheit während und nach chirurgischen Eingriffen. OP-Pflegekräfte spielen eine lebenswichtige Rolle bei der Umsetzung und Aufrechterhaltung hoher Sterilisations- und Aseptikstandards. Hier erfahren Sie, warum diese Maßnahmen so entscheidend sind:

1. Vermeidung von Infektionen :
   * Sterilisation und Asepsis sind die Eckpfeiler der Prävention von Infektionen, die mit dem Gesundheitswesen in Verbindung stehen (Healthcare Associated Infections, HAI). Durch die Minimierung des Vorhandenseins pathogener Mikroorganismen in der Operationsumgebung wird das Infektionsrisiko bei chirurgisch geschwächten Patienten erheblich gesenkt.

2. Minimierung der postoperativen Komplikationen :
   * Postoperative Infektionen können zu schwerwiegenden Komplikationen führen, die Genesung verzögern und den Krankenhausaufenthalt verlängern. Durch die Aufrechterhaltung strenger Sterilisations- und Aseptikpraktiken tragen Krankenschwestern und -pfleger dazu bei, diese Risiken zu minimieren.

3. Gewährleistung der Patientensicherheit :
   * Infektionen aufgrund schlechter Sterilisation oder mangelnder Asepsis können lebensbedrohlich sein. Das Pflegepersonal ist dafür verantwortlich, eine sichere Operationsumgebung zu schaffen, indem es sich an strenge Protokolle hält.

4. Einhaltung regulatorischer Standards :
   * Krankenhäuser und Kliniken unterliegen strengen Vorschriften zur Infektionskontrolle. OP-Pflegekräfte müssen diese Standards einhalten, um den gesetzlichen und ethischen Anforderungen gerecht zu werden.

5. Förderung des Patientenvertrauens :
   * Patienten erwarten eine sichere und qualitativ hochwertige Versorgung. Die wirksame Umsetzung von Sterilisation und Asepsis stärkt das Vertrauen der Patienten in das Gesundheitssystem und das Operationsteam.

6. Verbesserung der chirurgischen Ergebnisse :
   * Durch die Verringerung von Infektionen und Komplikationen tragen OP-Pflegekräfte dazu bei, die Gesamtergebnisse von Operationen zu verbessern, was sich in einer schnelleren Genesung und kürzeren Krankenhausaufenthalten niederschlägt.

7. Erhaltung der Wirksamkeit von Antibiotika :
   * Der übermäßige Einsatz von Antibiotika kann zu Arzneimittelresistenzen führen. Durch Sterilisation und Asepsis kann die Notwendigkeit einer postoperativen Antibiotikatherapie verringert werden, was dazu beiträgt, die Wirksamkeit von Antibiotika zu erhalten.

Alles in allem sind Sterilisation und Asepsis grundlegende Säulen für eine sichere und qualitativ hochwertige Versorgung im Operationssaal. OP-Pflegekräfte spielen eine entscheidende Rolle, indem sie sicherstellen, dass diese hohen Standards jederzeit eingehalten werden, was direkt zur Sicherheit, Gesundheit und Genesung der Patienten beiträgt.

OP-Pflegekräfte spielen eine kritische Rolle bei der Prävention von nosokomialen Infektionen, auch bekannt als Healthcare-associated Infections (HAI). Ihr Engagement für strenge Praktiken der Infektionskontrolle ist entscheidend, um die Sicherheit und Genesung der Patienten zu gewährleisten. Im Folgenden wird erläutert, wie Krankenpfleger eine Schlüsselrolle bei der Prävention von nosokomialen Infektionen im Operationssaal spielen :

1. Anwendung von Sterilisations- und Asepsisprotokollen :
   * Krankenschwestern und Krankenpfleger sind für die strikte Umsetzung von Sterilisations- und Asepsisprotokollen verantwortlich, um eine mikrobielle Kontamination während der Operation zu verhindern. Sie stellen sicher, dass alle Instrumente, Ausrüstungen und die Umgebung

71

ordnungsgemäß sterilisiert werden, um die Einschleppung von Krankheitserregern zu verhindern.

2. Überwachung von Hygieneverfahren :
   - Das Pflegepersonal überwacht kontinuierlich die Hygieneverfahren und stellt sicher, dass alle Mitglieder des Operationsteams angemessene Kleidung tragen, sich ordnungsgemäß die Hände waschen und die persönliche Schutzausrüstung (PSA) gemäß den Standards verwenden.

3. Vermeidung von Kreuzkontamination :
   - Krankenschwestern und Krankenpfleger sorgen dafür, dass Oberflächen, Instrumente und Vorräte in sterilen Bereichen gehalten werden und dass eine Kreuzkontamination zwischen den Patienten vermieden wird. Sie überwachen auch die ordnungsgemäße Platzierung steriler Abdecktücher, um den Operationsbereich zu isolieren.

4. Verwaltung von Medizinprodukten :
   - Krankenschwestern und Krankenpfleger gehen mit medizinischen Geräten wie Kathetern und Drainagen richtig um, um das Infektionsrisiko zu minimieren. Sie sorgen dafür, dass die Geräte nach bewährten Verfahren eingeführt und gehandhabt werden.

5. Überwachung der Patienten :
   - Das Pflegepersonal überwacht während der Operation ständig die Vitalzeichen und den Allgemeinzustand des Patienten und kann so Anzeichen einer potenziellen Infektion frühzeitig erkennen.

6. Vermeidung von postoperativen Komplikationen :
   - Das Pflegepersonal überwacht die Patienten nach der Operation sorgfältig, indem es dafür sorgt, dass die Verbände sauber und trocken gehalten werden, und auf Anzeichen einer Infektion achtet. Eine frühzeitige Erkennung und ein schnelles Eingreifen können postoperative Komplikationen verhindern.

7. Patientenbildung :
   • Das Pflegepersonal klärt die Patienten über postoperative Hygienemaßnahmen und Infektionsanzeichen auf, auf die sie nach der Entlassung aus dem Krankenhaus achten sollten.

8. Interdisziplinäre Kommunikation :
   • Krankenschwestern und -pfleger arbeiten eng mit anderen Mitgliedern des Pflegeteams wie Chirurgen, Anästhesisten und Intensivpflegern zusammen, um wichtige Informationen über den Zustand des Patienten und das Infektionsmanagement auszutauschen.

Die Rolle des OP-Pflegepersonals bei der Prävention von nosokomialen Infektionen ist für die Gewährleistung einer sicheren und qualitativ hochwertigen Versorgung von grundlegender Bedeutung. Ihre Wachsamkeit, ihr Fachwissen und ihr Engagement für bewährte Verfahren zur Infektionskontrolle sind entscheidend, um die Risiken zu minimieren und zu positiven Ergebnissen für die Patienten beizutragen.

Postoperative Infektionen haben schwerwiegende und potenziell lebensbedrohliche Folgen für die Patienten. Diese Infektionen treten nach einem chirurgischen Eingriff auf und können mit Komplikationen verbunden sein, die die Genesung des Patienten beeinträchtigen. Das OP-Pflegepersonal spielt eine entscheidende Rolle bei der Vermeidung dieser Infektionen, um die negativen Folgen zu minimieren. Zu den Folgen von postoperativen Infektionen für die Patienten gehören u. a.:

1. Verlängerung des Krankenhausaufenthalts :
   • Postoperative Infektionen können zu einem längeren Krankenhausaufenthalt führen. Die Patienten müssen unter zusätzlicher Beobachtung und Behandlung bleiben, was die Genesung verzögern und die Kosten für die Pflege erhöhen kann.

2. Vermehrte Schmerzen und Beschwerden :
   • Infektionen können bei Patienten, die durch die Operation bereits geschwächt sind, zu erhöhten Schmerzen und Beschwerden führen. Dies kann ihre Lebensqualität während der Erholungsphase beeinträchtigen.

73

3. Verzögerung der Heilung :
   * Infektionen verzögern häufig den Heilungsprozess. Patienten benötigen nach einer postoperativen Infektion möglicherweise mehr Zeit, um sich zu erholen und ihre Kraft wiederzuerlangen.

4. Zusätzliche Komplikationen :
   * Infektionen können zu weiteren medizinischen Komplikationen wie Abszessen, Sepsis (Blutvergiftung) oder Infektionen der inneren Organe führen, wodurch sich der Zustand des Patienten verschlechtern kann.

5. Erhöhtes Risiko eines erneuten Krankenhausaufenthalts :
   * Patienten mit postoperativen Infektionen müssen mit größerer Wahrscheinlichkeit für eine weitere Behandlung erneut ins Krankenhaus eingewiesen werden, was zu emotionalen und finanziellen Belastungen für sie und ihre Familien führt.

6. Auswirkungen auf die langfristige Lebensqualität :
   * Schwere postoperative Infektionen können die Lebensqualität der Patienten nachhaltig beeinträchtigen und ihre Fähigkeit, normal zu funktionieren und ihre täglichen Aktivitäten wieder aufzunehmen, beeinträchtigen.

7. Steigende Kosten für das Gesundheitswesen :
   * Die zusätzlichen Behandlungen, die zur Behandlung von postoperativen Infektionen erforderlich sind, führen zu zusätzlichen Gesundheitskosten für Patienten und Gesundheitssysteme.

8. Sterblichkeitsrisiko :
   * In schweren Fällen können postoperative Infektionen zu einem erhöhten Todesrisiko führen, insbesondere bei Patienten, die bereits durch die Operation geschwächt sind.

OP-Pflegekräfte spielen eine wichtige Rolle bei der Prävention von postoperativen Infektionen, indem sie für eine angemessene Sterilisation der Umgebung sorgen, Hygieneprotokolle einhalten, die Vitalzeichen ständig überwachen und vorbeugende Maßnahmen ergreifen. Durch die Minimierung des Infektionsrisikos tragen Krankenschwestern und Krankenpfleger direkt zur Sicherheit, Genesung und Qualität der Versorgung von chirurgischen Patienten bei.

Grundlegende Prinzipien der Sterilisation

Das Verständnis der verschiedenen Sterilisationsarten ist für OP-Pflegekräfte von entscheidender Bedeutung, um die Sicherheit der Patienten zu gewährleisten und Infektionen zu verhindern. Jede Sterilisationsmethode zielt darauf ab, pathogene Mikroorganismen auf chirurgischen Instrumenten, Ausrüstungsgegenständen und Oberflächen zu entfernen oder abzutöten. Hier ist ein Überblick über die verschiedenen Arten der Sterilisation, die Krankenschwestern und Krankenpfleger kennen sollten :

1. Dampfsterilisation (Autoklav) :
   - Die Dampfsterilisation ist eine der gängigsten Methoden im Operationssaal. Sie nutzt feuchte Hitze in Form von gesättigtem Dampf, um Mikroorganismen abzutöten. Das Pflegepersonal muss genaue Protokolle befolgen, um die Autoklaven ordnungsgemäß zu beladen, auszuführen und zu entladen.

2. Gassterilisation (Ethylenoxid) :
   - Ethylenoxidgas wird zur Sterilisation von Materialien verwendet, die empfindlich auf Hitze und Feuchtigkeit reagieren, wie z. B. elektronische Instrumente oder Kunststoffmaterialien. Das Pflegepersonal sollte sich der mit dieser Methode verbundenen Protokolle für die Handhabung, Entgasung und Belüftung bewusst sein.

3. Sterilisation durch Strahlung (Gammastrahlen, Röntgenstrahlen) :
   - Ionisierende Strahlung wie Gamma- und Röntgenstrahlen werden verwendet, um Mikroorganismen zu zerstören, indem sie ihre DNA schädigen. Diese Methode wird häufig zur Sterilisation von medizinischen Materialien verwendet, die empfindlich auf Hitze und Feuchtigkeit reagieren.

4. Chemische Sterilisation :
   - Bestimmte Chemikalien, wie Glutaraldehyd, können zur Kaltsterilisation bestimmter Instrumente und Geräte verwendet werden. Krankenschwestern und Krankenpfleger müssen sich an spezielle Protokolle halten,

um die Chemikalien richtig zu verdünnen und eine wirksame Sterilisation zu gewährleisten.

5. Sterilisation durch Filtration :
   • Bei der Sterilisation durch Filtration werden spezielle Filter verwendet, um Mikroorganismen aus Flüssigkeiten oder Gasen zu entfernen. Dies kann zur Sterilisation von medizinischen Lösungen oder Atemgasen verwendet werden.

6. Sterilisation mit Plasma :
   • Bei der Plasmasterilisation wird ein ionisiertes Gas verwendet, um Mikroorganismen abzutöten. Es ist eine schonende Methode, die für hitze- und feuchtigkeitsempfindliche Materialien verwendet werden kann.

7. Sterilisation durch trockene Hitze :
   • Bei der Sterilisation mit trockener Hitze wird heiße Luft verwendet, um Mikroorganismen abzutöten. Sie ist weniger gebräuchlich als die Dampfsterilisation, kann aber für bestimmte Arten von Materialien verwendet werden.

OP-Pflegekräfte müssen die Vorteile, Grenzen und Protokolle verstehen, die mit jeder Sterilisationsmethode verbunden sind. Sie sind dafür verantwortlich, dass Instrumente, Geräte und Oberflächen vor jedem chirurgischen Eingriff ordnungsgemäß sterilisiert werden, um nosokomiale Infektionen zu verhindern und die Sicherheit der Patienten zu gewährleisten.

Die Validierung und Überwachung von Sterilisationszyklen ist ein wesentlicher Bestandteil der Rolle des OP-Pflegepersonals, um die Wirksamkeit der Sterilisationsverfahren zu gewährleisten. Diese Tätigkeiten sollen sicherstellen, dass die verwendeten Sterilisationsmethoden die Ziele der Abtötung pathogener Mikroorganismen erreicht haben und hohe Standards für die Patientensicherheit aufrechterhalten werden. So validiert und überwacht das Pflegepersonal die Sterilisationszyklen :

1. Überprüfen der Einstellungen :
   • Das Pflegepersonal überprüft regelmäßig die Sterilisationsparameter wie Temperatur, Druck, Zeit und Feuchtigkeit, um sicherzustellen, dass sie den von den

Geräteherstellern festgelegten Standards und den Protokollen der Einrichtung entsprechen.

2. Verwendung biologischer Indikatoren :
   - Krankenpfleger verwenden biologische Indikatoren, wie z. B. Bakteriensporen, um die Wirksamkeit der Sterilisation zu beurteilen. Diese Sporen werden in Kontrollchargen gegeben und nach dem Sterilisationszyklus getestet, um die Abtötung der Mikroorganismen zu bestätigen.

3. Chemische Kontrollen :
   - Krankenschwestern und Krankenpfleger verwenden chemische Indikatoren, um die Sterilisationszyklen zu überwachen. Die chemischen Indikatoren ändern ihre Farbe, je nachdem, ob sie bestimmten Bedingungen ausgesetzt sind, und helfen so zu bestätigen, dass die Zyklen korrekt durchgeführt wurden.

4. Erstmalige Validierung :
   - Vor der Verwendung einer neuen Sterilisationsmethode oder eines neuen Geräts führt das Pflegepersonal eine Erstvalidierung durch, um sicherzustellen, dass die vom Hersteller vorgegebenen Sterilisationsparameter erreicht werden und die Wirksamkeit nachgewiesen ist.

5. Belastungstests :
   - Krankenschwestern und Krankenpfleger führen Belastungstests durch, indem sie Kontrollladungen in die Sterilisationszyklen einbringen. Diese Kontrollladungen enthalten bestimmte Gegenstände und werden analysiert, um die Wirksamkeit der Sterilisation zu überprüfen.

6. Genaue Dokumentation :
   - Das Pflegepersonal dokumentiert sorgfältig die Einzelheiten jedes Sterilisationszyklus, einschließlich der Parameter, der verwendeten Indikatoren und der Testergebnisse. Eine genaue Dokumentation ist unerlässlich, um die Einhaltung der Sterilisationsstandards zu überwachen und zu gewährleisten.

7. Weiterbildung :
   - Krankenschwestern und Krankenpfleger werden ständig weitergebildet, um über die neuesten Sterilisationspraktiken und -techniken auf dem Laufenden

zu bleiben, was ihnen hilft, ihr Fachwissen in diesem kritischen Bereich aufrechtzuerhalten.

Die Validierung und Überwachung von Sterilisationszyklen ist ein wesentlicher Schritt zur Gewährleistung der Patientensicherheit im Operationssaal. OP-Pflegekräfte spielen eine Schlüsselrolle, indem sie sicherstellen, dass Instrumente und Geräte ordnungsgemäß sterilisiert werden. Dies trägt direkt zur Vermeidung nosokomialer Infektionen und zur Patientensicherheit bei.

Vorbereitung und Verpackung von sterilem Material

Verpackungstechniken spielen eine entscheidende Rolle bei der Aufrechterhaltung der Sterilitätsintegrität von chirurgischen Instrumenten und Ausrüstungen nach der Sterilisation. Eine falsche Handhabung oder Verwendung von Verpackungsmaterialien kann die Sterilität beeinträchtigen und das Risiko postoperativer Infektionen erhöhen. OP-Pflegekräfte müssen verschiedene Verpackungstechniken beherrschen, um sicherzustellen, dass die Gegenstände bis zu ihrer Verwendung steril bleiben. Hier sind einige dieser Techniken:

1. Verwendung geeigneter Verpackungsmaterialien :
   - Das Pflegepersonal sollte je nach Art der zu sterilisierenden Instrumente und Geräte geeignete Verpackungsmaterialien auswählen. Die Verpackungen sollten hitze- und feuchtigkeitsbeständig sowie durchstoßfest sein, um eine Kontamination zu verhindern.

2. Doppelumschlagtechnik :
   - Doppelte Umhüllung bedeutet, dass die Instrumente in eine erste Verpackungsschicht eingewickelt und dann in eine zweite Schicht gelegt werden. Dies schafft eine zusätzliche Barriere gegen Kontamination.

3. Geeignete Falttechnik :
   - Pflegekräfte sollten geeignete Falttechniken erlernen, um Falten oder Lufteinschlüsse in der Verpackung zu vermeiden, da diese zu Rückzugsräumen für Mikroorganismen werden könnten.

4. Verwendung von chemischen Indikatoren :
   • Das Pflegepersonal kann chemische Indikatoren in das Innere der Verpackung einführen, um visuell zu überprüfen, ob die Sterilisation erreicht wurde. So kann jede Verpackung, die während des Prozesses kompromittiert wurde schnell erkannt werden.

5. Verwendung von Indikatorbändern :
   • Die selbstklebenden Indikatorstreifen ändern ihre Farbe, wenn die erforderlichen Sterilisationsparameter erreicht wurden. Sie bieten eine visuelle Bestätigung, dass die Instrumente ordnungsgemäß sterilisiert wurden.

6. Einhaltung von Handhabungsprotokollen :
   • Krankenschwestern und Krankenpfleger müssen beim Umgang mit verpackten sterilen Artikeln strenge Protokolle befolgen. Dazu gehören Regeln darüber, in welchem Bereich die Artikel geöffnet werden dürfen und wie sie zu handhaben sind, um eine Kontamination zu vermeiden.

7. Kennzeichnung und Beschriftung :
   • Die verpackten Pakete sollten deutlich markiert und mit Informationen wie Sterilisationsdatum, Inhalt und Name des Bedieners beschriftet werden. Dies erleichtert die Nachverfolgung und die schnelle Identifizierung des Inhalts.

8. Geeignete Lagerung :
   • Die verpackten Pakete sollten in einer sauberen und trockenen Umgebung gelagert werden, um eine Kontamination vor dem Gebrauch zu vermeiden.

Die Beherrschung von Verpackungstechniken ist entscheidend für die Aufrechterhaltung der Sterilitätsintegrität von Instrumenten und Geräten im Operationssaal. Das Pflegepersonal spielt in diesem Prozess eine entscheidende Rolle, indem es dafür sorgt, dass die Instrumente ordnungsgemäß verpackt, gehandhabt und gelagert werden. Dies trägt unmittelbar zur Prävention nosokomialer Infektionen und zur Patientensicherheit bei.

Die Verwendung von Schutzbarrieren und Sicherheitsvorrichtungen ist eine wesentliche Praxis im

Operationssaal, um das Risiko einer Kreuzkontamination, der Exposition gegenüber Körperflüssigkeiten und von Unfällen mit scharfen Instrumenten zu minimieren. OP-Pflegekräfte spielen eine zentrale Rolle bei der Einrichtung und Anwendung dieser Schutzmaßnahmen, um die Sicherheit der Patienten, des OP-Teams und ihrer selbst zu gewährleisten. Hier einige Beispiele für die Verwendung von Schutzbarrieren und Sicherheitsvorrichtungen :

1. Sterile Handschuhe :
   • OP-Pflegekräfte tragen sterile Handschuhe, um den direkten Kontakt mit Oberflächen, Instrumenten und Patienten zu vermeiden und so das Risiko einer Kreuzkontamination zu verringern. Die Handschuhe müssen regelmäßig und korrekt entsprechend den Erfordernissen des Verfahrens gewechselt werden.

2. Kittel und Masken :
   • Sterile Kittel und Masken werden getragen, um eine Kontamination der Instrumente und der Umgebung durch Haare, Hautpartikel und Atemtröpfchen zu verhindern. Dies hilft auch, die Übertragung von Krankheitserregern vom OP-Team auf den Patienten zu verhindern.

3. Schutzbrillen und Gesichtsschilde :
   • Um das Risiko einer Exposition gegenüber Spritzern von Körperflüssigkeiten zu minimieren, können Pflegekräfte bei potenziell riskanten Verfahren Schutzbrillen oder Gesichtsschilde tragen.

4. Verwendung steriler Tücher :
   • Sterile Tücher sind spezielle Abdeckungen aus sterilem Stoff, die zur Isolierung des Operationsbereichs und zur Schaffung einer Barriere zwischen dem Patienten und der übrigen Umgebung verwendet werden. Das Pflegepersonal achtet darauf, dass die Tücher richtig positioniert sind, um die Sterilität aufrechtzuerhalten.

5. Sicherheitsvorrichtungen für scharfe Instrumente :
   • Krankenschwestern und Krankenpfleger verwenden scharfe Instrumente mit Sicherheitsmerkmalen, wie z. B. sichere Nadeln, um das Risiko von Expositionsunfällen mit Stichverletzungen zu verringern.
   •

6. Angemessene Entsorgung biomedizinischer Abfälle :
  * Das Pflegepersonal stellt sicher, dass biomedizinische Abfä le wie kontaminierte Instrumente und Einwegmaterialien gemäß den Sicherheitsprotokollen entsorgt werden, um die Ausbreitung von Infektionen zu verhindern.
  •
7. Vermeidung von Strahlenexposition :
  * Bei radiologischen Eingriffen im Operationssaal verwenden Krankenschwestern und -pfleger plombierte Schürzen und andere Schutzausrüstungen, um die Belastung durch ionisierende Strahlung zu minimieren.
  •
8. Schutz vor Chemikalien :
  * Bei der Verwendung von Chemikalien tragen Krankenschwestern und Krankenpfleger geeignete persönliche Schutzausrüstung, um das Risiko einer Exposition der Haut oder der Atemwege zu minimieren.

Die angemessene Verwendung von Schutzbarrieren und Sicherheitsvorrichtungen ist entscheidend für die Aufrechterhaltung einer sicheren und sterilen Umgebung im Operationssaal. Das OP-Pflegepersonal sollte in der korrekten Anwendung dieser Schutzmaßnahmen geschult werden und bei ihrer Umsetzung wachsam sein, um Unfälle zu verhindern, das Kontaminationsrisiko zu minimieren und die Sicherheit aller Mitglieder des OP-Teams und der Patienten zu gewährleisten.

Sterilisation von chirurgischen Instrumenten

Der Prozess der Reinigung, Desinfektion und Sterilisation von chirurgischen Instrumenten ist ein kritischer Schritt zur Vermeidung nosokomialer Infektionen und zur Gewährleistung der Patientensicherheit im Operationssaal. OP-Pflegekräfte spielen in diesen Prozessen eine zentrale Rolle, um sicherzustellen, dass die während eines chirurgischen Eingriffs verwendeten Instrumente sauber, desinfiziert und steril sind. Dies sind die Schritte des Prozesses der Reinigung, Desinfektion und Sterilisation von Instrumenten :

1. Vorreinigung :
  * Unmittelbar nach Abschluss des chirurgischen Eingriffs werden die Instrumente vorgereinigt, um biologisches

Gewebe, Körperflüssigkeiten und andere sichtbare Materialien zu entfernen. Dies geschieht in der Regel mithilfe von lauwarmem Wasser und einem enzymatischen Reinigungsmittel. Das Pflegepersonal achtet darauf, dass keine Rückstände auf den Instrumenten trocknen.

2. Visuelle Inspektion :
   • Vorgereinigte Instrumente werden einer Sichtprüfung unterzogen, um sicherzustellen, dass sie sauber sind und alle sichtbaren Verschmutzungen entfernt wurden. Wenn noch Verunreinigungen vorhanden sind, werden die Instrumente einem weiteren Vorreinigungszyklus unterzogen.

3. Mechanische oder manuelle Reinigung :
   • Die Instrumente werden mithilfe mechanischer (Reinigungs- und Desinfektionsgerät) oder manueller Methoden einer gründlicheren Reinigung unterzogen. Ziel ist es, die verbleibenden organischen Rückstände zu entfernen. Das Pflegepersonal hält sich an die Protokolle der Einrichtung, um eine gründliche Reinigung zu gewährleisten.

4. Spülen :
   • Nach der Reinigung werden die Instrumente gründlich abgespült, um Rückstände von Reinigungsmitteln und Verunreinigungen zu entfernen.

5. Desinfektion :
   • Einige Instrumente benötigen trotz ihrer Reinigung einen zusätzlichen Desinfektionsschritt, um die verbleibenden Mikroorganismen abzutöten. Das Pflegepersonal verwendet geeignete chemische Desinfektionsmittel nach den Anweisungen des Herstellers.

6. Abschließende Spülung :
   • Desinfizierte Instrumente werden noch einmal gründlich abgespült, um alle Reste des Desinfektionsmittels zu entfernen.

7. Trocknen :
   • Die Instrumente werden sorgfältig getrocknet, um das Wachstum von Bakterien aufgrund von Feuchtigkeit zu verhindern.

8. Abschlussinspektion :
- Vor der Sterilisation werden die Instrumente noch einmal visuell überprüft, um sicherzustellen, dass sie sauber und in gutem Zustand sind.

9. Sterilisation :
- Die Instrumente werden einem geeigneten Sterilisationsverfahren unterzogen, z. B. Dampf-, Gas- oder Strahlungssterilisation usw., je nach Art der Instrumente und den festgelegten Protokollen.

10. Überprüfung der Sterilität :
- Nach der Sterilisation werden die Instrumente mithilfe von chemischen oder biologischen Indikatoren überprüft, um zu bestätigen, dass der Sterilisationsprozess erfolgreich war.

11. Lagerung :
- Sterile Instrumente werden bis zu ihrer Verwendung im Operationssaal in sterilen Verpackungen aufbewahrt.

OP-Pflegekräfte müssen diese Schritte strikt befolgen, um sicherzustellen, dass die chirurgischen Instrumente vor jedem Eingriff sauber, desinfiziert und steril sind. Ihr Fachwissen über den Prozess der Reinigung, Desinfektion und Sterilisation trägt direkt zur Vermeidung nosokomialer Infektionen und zur Patientensicherheit bei.

Die Verwendung von Autoklaven und anderen Sterilisationsgeräten in Krankenhäusern ist eine entscheidende Praxis, um die Sicherheit der Patienten zu gewährleisten, indem die Übertragung von nosokomialen Infektionen verhindert wird. OP-Schwestern spielen eine entscheidende Rolle beim Betrieb und der Überwachung dieser Geräte, um die Sterilität von medizinischen Instrumenten und Geräten zu gewährleisten. Im Folgenden wird erläutert, wie Krankenpfleger Autoklaven und andere Sterilisationsgeräte im Krankenhaus einsetzen :

1. Autoklaven :
- Autoklaven sind Geräte, die feuchte Hitze in Form von gesättigtem Dampf zur Sterilisation von Instrumenten und Geräten nutzen. Krankenpfleger laden die Instrumente in spezielle Siebe, befolgen die entsprechenden

Ladeprotokolle und wählen die Sterilisationsparameter (Temperatur, Druck, Zeit) je nach Art der Instrumente und des Materials aus. Sie überwachen den Prozess, um sicherzustellen, dass die Parameter erreicht werden und die Sterilisation erfolgreich ist.

2. Gassterilisatoren :
   - Gassterilisatoren verwenden chemische Gase wie Ethylenoxid, um Instrumente und Geräte zu sterilisieren, die empfindlich auf Hitze und Feuchtigkeit reagieren. Das Pflegepersonal legt die zu sterilisierenden Gegenstände in spezielle Kammern und befolgt Sicherheitsprotokolle, um mit dem Gas umzugehen und die Gegenstände nach der Sterilisation zu entgasen.

3. Sterilisation durch Strahlung :
   - Strahlungssterilisationsgeräte wie Gammastrahlensterilisatoren verwenden ionisierende Strahlung, um Mikroorganismen abzutöten. Das Pflegepersonal positioniert die Gegenstände in speziellen Behältern und schickt sie an eine externe Sterilisationsanlage.

4. Sterilisation mit Plasma :
   - Plasmasterilisatoren verwenden ein ionisiertes Gas, um Instrumente zu sterilisieren. Das Pflegepersonal legt die Gegenstände in spezielle Kammern und folgt den Protokollen, um die Gegenstände dem Plasma auszusetzen.

5. Überwachung und Dokumentation :
   - Krankenschwestern und Krankenpfleger überwachen die Sterilisationszyklen sorgfältig und verwenden chemische und biologische Indikatoren, um die Wirksamkeit der Sterilisation zu überprüfen. Sie dokumentieren jeden Zyklus sorgfältig, indem sie die Parameter, Testergebnisse und Einzelheiten der sterilisierten Instrumente aufzeichnen.

6. Wartung der Geräte :
   - Krankenschwestern und Krankenpfleger warten Autoklaven und andere Sterilisationsgeräte regelmäßig, um deren ordnungsgemäße Funktion zu gewährleisten. Sie achten darauf, dass die Geräte richtig kalibriert sind und dass alle Teile in gutem Zustand sind.

7. Weiterbildung :

- Krankenschwestern und Krankenpfleger werden ständig weitergebildet, um über die neuesten Sterilisationspraktiken und -techniken auf dem Laufenden zu bleiben, was ihnen hilft, ihr Fachwissen in diesem entscheidenden Bereich aufrechtzuerhalten.

Die ordnungsgemäße Verwendung von Autoklaven und anderen Sterilisationsgeräten ist für die Vermeidung nosokomialer Infektionen und die Gewährleistung der Patientensicherheit von entscheidender Bedeutung. OP-Pflegekräfte spielen in diesem Prozess eine Schlüsselrolle, indem sie dafür sorgen, dass Instrumente und Geräte ordnungsgemäß sterilisiert werden, was direkt zur Qualität der Pflege und zur Patientensicherheit beiträgt.

Aseptische Techniken für den Operationssaal

Persönliche Hygienegewohnheiten und das Tragen angemessener Kleidung sind wesentliche Aspekte der Berufspraxis von OP-Pflegekräften. Diese Maßnahmen tragen dazu bei, eine sterile Umgebung aufrechtzuerhalten, die Ausbreitung von Infektionen zu verhindern und die Sicherheit der Patienten und des Operationsteams zu gewährleisten. Im Folgenden wird erläutert, wie OP-Pflegekräfte mit diesen Aspekten umgehen:

1. Duschen und Körperhygiene :

- Krankenschwestern und Krankenpfleger im Operationssaal befolgen strenge persönliche Hygienepraktiken. Sie duschen vor Beginn ihres Dienstes, um Körperverunreinigungen und Mikroorganismen zu entfernen. Besondere Sorgfalt wird auf die Sauberkeit von Haaren, Nägeln und Haut gelegt.

2. Hände waschen :

- Das Händewaschen ist eine der grundlegendsten Hygienegewohnheiten. Krankenschwestern im Operationssaal waschen sich vor und nach jedem chirurgischen Eingriff sowie zu jedem Zeitpunkt, an dem eine Ansteckung möglich ist, gründlich die Hände mit antiseptischer Seife.

3. Tragen von geeigneter Kleidung :
   - Krankenschwestern und Krankenpfleger tragen im Operationssaal spezielle Kleidung, um die Kontamination zu minimieren. Dazu gehören sterile Kittel, Hosen, Überschuhe und Mützen. Persönliche Kleidung wird außerhalb des Operationssaals aufbewahrt.

4. Verwendung von Masken und Augenschutz :
   - Das Pflegepersonal trägt Gesichtsmasken und Schutzbrillen, um zu verhindern, dass Atemtröpfchen und Spritzer von Körperflüssigkeiten den Operationsbereich verunreinigen.

5. Vorbereitung in OP-Kleidung :
   - OP-Pflegekräfte bereiten sich vor, indem sie spezielle OP-Kleidung, einschließlich steriler Handschuhe, tragen, bevor sie den OP-Saal betreten. Sie vergewissern sich, dass jedes Teil der OP-Ausrüstung korrekt angelegt ist.

6. Regelmäßiges Wechseln von Handschuhen und Kitteln :
   - OP-Pflegekräfte wechseln regelmäßig ihre Handschuhe und Kittel, um eine Kreuzkontamination zu vermeiden und die Sterilität zu erhalten.

7. Vermeidung von Risikoverhalten :
   - OP-Pflegekräfte vermeiden es, während der Eingriffe unsterile Oberflächen oder ihr Gesicht zu berühren. Sie verzichten während der Operation darauf, Kaugummi zu kauen, zu trinken, zu essen oder mit ihrem Mobiltelefon zu hantieren.

8. Ständig wachsame Haltung :
   - Krankenschwestern und Krankenpfleger bewahren eine Haltung ständiger Wachsamkeit in Bezug auf die persönliche Hygiene, indem sie sich ihrer Handlungen und Bewegungen bewusst sind, um eine Ansteckung zu vermeiden.

Diese persönlichen Hygienegewohnheiten und das Tragen geeigneter Kleidung sind entscheidend für die Schaffung und Aufrechterhaltung einer sterilen Umgebung im Operationssaal. Krankenschwestern und Krankenpfleger spielen eine Schlüsselrolle bei der Förderung dieser Praktiken, um die

Sicherheit der Patienten zu gewährleisten und nosokomiale Infektionen zu verhindern.

Die Praktiken des Händewaschens und die Verwendung von Desinfektionsmitteln sind Teil der strengen Hygienemaßnahmen im Operationssaal. OP-Pflegekräfte müssen spezielle Protokolle befolgen, um sicherzustellen, dass ihre Hände vor und während chirurgischer Eingriffe sauber und frei von Verunreinigungen sind. So gehen Krankenpfleger an die Praktiken des Händewaschens und der Verwendung von Desinfektionsmitteln heran :

1. Händewaschen vor dem Eingriff :
   - Bevor sie den Operationssaal betreten, waschen sich die Krankenschwestern und Krankenpfleger gründlich die Hände mit einer antiseptischen Seife. Sie achten darauf, dass sie alle Teile der Hände einschließlich der Fingernägel und der Fingerzwischenräume waschen.

2. Chirurgisches Händewaschen :
   - Bevor der sterile Operationsbereich eingerichtet wird, führen die Krankenschwestern und Krankenpfleger eine gründliche chirurgische Handwäsche durch. Dieser Prozess besteht aus mehreren Schritten des Waschens, Spülens und Trocknens, um maximale Sauberkeit zu gewährleisten.

3. Verwendung von Desinfektionsmitteln auf Alkoholbasis :
   - OP-Pflegekräfte verwenden regelmäßig Desinfektionsmittel auf Alkoholbasis, um das Wachstum von Mikroorganismen auf den Händen zu verringern. Dies kann auch zwischen dem Händewaschen geschehen, um die Sterilität aufrechtzuerhalten.

4. Händewaschen zwischen den Aufgaben :
   - Krankenschwestern und Krankenpfleger waschen sich zwischen verschiedenen Aufgaben, wie dem Umgang mit sterilen und nicht sterilen Instrumenten, systematisch die Hände, um eine Kreuzkontamination zu vermeiden.

5. Tragen von Handschuhen :
   • Handschuhe werden zusätzlich zum Händewaschen getragen, um eine zusätzliche Schutzbarriere zu schaffen. Das Händewaschen ist jedoch weiterhin von entscheidender Bedeutung, da Handschuhe keinen vollständigen Schutz gewährleisten.

6. Vermeidung von Kontaminationen während der Interventionen :
   • Während chirurgischer Eingriffe vermeiden Krankenpfleger, unsterile Oberflächen oder ihr Gesicht zu berühren. Wenn Handschuhe kontaminiert sind, wechseln sie sie sofort und waschen sich die Hände.

7. Aseptische Praktiken :
   • Krankenschwestern und Krankenpfleger halten sich bei der Vorbereitung steriler Instrumente für einen chirurgischen Eingriff an strenge aseptische Praktiken, einschließlich Handwaschprotokolle.

8. Weiterbildung :
   • Das OP-Pflegepersonal wird ständig in den neuesten Hygienepraktiken und der Verwendung von Desinfektionsmitteln geschult, um auf dem neuesten Stand zu bleiben und hohe Hygienestandards zu wahren.
   •
Die strikte Anwendung von Handwaschpraktiken und die Verwendung von Desinfektionsmitteln sind entscheidend, um das Risiko einer Ansteckung zu verringern und nosokomiale Infektionen im Operationssaal zu verhindern. Krankenschwestern und Krankenpfleger spielen eine grundlegende Rolle bei der Umsetzung dieser Maßnahmen, um die Sicherheit der Patienten zu gewährleisten und eine sterile Umgebung während chirurgischer Eingriffe aufrechtzuerhalten.

Aufrechterhaltung der Asepsis während der Operation

Die Verwendung von sterilen Abdecktüchern und Barrieren im Operationssaal ist eine wichtige Praxis, um Kreuzkontaminationen zu verhindern und eine sterile Umgebung während chirurgischer Eingriffe aufrechtzuerhalten. OP-

Schwestern spielen eine Schlüsselrolle bei der Einrichtung und Aufrechterhaltung dieser Barrieren, um die Sicherheit der Patienten und den Erfolg der chirurgischen Eingriffe zu gewährleisten. Hier erfahren Sie, wie Krankenpfleger sterile Abdecktücher und Barrieren einsetzen, um Kontaminationen zu vermeiden :

1. Verwendung steriler Tücher :
   • Sterile Abdecktücher sind spezielle Abdeckungen aus sterilem Stoff, die dazu dienen, den Operationsbereich zu isolieren und eine Kontamination von außen zu verhindern. Das OP-Pflegepersonal stellt sicher, dass die Tücher richtig positioniert sind, um den Bereich abzudecken, in dem die Operation stattfinden wird. Dazu gehört auch, dass eine sterile Öffnung in der Größe des Operationsfeldes geschaffen wird, durch die die Chirurgen arbeiten.

2. Schaffung von sterilen und nicht sterilen Bereichen :
   • Das Pflegepersonal markiert und grenzt sterile und nicht sterile Bereiche mithilfe steriler Tücher, Laken, Klebebänder oder anderer Methoden klar voneinander ab. Instrumente und OP-Teams bleiben in der sterilen Zone, während das Personal außerhalb der sterilen Zone den Kontakt mit sterilen Gegenständen vermeidet.

3. Umgang mit sterilen Tüchern :
   • Krankenschwestern und Krankenpfleger gehen mit sterilen Abdecktüchern vorsichtig um, um eine Kontamination zu vermeiden. Sie tragen sterile Handschuhe und verwenden sterile Pinzetten, um die Abdecktücher zu handhaben, wobei sie den Kontakt mit nicht sterilen Oberflächen vermeiden.

4. Barrieren für Instrumente und Ausrüstung :
   • Instrumente und Geräte, die mit dem Operationsbereich in Berührung kommen, werden mit sterilen Tüchern abgedeckt, um sie steril zu halten. Das Pflegepersonal stellt sicher, dass die Instrumente auf sterile Tabletts gelegt und mit sterilen Pinzetten gehandhabt werden, um eine Kontamination zu vermeiden.

5. Barrieren für Teammitglieder :
   • Die Mitglieder des Operationsteams tragen sterile Kittel, sterile Handschuhe und Mundschutz, um eine Kontamination zu vermeiden. Das Pflegepersonal im Operationssaal überwacht ständig die Einhaltung dieser Barrieremaßnahmen.

6. Vermeidung der Kontamination von nicht sterilen Gegenständen :
   • Das OP-Pflegepersonal achtet darauf, dass nicht sterile Gegenstände wie Schlüssel, Stifte und Mobiltelefone außerhalb des sterilen Bereichs bleiben, um eine Kontamination zu vermeiden.

7. Überwachung und Nachjustierung :
   • Krankenschwestern und Krankenpfleger überwachen ständig die sterilen Abdecktücher und Barrieren, um sicherzustellen, dass sie nicht gefährdet sind. Wenn die Sterilität unterbrochen wird, ergreifen sie sofort Maßnahmen, um die Situation zu bereinigen.

Die Verwendung von sterilen Abdecktüchern und Barrieren ist grundlegend für die Aufrechterhaltung einer sterilen Umgebung im Operationssaal. Das Pflegepersonal spielt eine entscheidende Rolle bei der Einrichtung und Aufrechterhaltung dieser Barrieren, um eine Kreuzkontamination zu verhindern, das Infektionsrisiko zu senken und die Sicherheit der Patienten und des OP-Teams zu gewährleisten.

Techniken zur Handhabung von Instrumenten und Verbrauchsmaterialien unter Wahrung der Keimfreiheit sind im Operationssaal unerlässlich, um Kreuzkontaminationen zu vermeiden und eine sterile Umgebung aufrechtzuerhalten. Krankenschwestern und Krankenpfleger im Operationssaal befolgen strenge Protokolle für den sorgfältigen Umgang mit Instrumenten und Verbrauchsmaterialien, die während einer Operation benötigt werden. Hier erfahren Sie, wie es ihnen gelingt, die Keimfreiheit bei der Handhabung zu wahren :

1. Verwendung steriler Pinzetten und Instrumente :
   • Krankenschwestern und Krankenpfleger verwenden sterile Pinzetten, um Instrumente und Materialien zu handhaben. Mit sterilen Pinzetten können sie Gegenstände greifen und

bewegen, ohne die Oberflächen direkt zu berühren, und so das Risiko einer Kontamination minimieren.

2. Manipulationstechniken :
   - OP-Krankenschwestern und -pfleger werden in bestimmten Techniken geschult, um Instrumente und Verbrauchsmaterialien aseptisch zu handhaben. Dazu können präzise Bewegungen gehören, um unsterile Kontakte zu vermeiden.

3. Vermeiden von plötzlichen Gesten :
   - Krankenschwestern und Krankenpfleger vermeiden abrupte Bewegungen oder schnelle Bewegungen, die potenziell kontaminierende Tröpfchen oder Partikel erzeugen könnten.

4. Bewusster Umgang :
   - Krankenschwestern und Krankenpfleger halten ihre Bewegungen und den Ort, an dem sich Instrumente und Verbrauchsmaterialien befinden, ständig bewusst, um eine versehentliche Kontamination zu vermeiden.

5. Verwendung steriler Tücher als Leitfäden :
   - Sterile Felder dienen als visuelle Leitlinien, um den sterilen Bereich abzugrenzen. Das Pflegepersonal handhabt die Instrumente innerhalb dieser Felder und vermeidet es, die sterilen Grenzen zu überschreiten.

6. Sorgfältige Vorbereitung der Instrumente :
   - Vor dem Eingriff bereitet das Pflegepersonal die benötigten Instrumente und Materialien sorgfältig vor und stellt sicher, dass sie richtig angeordnet und einsatzbereit sind, ohne die Asepsis zu gefährden.

7. Verwendung von Assistenten :
   - Krankenschwestern und Krankenpfleger können mit anderen Mitgliedern des Operationsteams zusammenarbeiten, um Instrumente auf aseptische Weise zu übertragen, indem sie sterile Zangen oder andere zugelassene Methoden verwenden.

8. Übermäßige Bewegungen vermeiden :
   * Das Pflegepersonal vermeidet übermäßige Bewegungen, die zu unsterilem Kontakt mit anderen Teammitgliedern oder mit unsterilen Gegenständen führen könnten.

9. Reduzierung von Ablenkungen :
   * Während der Interventionen konzentrieren sich die Pflegekräfte auf ihre Aufgaben und minimieren Ablenkungen, um Situationen zu vermeiden, die die Asepsis gefährden könnten.

Die aseptische Handhabung von Instrumenten und Verbrauchsmaterialien ist grundlegend, um die Sterilität im Operationssaal zu gewährleisten. Das OP-Pflegepersonal ist in diesen Techniken geschult und muss ständig wachsam sein, um Kreuzkontaminationen zu vermeiden und die Sicherheit der Patienten und des OP-Teams zu gewährleisten.

Umgang mit Kontaminationsvorfällen

OP-Pflegekräfte müssen darauf vorbereitet sein, schnell und effektiv zu reagieren, wenn die Keimfreiheit gefährdet ist, um das Risiko einer Kontamination zu minimieren und die Sicherheit der Patienten und des OP-Teams zu wahren. Im Folgenden wird beschrieben, wie sie Protokolle befolgen, um mit Situationen umzugehen, in denen die Keimfreiheit gefährdet ist:

1. Schnelle Erkennung :
   * Pflegekräfte müssen wachsam und in der Lage sein, sofort jede Situation zu erkennen, in der die Keimfreiheit gefährdet sein könnte. Dazu können unangemessene Gesten, unsterile Kontakte oder unkontrollierte Bewegungen gehören.

2. Unmittelbare Kommunikation :
   * Sobald eine gefährdete aseptische Situation erkannt wird, sollte das Pflegepersonal die Mitglieder des Operationsteams, einschließlich der Chirurgen, Anästhesisten und anderen Pflegekräften, unverzüglich darüber informieren.

3. Isolierung und Reparatur :
   - Wenn die Asepsis beeinträchtigt ist, arbeiten die Pflegekräfte eng mit dem Team zusammen, um den betroffenen Bereich zu isolieren und Abhilfemaßnahmen einzuleiten. Dazu kann die Wiederaufnahme der aseptischen Schritte, der Austausch steriler Abdecktücher oder die schnelle Sterilisation zusätzlicher Instrumente gehören, wenn dies erforderlich ist.

4. Wechseln von Handschuhen und Kitteln :
   - Bei einer Gefährdung der Asepsis wechseln die Pflegekräfte sofort ihre sterilen Handschuhe und Kittel, um das Risiko einer Kontaminationsverschleppung zu minimieren.

5. Neubewertung der Situation :
   - Nach der Durchführung von Korrekturmaßnahmen bewerten das Pflegepersonal und das Operationsteam die Situation erneut, um sicherzustellen, dass die Keimfreiheit wiederhergestellt ist, bevor der Eingriff fortgesetzt wird.

6. Panik vermeiden :
   - Krankenschwestern und Krankenpfleger sind darauf geschult, bei einer Gefährdung der Keimfreiheit Ruhe zu bewahren und Panik zu vermeiden. Sie arbeiten methodisch, um das Problem zu lösen und gleichzeitig die Sicherheit der Patienten zu wahren.

7. Dokumentation :
   - Jede Situation, in der die Asepsis beeinträchtigt ist, muss in der Patientenakte genau dokumentiert werden. Dies ermöglicht eine spätere Analyse und eine kontinuierliche Verbesserung der Praktiken.

8. Fortlaufende Ausbildung und Vorbereitung :
   - Das OP-Pflegepersonal nimmt regelmäßig an Fortbildungen teil, um über die neuesten Protokolle informiert zu sein und seine Bereitschaft aufrechtzuerhalten, schnell zu reagieren, wenn die Asepsis gefährdet ist.

Es ist unerlässlich, dass OP-Pflegekräfte gut ausgebildet und darauf vorbereitet sind, mit Situationen umzugehen, in denen die Keimfreiheit gefährdet ist. Die Einhaltung geeigneter Protokolle, eine effektive Kommunikation innerhalb des Teams und das Ergreifen sofortiger Korrekturmaßnahmen sind entscheidend für die Minimierung des Kontaminationsrisikos und die Aufrechterhaltung einer sterilen Umgebung während des chirurgischen Eingriffs.

Die schnelle Reaktion zur Minimierung des Infektionsrisikos im Operationssaal ist eine Kernkompetenz von Krankenschwestern und Krankenpflegern. Ihre Fähigkeit, schnell und effektiv auf Risikosituationen zu reagieren, trägt dazu bei, eine sterile Umgebung aufrechtzuerhalten und die Sicherheit der Patienten zu gewährleisten. Hier erfahren Sie, wie OP-Krankenschwestern schnell reagieren, um das Infektionsrisiko zu minimieren :

1. Schnelle Identifikation von Risiken :
   • Krankenschwestern und -pfleger sind darin geschult, potenziell riskante Situationen wie kontaminierte Instrumente, unangemessenes Verhalten oder Anzeichen einer Kontamination des Operationsbereichs schnell zu erkennen.

2. Unmittelbare Kommunikation :
   • Sobald ein Infektionsrisiko festgestellt wird, kommuniziert das Pflegepersonal sofort mit den Mitgliedern des Operationsteams, um sie über die Situation zu informieren. Eine klare und prägnante Kommunikation ist entscheidend, um schnell Korrekturmaßnahmen ergreifen zu können.

3. Isolierung und Eindämmung :
   • Wenn ein potenzielles Infektionsrisiko festgestellt wird, arbeiten die Pflegekräfte mit dem Team zusammen, um den betroffenen Bereich zu isolieren und die Ausbreitung der Kontamination zu verhindern. Dies kann die Schließung nicht steriler Bereiche oder die Einschränkung der Bewegungsfreiheit des Teams beinhalten.

4. Bewertung der Auswirkungen :
   • Pflegekräfte beurteilen schnell die potenziellen Auswirkungen der Situation auf die Sicherheit des Patienten und die Sterilität der Umgebung. Dies hilft ihnen, die Schwere des Risikos und die zu ergreifenden Maßnahmen zu bestimmen.

5. Ergreifen von Korrekturmaßnahmen :
   • Das Pflegepersonal ergreift Sofortmaßnahmen, um die Risikosituation zu korrigieren. Dies kann den Austausch kontaminierter Instrumente, die Reinigung des betroffenen Bereichs oder die Wiederherstellung der Asepsis umfassen.

6. Bewertung und Überwachung :
   • Nachdem sie Korrekturmaßnahmen ergriffen haben, bewerten die Pflegekräfte die Situation erneut, um sicherzustellen, dass das Infektionsrisiko minimiert wurde. Sie überwachen den weiteren Verlauf des Eingriffs sorgfältig auf mögliche Anzeichen einer Infektion.

7. Genaue Dokumentation :
   • Alle Maßnahmen, die zur Minimierung des Infektionsrisikos ergriffen werden, müssen in der Patientenakte sorgfältig dokumentiert werden. Dies ermöglicht eine angemessene Nachbereitung und eine spätere Analyse der Situation.

8. Weiterbildung :
   • OP-Pflegekräfte nehmen an Fortbildungsprogrammen teil, um ihre Fähigkeit zu stärken, schnell und effektiv auf infektionsgefährdete Situationen zu reagieren. Dadurch bleiben sie auf dem neuesten Stand der Praktiken und Protokolle.
   •

Die schnelle Reaktion von OP-Pflegekräften ist entscheidend, um das Infektionsrisiko zu minimieren und die Sicherheit der Patienten zu wahren. Ihre Vorbereitung, ihre effektive Kommunikation innerhalb des Teams und ihre Fähigkeit, schnelle Korrekturmaßnahmen zu ergreifen, tragen dazu bei, eine sterile Umgebung aufrechtzuerhalten und positive Ergebnisse für die Patienten zu gewährleisten.

Schulungen und Aktualisierungen zu bewährten Praktiken

Die ständige Weiterbildung in Bezug auf neue Sterilisations- und Aseptikverfahren ist ein entscheidender Bestandteil der Praxis von Krankenschwestern im Operationssaal. Aufgrund der ständigen Fortschritte in Medizin und Technik müssen

Krankenschwestern und Krankenpfleger mit den neuesten Methoden und Standards auf dem Laufenden bleiben, um aseptische und sichere Praktiken aufrechtzuerhalten. Hier sehen Sie, wie die Weiterbildung für neue Sterilisations- und aseptische Techniken umgesetzt wird:

1. Workshops und Fachschulungen :
   - OP-Pflegekräfte haben Zugang zu Workshops, Seminaren und speziellen Schulungen, die sich auf neue Sterilisations- und Aseptikverfahren konzentrieren. Diese Veranstaltungen bieten praktische und interaktive Lernmöglichkeiten und werden oft von renommierten Experten auf diesem Gebiet abgehalten.

2. Online-Schulung :
   - Online-Lernplattformen bieten eine Vielzahl von Kursen und Modulen zu den neuesten Sterilisations- und Aseptikverfahren an. Krankenschwestern und Krankenpfleger können diese Kurse in ihrem eigenen Tempo absolvieren, je nach ihrem Zeitplan.

3. Medizinische Konferenzen und Kongresse :
   - Krankenschwestern und Krankenpfleger können an medizinischen Konferenzen und Kongressen teilnehmen, auf denen die neuesten Entwicklungen in den Bereichen Sterilisation und Asepsis diskutiert werden. Diese Veranstaltungen bieten auch Möglichkeiten zum Networking mit anderen Angehörigen der Gesundheitsberufe.

4. Schulung vor Ort :
   - Anbieter von medizinischen Geräten und Sterilisationsprodukten können Schulungen vor Ort anbieten, um neue Technologien vorzustellen und ihre ordnungsgemäße Verwendung zu erläutern.

5. Aktualisierungen von Protokollen :
   - Krankenschwestern und Krankenpfleger erhalten regelmäßig Aktualisierungen der Protokolle und Richtlinien für Sterilisation und Asepsis von den Regulierungsbehörden und Berufsverbänden. Diese Aktualisierungen berücksichtigen die neuesten Forschungsergebnisse und bewährten Verfahren.

6. Peer Learning :
   • OP-Pflegekräfte tauschen ihr Wissen und ihre Erfahrungen in Bezug auf Sterilisation und Asepsis häufig mit ihren Kollegen aus. Der Austausch unter Gleichaltrigen fördert das kontinuierliche Lernen und die Verbesserung der Fähigkeiten.

7. Teilnahme an Diskussionsgruppen :
   • Krankenschwestern und Krankenpfleger können an Online- oder Offline-Newsgroups teilnehmen, wo sie Fragen stellen, Erfahrungen austauschen und Ratschläge zu neuen Sterilisations- und Aseptiktechniken erhalten können.

8. Simulation und praktische Ausbildung :
   • Durch Simulationen im Operationssaal und praktische Trainingseinheiten können Krankenschwestern und Krankenpfleger neue Sterilisations- und Aseptiktechniken in einer kontrollierten Umgebung anwenden und so das Lernen durch Erfahrung fördern.

Die kontinuierliche Fortbildung zu neuen Sterilisations- und Aseptikverfahren ist grundlegend für die Aufrechterhaltung der beruflichen Kompetenz von OP-Pflegekräften. Sie stellt sicher, dass das Pflegepersonal über die neuesten Sicherheitsstandards und die fortschrittlichsten Sterilisationspraktiken informiert ist, und trägt so zur Prävention nosokomialer Infektionen und zur Patientensicherheit bei.

Die Aufnahme nationaler und internationaler Richtlinien in Krankenhausprotokolle ist ein grundlegender Schritt, um eine qualitativ hochwertige, einheitliche und evidenzbasierte medizinische Praxis zu gewährleisten. Das OP-Pflegepersonal spielt bei der Umsetzung dieser Richtlinien eine entscheidende Rolle, um die Sicherheit und das Wohlergehen der Patienten zu gewährleisten. Diese Integration wird folgendermaßen umgesetzt:

1. Befolgung der offiziellen Leitlinien :
   • OP-Pflegekräfte sind dafür verantwortlich, die nationalen und internationalen Richtlinien zu befolgen, die von Organisationen wie der Weltgesundheitsorganisation (WHO), den Centers for Disease Control and Prevention

(CDC) und anderen staatlichen Aufsichtsbehörden im Gesundheitswesen herausgegeben werden. Sie integrieren diese Richtlinien in ihre Protokolle, um eine Praxis zu gewährleisten, die auf anerkannten Standards beruht.

2. Kontinuierliche Bewertung der Praktiken :
   • OP-Pflegekräfte nehmen an regelmäßigen Bewertungen bestehender Protokolle anhand der aktualisierten Richtlinien teil. Sie identifizieren Bereiche, die Anpassungen erfordern, um den aktuellen Standards zu entsprechen.

3. Ausbildung und Sensibilisierung :
   • Die Krankenpfleger werden in den neuen Richtlinien und den aktualisierten Protokollen geschult. Anschließend spielen sie eine entscheidende Rolle dabei, den Rest des Operationsteams für die Änderungen zu sensibilisieren und für deren angemessene Umsetzung zu sorgen.

4. Überarbeitung der Krankenhausprotokolle :
   • OP-Pflegekräfte arbeiten mit anderen Gesundheitsfachkräften zusammen, um Krankenhausprotokolle zu überarbeiten und zu aktualisieren, wobei sie neue Richtlinien einbeziehen und sicherstellen, dass sie die aktuellen bewährten Verfahren widerspiegeln.

5. Einhaltung von Qualitätsstandards :
   • Krankenschwestern und Krankenpfleger stellen sicher, dass Krankenhausprotokolle den nationalen und internationalen Qualitätsstandards für die Patientensicherheit und die Vermeidung nosokomialer Infektionen entsprechen.

6. Nutzung bewährter Praktiken :
   • Nationale und internationale Richtlinien liefern Informationen über bewährte Verfahren in Bezug auf Sterilisation, Keimfreiheit, Patientensicherheit und andere kritische Bereiche. Krankenschwestern und Krankenpfleger integrieren diese in ihre tägliche Praxis, um die chirurgischen Ergebnisse zu optimieren.

7. Reaktion auf neue Forschungsergebnisse :
   * OP-Pflegekräfte achten auf neue Forschungsergebnisse und medizinische Entdeckungen. Wenn neue Erkenntnisse auftauchen, arbeiten sie mit dem Operationsteam zusammen, um zu beurteilen, wie diese Erkenntnisse in bestehende Protokolle integriert werden können.

8. Berufsethik :
   * Indem sie nationale und internationale Richtlinien in die Protokolle aufnehmen, demonstrieren die Pflegekräfte ihr Engagement für die Berufsethik und die Verantwortung für eine qualitativ hochwertige und sichere Pflege.

Die Integration nationaler und internationaler Richtlinien in Krankenhausprotokolle durch OP-Pflegekräfte gewährleistet die Einheitlichkeit, Sicherheit und Qualität der chirurgischen Versorgung. Sie spiegelt ihr Engagement für eine kontinuierliche Verbesserung wider und trägt dazu bei, positive Ergebnisse für die Patienten zu gewährleisten.

Überwachung und Bewertung der Wirksamkeit von aseptischen Maßnahmen

Regelmäßige Qualitätskontrollen sind im Operationssaal unerlässlich, um die Einhaltung der Sterilisationsstandards zu gewährleisten und eine sichere und aseptische Umgebung für die Patienten aufrechtzuerhalten. OP-Pflegekräfte spielen eine zentrale Rolle bei der Durchführung dieser Kontrollen, um die Sicherheit und das Wohlbefinden der Patienten zu gewährleisten. So werden die Qualitätskontrollen durchgeführt, um die Einhaltung der Sterilisationsstandards zu gewährleisten :

1. Visuelle Kontrollen :
   * Krankenschwestern und Krankenpfleger führen regelmäßig Sichtkontrollen durch, um sicherzustellen, dass sterile Bereiche intakt bleiben und sterile Abdecktücher nicht gefährdet werden. Sie prüfen, ob die Verpackungen ordnungsgemäß versiegelt sind und ob die Instrumente und Vorräte richtig angeordnet sind.

2. Überprüfung des Ablaufdatums :
   - Das Pflegepersonal überprüft regelmäßig die Verfallsdaten von sterilem Verbrauchsmaterial, Desinfektionsmitteln und Sterilisationsmitteln, um sicherzustellen, dass sie verwendbar und wirksam sind.

3. Sterilitätstests :
   - Krankenschwestern und Krankenpfleger können regelmäßige Sterilitätstests an Proben von Instrumenten und Sterilgut durchführen, um deren Wirksamkeit zu überprüfen.

4. Überprüfung der Sterilisationszyklen :
   - Krankenschwestern und Krankenpfleger überwachen die Sterilisationszyklen von Autoklaven und anderen Sterilisationsgeräten, um sicherzustellen, dass sie ordnungsgemäß funktionieren und die erforderlichen Sterilisationsparameter erreichen.

5. Genaue Dokumentation :
   - Alle Qualitätskontrollen und Testergebnisse werden sorgfältig dokumentiert. Dies ermöglicht eine angemessene Nachverfolgung und spätere Analyse, um Trends oder potenzielle Probleme zu erkennen.

6. Weiterbildung :
   - Das Pflegepersonal nimmt an Fortbildungen zu bewährten Sterilisationsverfahren und Qualitätskontrollen teil, um seine Kompetenz und sein Verständnis der Protokolle zu gewährleisten.

7. Zusammenarbeit mit Sterilisationsteams :
   - Krankenschwestern und Krankenpfleger arbeiten eng mit den Sterilisationsteams zusammen, um sicherzustellen, dass die Sterilisationsprozesse korrekt befolgt und die Sicherheitsstandards eingehalten werden.

8. Berichte über Vorfälle :
   - Bei Problemen oder Nichteinhaltung von Vorschriften melden Pflegekräfte Vorfälle schnell und arbeiten mit dem Team zusammen, um die Probleme zu lösen und ein erneutes Auftreten zu verhindern.

9. Audits und Inspektionen :
   - Die Operationssäle werden regelmäßig überprüft und inspiziert, um die Einhaltung der Sterilisationsstandards zu bewerten. Das Pflegepersonal nimmt an diesen Audits teil und ergreift ggf. Korrekturmaßnahmen.

10. Kontinuierliche Verbesserung :
   - Regelmäßige Qualitätskontrollen helfen dabei, Bereiche zu identifizieren, in denen Verbesserungen erforderlich sind. Das Pflegepersonal trägt dazu bei, Korrekturmaßnahmen zu ergreifen und die Sterilisationspraktiken kontinuierlich zu verbessern.

Indem sie durch strenge Qualitätskontrollen die Einhaltung der Sterilisationsstandards gewährleisten, spielen OP-Pflegekräfte eine entscheidende Rolle bei der Prävention von nosokomialen Infektionen und der Patientensicherheit. Ihr Engagement für Qualität und Sicherheit trägt dazu bei, eine keimfreie Operationsumgebung aufrechtzuerhalten und positive Ergebnisse für die Patienten zu gewährleisten.

Die Verwendung biologischer und chemischer Tests zur Validierung der Sterilität im Operationssaal ist eine wichtige Praxis, um sicherzustellen, dass die Sterilisationsprozesse effektiv waren und die Instrumente und Vorräte frei von potenziell infektiösen Mikroorganismen sind. OP-Pflegekräfte spielen eine Schlüsselrolle bei der Durchführung dieser Tests, um die Sicherheit der Patienten zu gewährleisten. Im Folgenden wird erläutert, wie biologische und chemische Tests zur Validierung der Sterilität eingesetzt werden :

1. Biologische Tests (biologische Indikatoren) :
   - Das Pflegepersonal verwendet biologische Indikatoren, um die Sterilität zu überprüfen. Diese Indikatoren bestehen aus lebenden Organismen (normalerweise Bakteriensporen), die in die zu sterilisierenden Chargen eingebracht werden. Nach dem Sterilisationszyklus werden diese Indikatoren inkubiert, um festzustellen, ob die Mikroorganismen abgetötet wurden.

2. Chemische Tests (chemische Indikatoren) :
   - Chemische Indikatoren, wie z. B. Teststreifen oder Aufkleber, werden auf die Verpackungen der zu sterilisierenden Instrumente oder Vorräte aufgebracht. Sie

ändern ihre Farbe, wenn sie bestimmten Sterilisationsbedingungen ausgesetzt werden, und zeigen damit an, dass der Prozess durchgeführt wurde.

3. Kontrolle der Autoklaven :
   - OP-Pflegekräfte überwachen die Autoklavierzyklen mithilfe von biologischen und chemischen Indikatoren. Sie platzieren die Indikatoren in verschiedenen Bereichen des Sterilisators, um sicherzustellen, dass Hitze und Dampf in alle Teile der Beladung eingedrungen sind.

4. Bowie-Dick-Test :
   - Dieser spezielle Test wird verwendet, um das Eindringen von Dampf in die Hohlladungen von Autoklaven zu bewerten. Er besteht aus chemisch behandelten Papierblättern, die in die Ladung gelegt und in einem bestimmten Sterilisationszyklus durchgeführt werden. Farbveränderungen zeigen die angemessene Dampfdurchdringung an.

5. Tests zum Nachweis des Enzyms :
   - Einige biologische Indikatoren enthalten spezifische Enzyme, die von Mikroorganismen produziert werden. Der Nachweis dieser Enzyme nach der Sterilisation zeigt das Vorhandensein von lebenden Mikroorganismen an.

6. Nachbereitung und Dokumentation :
   - Die Ergebnisse aller biologischen und chemischen Tests werden sorgfältig dokumentiert. Bei Nichtkonformität werden Korrekturmaßnahmen ergriffen, ggf. auch eine erneute Sterilisation.

7. Ausbildung und Kompetenz :
   - Krankenschwestern und Krankenpfleger werden in der korrekten Anwendung biologischer und chemischer Tests geschult, um ihre Kompetenz bei der Durchführung und Interpretation dieser Tests zu gewährleisten.

8. Einbeziehung der Ergebnisse in die Protokolle :
   - Die Ergebnisse der biologischen und chemischen Tests werden in den Protokollen zur Sterilitätsvalidierung berücksichtigt. Das Pflegepersonal arbeitet mit dem OP-Team zusammen, um zu entscheiden, ob sterile Chargen sicher verwendet werden können.

Die Verwendung von biologischen und chemischen Tests zur Validierung der Sterilität im Operationssaal ist ein entscheidender Schritt zur Vermeidung nosokomialer Infektionen und zur Gewährleistung der Patientensicherheit. Das Pflegepersonal stellt sicher, dass diese Tests korrekt durchgeführt, dokumentiert und interpretiert werden, um effektive und zuverlässige Sterilisationspraktiken zu gewährleisten.

Kapitel 4

Risikomanagement und Sicherheit im Operationssaal

Verständnis für die Risiken im Operationssaal

Die Identifizierung potenzieller Risiken für Patienten und das medizinische Team im Operationssaal ist eine wichtige Verantwortung der Krankenschwestern und Krankenpfleger. Diese Fachkräfte spielen eine entscheidende Rolle bei der Vermeidung von Zwischenfällen und Unfällen, die die Sicherheit und das Wohlergehen aller Beteiligten gefährden könnten. Im Folgenden wird erläutert, wie Krankenschwestern und Krankenpfleger potenzielle Risiken erkennen und bewältigen :

1. Präoperative Bewertung :
   - Vor jedem chirurgischen Eingriff nehmen Krankenpfleger an der präoperativen Beurteilung des Patienten teil. Sie sammeln Informationen über die Krankengeschichte, Allergien, aktuelle Medikamente und Gesundheitsprobleme, um potenzielle Risiken zu erkennen.

2. Überprüfung der Unterlagen :
   - Krankenschwestern und Krankenpfleger überprüfen die Krankenakten des Patienten gründlich, um sicherzustellen, dass alle relevanten Informationen berücksichtigt werden und dass die chirurgischen Verfahren den medizinischen Empfehlungen entsprechen.

3. Interdisziplinäre Kommunikation :
   - Krankenschwestern und Krankenpfleger interagieren mit den Mitgliedern des Operationsteams, einschließlich Chirurgen, Anästhesisten und Operationsassistenten, um Informationen auszutauschen und potenzielle Risiken im Zusammenhang mit der Operation zu erkennen.

4. Antizipation von Bedürfnissen :
   - Krankenschwestern und Krankenpfleger antizipieren den Bedarf an Ausrüstung, Versorgungsgütern und Medikamenten während der Operation, um Verzögerungen zu vermeiden und die Risiken zu minimieren, die mit der Nichtverfügbarkeit wichtiger Ressourcen verbunden sind.

5. Verhütung von nosokomialen Infektionen :
   - Das Pflegepersonal hält sich strikt an die Sterilisations- und Asepsisprotokolle, um das Risiko von nosokomialen

Infektionen und Kontaminationen während und nach der Operation zu verringern.

6. Umgang mit Medikamenten und Allergien :
   • Krankenschwestern und Krankenpfleger überprüfen den Patienten auf Arzneimittelallergien und stellen sicher, dass die verabreichten Medikamente angemessen und sicher sind, wodurch das Risiko von Unverträglichkeiten oder schweren Nebenwirkungen minimiert wird.

7. Vorbereitung auf Notfälle :
   • Krankenschwestern und Krankenpfleger bereiten sich auf Notfallsituationen vor, indem sie die notwendige Ausrüstung und Medikamente zur Hand haben, um mit möglichen Komplikationen umgehen zu können.

8. Ständige Überwachung :
   • Das Pflegepersonal überwacht während des chirurgischen Eingriffs ständig die Vitalzeichen des Patienten, um anormale Veränderungen schnell zu erkennen und entsprechend zu reagieren.

9. Postoperative Bewertung :
   • Nach der Operation überwachen Krankenschwestern und -pfleger die Patienten auf Anzeichen postoperativer Komplikationen und handeln schnell, um diese zu behandeln.

10. Analyse von Vorfällen :
   • Krankenschwestern und Krankenpfleger beteiligen sich an der Analyse von Zwischenfällen und Fehlern, um die zugrunde liegenden Ursachen zu ermitteln und Korrekturmaßnahmen einzuleiten, damit sie sich nicht wiederholen.

Die Identifizierung potenzieller Risiken für Patienten und das medizinische Team ist eine kontinuierliche und entscheidende Verantwortung der OP-Krankenschwestern und -pfleger. Ihre Wachsamkeit, effektive Kommunikation und ihr Engagement für die Sicherheit tragen dazu bei, Risiken zu minimieren und eine qualitativ hochwertige chirurgische Versorgung zu gewährleisten.

Die Bewertung von Risikofaktoren, die mit bestimmten Arten von Operationen verbunden sind, ist ein entscheidender Schritt, um die Sicherheit und den Erfolg von Operationen zu gewährleisten. Das OP-Pflegepersonal spielt bei dieser Bewertung eine entscheidende Rolle, da es eng mit dem OP-Team zusammenarbeitet, um potenzielle Risiken vorherzusehen und zu mindern. Im Folgenden wird beschrieben, wie Krankenpfleger die Risikofaktoren für verschiedene Arten von Operationen bewerten :

1. Sammeln von spezifischen Informationen :
   • Vor jedem chirurgischen Eingriff sammeln Krankenschwestern und -pfleger spezifische Informationen über den Patienten und das Verfahren. Dazu können Vorerkrankungen, Allergien, aktuelle Medikamente und alle anderen relevanten Faktoren gehören.

2. Interdisziplinärer Austausch :
   • Krankenschwestern und Krankenpfleger arbeiten mit dem Operationsteam, einschließlich Chirurgen, Anästhesisten und anderen Angehörigen der Gesundheitsberufe, zusammen, um Informationen über mögliche Risiken im Zusammenhang mit der Operation auszutauschen.

3. Antizipation von Komplikationen :
   • Je nach Art der Operation antizipieren die Pflegekräfte spezifische Komplikationen, die auftreten könnten. Bei einer Herzoperation konzentrieren sie sich beispielsweise auf eine engmaschige Überwachung des Herz-Kreislauf-Systems.

4. Vorbereitung der Ausrüstung :
   • Die Pflegekräfte stellen sicher, dass die Ausrüstung, die zur Bewältigung möglicher Komplikationen benötigt wird, bereit und leicht zugänglich ist.

5. Präventionsmaßnahmen :
   • Das Pflegepersonal führt je nach Art der Operation spezifische Präventionsmaßnahmen durch. Bei einer orthopädischen Operation achten sie beispielsweise auf die Vermeidung von Druckgeschwüren.

6. Bewertung des Patienten :
- Das Pflegepersonal beurteilt den aktuellen Zustand des Patienten vor der Operation, um Anzeichen einer Verschlechterung zu erkennen, die das Risiko erhöhen könnten.

7. Planung der postoperativen Versorgung :
- Krankenschwestern und Krankenpfleger planen die postoperative Versorgung unter Berücksichtigung der potenziellen Risiken, die mit der Operation verbunden sind. Dies kann die Schmerzbehandlung, Vorsichtsmaßnahmen zur Vermeidung von Lungenkomplikationen usw. umfassen.

8. Aufmerksame Beobachtung :
- Während der Operation überwacht das Pflegepersonal ständig die Vitalzeichen des Patienten und reagiert schnell auf abnormale Veränderungen.

9. Kommunikation mit dem Patienten :
- Das Pflegepersonal klärt den Patienten über die spezifischen Risiken auf, die mit seiner Operation verbunden sind, und informiert ihn darüber, was er während und nach dem Eingriff erwarten kann.

10. Vertiefende Dokumentation :
- Alle identifizierten Risikofaktoren, die ergriffenen Präventionsmaßnahmen und die durchgeführten Aktionen werden sorgfältig dokumentiert, um die Rückverfolgbarkeit und Kontinuität der Pflege zu gewährleisten.

Die Bewertung von Risikofaktoren für bestimmte Arten von Operationen ist ein proaktiver Ansatz, der es dem OP-Pflegepersonal ermöglicht, sich angemessen vorzubereiten und Maßnahmen zu ergreifen, um potenzielle Risiken zu minimieren. Ihr Fachwissen trägt dazu bei, sicherere und erfolgreichere chirurgische Eingriffe zu gewährleisten.

Protokolle zur Prävention von nosokomialen Infektionen

Maßnahmen zur Prävention und Kontrolle von Infektionen im Operationssaal sind von größter Bedeutung, um eine keimfreie Operationsumgebung zu gewährleisten und das Risiko nosokomialer Infektionen zu minimieren. OP-Pflegekräfte spielen eine Schlüsselrolle bei der Umsetzung dieser Maßnahmen, um die Sicherheit der Patienten zu gewährleisten. Hier erfahren Sie, wie OP-Pflegekräfte Infektionen im Operationssaal vorbeugen und kontrollieren :

1. Sterilisation und Asepsis :
   • Krankenschwestern und Krankenpfleger stellen sicher, dass alle Instrumente, Materialien und die Umgebung des Operationssaals steril sind. Sie halten sich strikt an die Sterilisations- und Asepsisprotokolle, um Kontaminationen zu vermeiden.

2. Händewaschen und persönliche Hygiene :
   • Krankenschwestern und Krankenpfleger halten sich an strenge persönliche Hygienepraktiken, einschließlich gründlichen Händewaschens vor und nach jedem chirurgischen Eingriff.

3. Tragen von geeigneter Kleidung :
   • Krankenschwestern und Krankenpfleger tragen spezielle OP-Kleidung, einschließlich Kittel, Masken, Handschuhe und Überschuhe, um die Übertragung von Mikroorganismen zu minimieren.

4. Verwendung steriler Tücher :
   • Das Pflegepersonal legt sterile Tücher um die Operationsstelle, um eine Schutzbarriere gegen Kontamination zu schaffen.

5. Vorbereitung der Haut des Patienten :
   • Das Pflegepersonal bereitet die Haut des Patienten sorgfältig vor und verwendet Antiseptika, um die bakterielle Kolonisierung zu minimieren.

6. Kontrolle der Luftzirkulation :
- Das Pflegepersonal sorgt für eine kontrollierte Luftzirkulation im Operationssaal, um das Vorhandensein von potenziell infektiösen luftgetragenen Partikeln zu reduzieren.

7. Umgang mit medizinischen Abfällen :
- Das Pflegepersonal entsorgt medizinischen Abfall, einschließlich scharfer Instrumente, biologischer Gewebe und kontaminierter Materialien, ordnungsgemäß gemäß den Sicherheitsprotokollen.

8. Verwendung steriler Ausrüstung :
- Das Pflegepersonal stellt sicher, dass die gesamte während der Operation verwendete Ausrüstung steril und frei von Kontaminationen ist.

9. Vorsichtsmaßnahmen nach der Operation :
- Nach der Operation achten die Pflegekräfte darauf, dass Verbände und Drainagen richtig gepflegt werden, um Infektionen an der Operationsstelle zu vermeiden.

10. Überwachung und Früherkennung :
- Das Pflegepersonal überwacht postoperative Patienten ständig auf Anzeichen einer Infektion und handelt schnell, wenn verdächtige Symptome auftreten.

11. Ausbildung und Sensibilisierung :
- Das Pflegepersonal wird in den Protokollen zur Infektionsprävention und -kontrolle geschult und sensibilisiert auch die anderen Mitglieder des Operationsteams für die Bedeutung dieser Maßnahmen.

Durch die Umsetzung dieser Maßnahmen zur Infektionsprävention und -kontrolle tragen OP-Pflegekräfte wesentlich dazu bei, das Risiko nosokomialer Infektionen zu verringern und positive Operationsergebnisse für die Patienten zu gewährleisten.

Die angemessene Verwendung der persönlichen Schutzausrüstung (PSA) ist im Operationssaal von entscheidender Bedeutung, um die Sicherheit des

Pflegepersonals, des medizinischen Teams und der Patienten zu gewährleisten. Das Pflegepersonal muss gut informiert und kompetent in der angemessenen Verwendung der PSA sein, um das Risiko der Exposition gegenüber Infektionserregern und potenziellen Gefahren zu minimieren. Im Folgenden wird erläutert, wie OP-Pflegekräfte die PSA richtig einsetzen :

1. Masken :
   • Krankenpfleger tragen chirurgische Masken, um die Ausbreitung von Tröpfchen und Partikeln zu verhindern, wenn sie mit dem Patienten oder dem Team interagieren. Die Masken müssen korrekt getragen werden, Nase und Mund bedecken und regelmäßig gewechselt werden.

2. Handschuhe :
   • Latex- oder Nitrilhandschuhe werden getragen, um die Hände von Krankenschwestern und Krankenpflegern vor Körperflüssigkeiten und Mikroorganismen zu schützen. Die Handschuhe müssen vor dem Kontakt mit dem Patienten oder kontaminiertem Material angezogen und korrekt ausgezogen werden, um eine Kontamination beim Ausziehen zu verhindern.

3. Kittel und Schürzen :
   • Krankenpfleger tragen sterile Kittel oder Schürzen, um ihre Kleidung zu schützen und eine Kreuzkontamination zu verhindern. Die Kittel müssen sicher befestigt und korrekt ausgezogen werden, um eine Kontamination zu minimieren.

4. Überschuhe :
   • Überschuhe schützen die Schuhe des Pflegepersonals und verhindern eine Kontamination des Operationssaals. Sie sollten vor dem Betreten des Operationssaals getragen und beim Verlassen des sterilen Bereichs abgelegt werden.

5. Schutzbrille oder Gesichtsschutz :
   • Krankenschwestern und -pfleger tragen Schutzbrillen oder Gesichtsschirme, um ihre Augen und ihr Gesicht vor potenziellen Flüssigkeitsspritzern während der Operation zu schützen.

6. OP-Helme :
   - OP-Helme bedecken den Kopf des Pflegepersonals vollständig, um die Kontamination der sterilen Umgebung zu minimieren.

7. Verwendung in Schichten :
   - Je nach Art der Operation kann es sein, dass Krankenschwestern und -pfleger mehrere Schichten PSA verwenden müssen, um einen besseren Schutz zu gewährleisten.

8. Angemessenes Entfernen der PSA :
   - Wenn die Operation beendet ist, legen die Krankenpfleger die PSA methodisch ab, ohne ihre Haut oder Kleidung zu verunreinigen. Anschließend waschen sie sich gründlich die Hände.

9. Weiterbildung :
   - Krankenschwestern und Krankenpfleger werden regelmäßig in der korrekten Verwendung von PSA geschult, einschließlich bewährter Verfahren zum sicheren Anlegen, Anpassen und Ablegen der Ausrüstung.

10. Geeignete Entsorgung :
   - Nach der Verwendung muss die PSA gemäß den Protokollen der Einrichtung entsorgt werden, um das Risiko einer Verbreitung von Infektionserregern zu vermeiden.

Die angemessene Verwendung von PSA im Operationssaal ist ein wesentlicher Bestandteil der Prävention nosokomialer Infektionen und der Patientensicherheit. Das Pflegepersonal muss sich strikt an die Protokolle und Richtlinien halten, um eine effektive und sichere Verwendung der PSA zu gewährleisten.

Vorbereitung auf Notsituationen

Im Operationssaal ist die Verfügbarkeit von Notfallausrüstung wie Wiederbelebungswagen entscheidend, um schnell und effektiv auf unvorhergesehene medizinische Situationen reagieren zu können, die während eines chirurgischen Eingriffs auftreten können. OP-Pflegekräfte spielen eine Schlüsselrolle bei der Vorbereitung und Verwaltung dieser Notfallausrüstung, um die Sicherheit der Patienten und die Integrität des medizinischen Teams zu gewährleisten. Im Folgenden wird erläutert, wie das Pflegepersonal die Verfügbarkeit und den angemessenen Einsatz dieser Ausrüstung sicherstellt :

1. Präoperative Vorbereitung :
   • Vor Beginn jeder Operation überprüfen die Pflegekräfte, ob der Notfallwagen ordnungsgemäß mit wichtigen Ausrüstungsgegenständen wie Notfallmedikamenten, Beatmungsgeräten, Defibrillatoren, Sets für das Atemwegsmanagement usw. bestückt ist.

2. Regelmäßige Überprüfung :
   • Das Pflegepersonal führt regelmäßige Überprüfungen durch, um sicherzustellen, dass der Reanimationswagen vollständig und funktionsfähig ist und im Notfall leicht zugänglich ist.

3. Planung von Notfallszenarien :
   • Das Pflegepersonal antizipiert mögliche Notfallszenarien je nach Art der Operation und bereitet den Reanimationswagen entsprechend vor.

4. Umfassende Kenntnis der Ausrüstung :
   • Krankenschwestern und Krankenpfleger werden in der korrekten Verwendung jedes Bestandteils des Reanimationswagens, einschließlich Medikamenten, Beatmungsgeräten und Defibrillatoren, geschult.

5. Schnellzugriff :
   • Die Pflegekräfte sorgen dafür, dass der Reanimationswagen in der Nähe des Arbeitsbereichs positioniert und jederzeit leicht zugänglich ist.

6. Kommunikation mit dem Team :
   • In einer Notfallsituation informieren die Pflegekräfte das Operationsteam schnell über die Verfügbarkeit des Reanimationswagens und die getroffenen Maßnahmen.

7. Wartung und Aktualisierung :
   • Krankenpfleger sind für die regelmäßige Wartung und Aktualisierung der Ausrüstung des Reanimationswagens verantwortlich, um sicherzustellen, dass er im Bedarfsfall ordnungsgemäß funktioniert.

8. Weiterbildung :
- Die Krankenpfleger nehmen an Fortbildungsveranstaltungen teil, um bei Notfallprotokollen und der Verwendung von Wiederbelebungsgeräten auf dem neuesten Stand zu bleiben.

9. Dokumentation :
- Alle Handlungen im Zusammenhang mit der Verwendung des Reanimationswagens, einschließlich der verabreichten Medikamente und der durchgeführten Maßnahmen, werden sorgfältig dokumentiert, um eine vollständige Rückverfolgbarkeit zu gewährleisten.

Die Verfügbarkeit und angemessene Vorbereitung von Notfallausrüstung, wie z. B. Reanimationswagen, ist für die Bewältigung kritischer medizinischer Situationen im Operationssaal von entscheidender Bedeutung. Das OP-Pflegepersonal bemüht sich, sicherzustellen, dass diese Geräte im Bedarfsfall einsatzbereit sind, was zur Aufrechterhaltung einer sicheren Umgebung und zur optimalen Patientenversorgung beiträgt.

Die Simulation von Notfallszenarien ist eine äußerst effektive Lehrmethode, um Krankenpfleger im Operationssaal darin zu schulen, schnell und effektiv auf kritische medizinische Situationen zu reagieren. Dieser praktische Ansatz ermöglicht es den Krankenpflegern, ihre Fähigkeiten im Krisenmanagement zu entwickeln, ihre Entscheidungsfindung zu verbessern und ihr Selbstvertrauen in Notfallsituationen zu stärken. So werden die Simulationen von Notfallszenarien für ein effektives Training im Operationssaal durchgeführt :

1. Planung von Szenarien :
- Die Ausbilder entwerfen verschiedene Notfallszenarien, die auf realistischen medizinischen Situationen basieren, die in einem Operationssaal auftreten könnten, z. B. Herzstillstand, schwere allergische Reaktionen, übermäßiger Blutverlust usw.

2. Auswahl der zu bewertenden Kompetenzen :
- Jedes Szenario ist so konzipiert, dass es spezifische Fähigkeiten bewertet, wie z. B. Atemwegsmanagement, Verabreichung von Notfallmedikamenten, Herz-Lungen-

Wiederbelebung (CPR), interdisziplinäre Kommunikation usw.

3. Einrichten der Umgebung :
   - Die Umgebung des Operationssaals wird so nachgebildet, dass sie die tatsächlichen Bedingungen widerspiegelt, mit der notwendigen Ausrüstung, den Instrumenten und Ressourcen in Reichweite.

4. Implementierung der Szenarien :
   - Die Krankenpfleger werden in simulierte Notfallsituationen versetzt und müssen so reagieren, als wären sie in einer echten Situation. Die Ausbilder übernehmen die Rollen von Patienten, Ärzten und anderen Teammitgliedern.

5. Verwendung von High-Fidelity-Modellen :
   - Häufig werden High-Fidelity-Puppen, die Vitalzeichen, physiologische Reaktionen und Reaktionen auf Interventionen simulieren können, eingesetzt, um realistischere Szenarien zu schaffen.

6. Beobachtung und Bewertung :
   - Die Lehrkräfte beobachten die Antworten der Krankenschwestern und Krankenpfleger genau und bewerten ihre Handlungen, Entscheidungen und Kommunikation während des Szenarios.

7. Debriefing nach der Simulation :
   - Nach jedem Szenario findet eine Nachbesprechungssitzung statt, in der die Leistungen, positiven Maßnahmen und verbesserungswürdigen Bereiche besprochen werden. So können die Pflegekräfte aus ihren Erfahrungen lernen und erhalten konstruktives Feedback.

8. Kontinuierliches Lernen :
   - Simulationen von Notfallszenarien werden regelmäßig in das Fortbildungsprogramm aufgenommen und ermöglichen es den Krankenschwestern und Krankenpflegern, ihre Fähigkeiten zu erhalten und sich mit neuen Situationen vertraut zu machen.

9. Abwechslungsreiche Szenarien :
   - Die Ausbilder variieren die Szenarien, um die Krankenpfleger einer Reihe von Notfallsituationen

auszusetzen und sie darauf vorzubereiten, auf verschiedene medizinische Zustände zu reagieren.

Die Simulation von Notfallszenarien bietet OP-Pflegekräften eine wertvolle Gelegenheit, ihre Fähigkeiten im Bereich des Krisenmanagements zu erlernen, zu üben und zu verbessern. Dieser praktische Ansatz verbessert die Bereitschaft des Pflegepersonals, auf unvorhergesehene medizinische Situationen effektiv zu reagieren, und trägt so zur Patientensicherheit und zur Qualität der Pflege im Operationssaal bei.

Verwaltung der Patientensicherheit

Die Überprüfung der Protokolle zur Patientenidentifizierung vor einer Operation ist ein entscheidender Schritt, um die Sicherheit und Integrität des Operationsverfahrens zu gewährleisten. Krankenpfleger im Operationssaal spielen bei dieser Überprüfung eine entscheidende Rolle, indem sie sicherstellen, dass der richtige Patient die richtige Operation erhält und dass alle erforderlichen Informationen korrekt sind. Die Krankenpfleger führen diese Überprüfung wie folgt durch:

1. Präoperative Überprüfung :
   - Vor Beginn der Operation bestätigt das Pflegepersonal die Identität des Patienten, indem es die Angaben auf dem Identifikationsarmband mit den Daten in der Krankenakte vergleicht.

2. Bestätigung durch den Patienten :
   - Die Krankenpfleger bitten den Patienten, seinen Namen, sein Geburtsdatum und andere entscheidende Identifikationsinformationen zu bestätigen.

3. Überprüfung der geplanten Intervention :
   - Das Pflegepersonal stellt sicher, dass der geplante chirurgische Eingriff mit den Informationen des Patienten übereinstimmt und dass es keine Verwechslungen gibt.

4. Vergleich mit den Dokumenten :
   - Krankenschwestern und Krankenpfleger überprüfen Dokumente wie Einwilligungserklärungen, ärztliche

Anordnungen und Diagnoseberichte, um die Richtigkeit der Informationen zu bestätigen.

5. Kommunikation mit dem Team :
   • Krankenpfleger kommunizieren mit dem Operationsteam, einschließlich Chirurgen, Anästhesisten und OP-Helfern, um sicherzustellen, dass sich jeder über die Identität und den Eingriff des Patienten im Klaren ist.

6. Verwendung von Strichcodes :
   • In vielen Krankenhäusern werden Barcodes zum Scannen von Patientenidentifikationsarmbändern, Medikamenten und chirurgischen Instrumenten verwendet, was dazu beiträgt, Fehler zu vermeiden.

7. Doppelte Überprüfung :
   • In einigen Fällen wird eine doppelte Überprüfung durch zwei Teammitglieder durchgeführt, um die Genauigkeit zu erhöhen.

8. Fehlerkorrektur :
   • Wenn Unstimmigkeiten oder Fehler festgestellt werden, ergreift das Pflegepersonal Maßnahmen, um die Situation vor Beginn der Operation zu korrigieren.

9. Dokumentation :
   • Alle Überprüfungsschritte und Ergebnisse werden sorgfältig in der Krankenakte des Patienten dokumentiert.

10. Sicherheitsbewusstsein :
    • Das Pflegepersonal klärt den Patienten über den Verifizierungsprozess auf und darüber, wie wichtig es ist, seine Identität und Sicherheit zu gewährleisten.

Die Überprüfung der Patientenidentifikationsprotokolle vor einer Operation ist eine Standardpraxis, um medizinische Fehler zu vermeiden und die Sicherheit der Patienten zu gewährleisten. Das OP-Pflegepersonal ist für diese sorgfältige Überprüfung verantwortlich und trägt so zum Erfolg jeder Operation bei.

Die Vermeidung von Medikationsfehlern und fehlerhaften Verfahren im Operationssaal hat für das Pflegepersonal höchste Priorität. Medikationsfehler und inkorrekte Verfahren können schwerwiegende Folgen für die Patienten haben und ihre Sicherheit gefährden. OP-Pflegekräfte ergreifen verschiedene Maßnahmen, um das Risiko zu minimieren und eine sichere Verabreichung von Medikamenten und die genaue Durchführung von Verfahren zu gewährleisten. Hier erfahren Sie, wie sie diese Fehler verhindern:

1. Überprüfung der Medikamente :
   • Krankenschwestern und Krankenpfleger überprüfen die Medikamente vor der Verabreichung sorgfältig, indem sie das Etikett des Medikaments mit der ärztlichen Verschreibung vergleichen und die Identität des Patienten bestätigen.

2. Klare Kennzeichnung :
   • Medikamente werden klar und präzise etikettiert, einschließlich des Namens des Medikaments, der Dosis, der Art der Verabreichung und der Uhrzeit.

3. Doppelte Überprüfung :
   • In einigen kritischen Situationen wird eine doppelte Überprüfung der Medikation durch zwei Teammitglieder durchgeführt, um die Genauigkeit zu erhöhen.

4. Verwendung von Strichcodes :
   • Barcodes werden häufig zum Scannen von Medikamenten und Patientenidentifikationsarmbändern verwendet, was die Fehleranfälligkeit verringert.

5. Dokumentation :
   • Jede Verabreichung eines Medikaments wird in der Krankenakte des Patienten genau dokumentiert.

6. Sensibilisierung für Allergien :
   • Pflegekräfte informieren sich vor der Verabreichung von Medikamenten über die Allergien des Patienten und ergreifen Maßnahmen, um Medikamente zu vermeiden, auf die der Patient allergisch ist.

7. Einhaltung der Protokolle :
   • Krankenschwestern und Krankenpfleger halten sich strikt an die für die Verabreichung von Medikamenten erstellten Protokolle und achten dabei besonders auf die Dosis, die Häufigkeit und den Verabreichungsweg.

8. Fortlaufende Bildung :
   * Krankenpfleger halten sich über neue Informationen zu Medikamenten auf dem Laufenden und nehmen an Fortbildungen teil, um ihre Fähigkeiten zu erhalten.

9. Standardisierte Verfahren :
   * Die chirurgischen und medikamentösen Verfahren sind standardisiert und basieren auf anerkannten Richtlinien, um Abweichungen und Fehler zu minimieren.

10. Interdisziplinäre Kommunikation :
   * Krankenschwestern und Krankenpfleger kommunizieren effektiv mit den Mitgliedern des Operationsteams, um sicherzustellen, dass alle über die verabreichten Medikamente und die durchgeführten Verfahren informiert sind.

11. Fehler melden :
   * Wenn ein Fehler auftritt, melden die Pflegekräfte diesen sofort dem medizinischen Team und der Abteilung für Risikomanagement, damit Korrekturmaßnahmen ergriffen werden können.

Die Vermeidung von Medikationsfehlern und fehlerhaften Verfahren ist eine gemeinsame Verantwortung des gesamten Operationsteams. Das Pflegepersonal spielt eine zentrale Rolle bei der Umsetzung strenger Maßnahmen zur Gewährleistung der Patientensicherheit im Operationssaal.

Verwaltung der Sicherheit der Mitarbeiter

Protokolle für den sicheren Umgang mit scharfen Instrumenten und Materialien im Operationssaal sind entscheidend für die Vermeidung von Verletzungen und Infektionen, sowohl für das Pflegepersonal als auch für das OP-Team. Scharfe Instrumente und Materialien, die in der Chirurgie verwendet werden, können ein potenzielles Risiko darstellen, wenn sie nicht richtig gehandhabt werden. Hier erfahren Sie, wie OP-Pflegekräfte Protokolle befolgen, um eine sichere Handhabung zu gewährleisten :

1. Angemessene Verwendung von Instrumenten :
   * Krankenschwestern und Krankenpfleger werden darin geschult, jedes Instrument richtig zu verwenden, indem sie

seine Funktionen, seine spezifische Verwendung und seine Vorsichtsmaßnahmen kennen.

2. Präoperative Vorbereitung :
   - Scharfe Instrumente und Materialien werden vor der Operation überprüft, um sicherzustellen, dass sie steril, in gutem Zustand und bereit für den Einsatz sind.

3. Vorsichtige Handhabung :
   - Das Pflegepersonal handhabt scharfe Instrumente mit geeigneten Greiftechniken, um das Risiko von Schnittverletzungen zu minimieren.

4. Tabletts und Arbeitsbereiche :
   - Die Instrumente werden organisiert auf sterilen Sieben angeordnet und das Pflegepersonal achtet darauf, sie nicht unnötig zu bewegen, um eine Kontamination zu vermeiden.

5. Verwendung von Zangen :
   - Krankenschwestern und -pfleger greifen mit Zangen nach scharfen Instrumenten und reichen sie an die Mitglieder des Operationsteams weiter, wodurch das Verletzungsrisiko verringert wird.

6. Umgang mit Fäden und Nahtmaterial :
   - Mit Fäden und Nahtmaterial wird vorsichtig umgegangen, um eine unnötige Exposition gegenüber scharfen Spitzen zu vermeiden.

7. Verwendung von Spezialboxen :
   - Die verwendeten scharfen Instrumente, wie z. B. Nadeln, werden in speziellen Boxen aufbewahrt, die so konzipiert sind, dass sie während der Operation geschützt und sicher entsorgt werden können.

8. Nachzählen der Instrumente :
   - Am Ende der Operation zählt das Pflegepersonal die Instrumente erneut, um sicherzustellen, dass kein Instrument im Patienten verbleibt.

9. Sichere Entsorgung :
   - Scharfe Instrumente und Materialien werden gemäß den Protokollen zur biomedizinischen Abfallentsorgung sicher entsorgt.

10. Tragen von geeigneten Handschuhen :
 * Krankenschwestern und Krankenpfleger tragen geeignete Handschuhe, wenn sie mit scharfen Instrumenten oder potenziell kontaminiertem Material umgehen.

11. Sensibilisierung für eine sterile Umgebung :
 * Krankenschwestern und Krankenpfleger sind sich der sterilen Umgebung um sie herum bewusst und treffen Vorsichtsmaßnahmen, um unsterilen Kontakt mit Instrumenten und Materialien zu vermeiden.

12. Bildung und Weiterbildung :
 * Krankenschwestern und Krankenpfleger werden kontinuierlich in den besten Praktiken für den sicheren Umgang mit Instrumenten und Materialien geschult.

Der sichere Umgang mit scharfen Instrumenten und Materialien im Operationssaal ist von grundlegender Bedeutung, um Verletzungen und Infektionsrisiken zu vermeiden. Strenge Protokolle und angemessene Praktiken gewährleisten, dass der chirurgische Prozess für die Patienten und das medizinische Team sicher abläuft.

Die Vermeidung von Verletzungen und der Exposition gegenüber Körperflüssigkeiten hat im Operationssaal höchste Priorität, um die Sicherheit des Pflegepersonals und des medizinischen Teams zu gewährleisten. Verletzungen durch spitze Gegenstände, Spritzer von Körperflüssigkeiten und versehentlicher Kontakt mit biologischem Material stellen ein Gesundheits- und Sicherheitsrisiko dar. So beugen OP-Krankenschwestern diesen Verletzungen und Expositionen vor :

1. Verwendung von persönlicher Schutzausrüstung (PSA) :
 * Krankenschwestern und Krankenpfleger tragen sterile Handschuhe, Masken, Schutzbrillen und Kittel, um den Kontakt mit Körperflüssigkeiten und Verunreinigungen zu minimieren.

2. Vorsichtiger Umgang mit Instrumenten :
   • Scharfe Instrumente werden vorsichtig gehandhabt, wobei geeignete Greiftechniken angewendet werden, um Schnittverletzungen zu vermeiden.

3. Techniken zum sicheren Ausziehen von Handschuhen :
   • Das Pflegepersonal wird in Techniken zum sicheren Ausziehen von Handschuhen geschult, um beim Ausziehen der Handschuhe eine Kontamination zu vermeiden.

4. Verwendung von Spezialbehältern :
   • Scharfe Instrumente und spitze Gegenstände werden in spezielle Behälter gelegt, die so konzipiert sind, dass Verletzungen bei der Entsorgung verhindert werden.

5. Vorsichtsmaßnahmen bei der Handhabung :
   • Krankenschwestern und Krankenpfleger vermeiden es, ohne Not mit spitzen Gegenständen zu hantieren oder Materialien zu durchbohren, und minimieren so das Verletzungsrisiko.

6. Umweltbewusstsein :
   • Krankenschwestern und Krankenpfleger achten auf ihre Umgebung und die Nähe zu scharfen Gegenständen oder potenziell gefährlichen medizinischen Geräten.

7. Verwendung von Barrieren :
   • Schutzbarrieren, wie sterile Tücher und Abschirmungen, werden verwendet, um das Verspritzen von Körperflüssigkeiten zu verhindern.

8. Umgang mit Körperflüssigkeiten :
   • Das Pflegepersonal geht mit Körperflüssigkeiten vorsichtig um und vermeidet Spritzer oder direkten Kontakt.

9. Verwendung von sicheren Spritzen :
   • Sichere Spritzen mit Verriegelungsmechanismen werden verwendet, um das Risiko eines versehentlichen Einstichs zu minimieren.

• 10. Ausbildung in Herz-Lungen-Wiederbelebung (HLW):Krankenschwestern und Krankenpfleger werden in HLW ausgebildet, um bei schweren Verletzungen schnell eingreifen zu können.

11. Fortlaufende Bildung :
   • Krankenschwestern und Krankenpfleger werden laufend in bewährten Verfahren zur Vermeidung von Verletzungen und Expositionen geschult.

12. Meldung von Vorfällen :
   • Jeder Vorfall, bei dem es zu einer Verletzung oder Exposition kommt, wird sofort gemeldet, damit geeignete Maßnahmen ergriffen werden können.

Die Vermeidung von Verletzungen und der Exposition gegenüber Körperflüssigkeiten ist ein wesentlicher Aspekt der Sicherheit im Operationssaal. Strenge Protokolle und angemessene Praktiken tragen dazu bei, die Risiken für das Pflegepersonal zu minimieren und eine sichere Umgebung für alle Mitglieder des medizinischen Teams aufrechtzuerhalten.

Qualitätskontrolle und Leistungsbewertung

Die Umsetzung von Maßnahmen zur Einhaltung der Sicherheitsstandards im Operationssaal ist entscheidend, um die Sicherheit der Patienten, des medizinischen Teams und des Pflegepersonals zu gewährleisten. Diese Maßnahmen zielen darauf ab, eine sichere Umgebung aufrechtzuerhalten und potenziellen Risiken vorzubeugen. Im Folgenden wird beschrieben, wie OP-Pflegekräfte diese Maßnahmen umsetzen :

1. Bildung und Ausbildung :
   • Krankenschwestern und Krankenpfleger erhalten eine Erst- und Fortbildung zu Sicherheitsprotokollen, bewährten Verfahren und geltenden Standards.

2. Einhaltung der Protokolle :
   • Das Pflegepersonal hält sich strikt an die Protokolle, die für jede Phase der Operation erstellt wurden, und achtet dabei besonders auf Sicherheitsverfahren.

3. Verwendung von persönlicher Schutzausrüstung (PSA) :
   • Krankenschwestern und Krankenpfleger tragen die entsprechende PSA, einschließlich Handschuhen, Masken, Schutzbrillen und sterilen Kitteln, in Übereinstimmung mit den Standards.

4. Präoperative Überprüfung :
 • Vor Beginn der Operation führen die Krankenpfleger gründliche Überprüfungen durch, um sicherzustellen, dass alle Protokolle und Sicherheitsmaßnahmen vorhanden sind.

5. Interdisziplinäre Kommunikation :
 • Krankenschwestern und -pfleger arbeiten eng mit anderen Mitgliedern des Operationsteams zusammen, um sicherzustellen, dass alle mit den Sicherheitsprotokollen vertraut sind.

6. Einhaltung steriler Verfahren :
 • Das Pflegepersonal hält sich an strenge Verfahren zur Aufrechterhaltung der sterilen Umgebung, einschließlich des Tragens geeigneter Kleidung und der Aufrechterhaltung der Sterilität von Instrumenten.

7. Kontrolle der Kreuzkontamination :
 • Krankenschwestern und Krankenpfleger ergreifen Maßnahmen, um eine Kreuzkontamination zu verhindern, indem sie sterile Abdecktücher, Barrieren und Desinfektionsprotokolle verwenden.

8. Biomedizinische Abfallentsorgung :
 • Das Pflegepersonal entsorgt biomedizinischen Abfall gemäß den Abfallmanagementprotokollen, um Kontaminationsrisiken zu vermeiden.

9. Überwachung der Vitalzeichen :
 • Das Pflegepersonal überwacht während der Operation ständg die Vitalzeichen des Patienten, um Veränderungen schnell zu erkennen.

10. Identifikation des Patienten :
- Die Krankenschwestern und Krankenpfleger überprüfen die Patientenidentifikation vor der Operation gründlich, um sicherzustellen, dass der Eingriff korrekt durchgeführt wird.

11. Vermeidung von Infektionen :
 • Das Pflegepersonal hält sich an strenge Protokolle zur Sterilisation, Keimfreiheit und Infektionsprävention, um die Risiken zu minimieren.

12. Berichte über Vorfälle :
- Sicherheitsvorfälle oder potenzielle Fehler werden gemeldet und zur Analyse und kontinuierlichen Verbesserung dokumentiert.

Die Umsetzung dieser Maßnahmen sorgt dafür, dass die Sicherheitsstandards im Operationssaal eingehalten werden, wodurch die Risiken für die Patienten und das medizinische Team verringert werden. Dies trägt zur Aufrechterhaltung einer sicheren und effizienten Umgebung für chirurgische Eingriffe bei.

Die Erhebung von Daten und die Analyse von Zwischenfällen im Operationssaal sind wichtige Praktiken, um eine kontinuierliche Verbesserung der Sicherheit, der Pflegequalität und der Verfahren zu gewährleisten. Die gesammelten Daten und die durchgeführten Analysen helfen dabei, Problembereiche zu identifizieren, Korrekturmaßnahmen zu ergreifen und zukünftige Vorfälle zu verhindern. Das OP-Pflegepersonal führt diesen Prozess folgendermaßen durch :

1. Datenerhebung :
- Krankenschwestern und Krankenpfleger sammeln Daten über Zwischenfälle, Fehler, Praktiken, Verfahren und Ergebnisse der Operation.

2. Meldung von Vorfällen :
- Sicherheitsvorfälle, medizinische Fehler und unerwünschte Ereignisse werden gemeldet und in ausführlichen Berichten dokumentiert.
-

3. Retrospektive Analysen :
- Krankenschwestern und Krankenpfleger analysieren eingetretene Vorfälle mithilfe von Methoden wie der Ursachenanalyse, um die beitragenden Faktoren zu ermitteln.

4. Ausschuss für Risikomanagement :
- Sie werden von einem Risikomanagementausschuss geprüft, der Vorfälle bewertet, Korrekturmaßnahmen empfiehlt und deren Umsetzung überwacht.

5. Fallstudien :
   • Die Vorfälle werden in Form von Fallstudien untersucht, um die Umstände, die menschlichen Faktoren und die beteiligten Prozesse zu verstehen.

6. Identifizierung von Trends :
   • Die Daten werden analysiert, um wiederkehrende Trends, Muster und Risikobereiche zu erkennen.

7. Implementierung von Korrekturmaßnahmen :
   • Auf der Grundlage der Analysen werden Korrekturmaßnahmen ergriffen, um die Wiederholung ähnlicher Vorfälle zu verhindern.

8. Ausbildung und Sensibilisierung :
   • Die Erkenntnisse aus den Analysen werden zur Entwicklung von Schulungs- und Sensibilisierungsprogrammen genutzt, um die Fähigkeiten und das Sicherheitsbewusstsein des Teams zu verbessern.

9. Bewertung der Protokolle :
   • Sicherheitsprotokolle und Verfahren werden anhand der Ergebnisse von Vorfallsanalysen bewertet, um ihre Wirksamkeit zu gewährleisten.

10. Feedback :
    • Pflegekräfte teilen ihre Erfahrungen und Erkenntnisse aus Vorfällen mit, um eine Kultur des Lernens und der kontinuierlichen Verbesserung zu fördern.

11. Überwachung der Leistungsindikatoren :
    • Leistungsindikatoren werden überwacht und bewertet, um den Fortschritt und die Wirksamkeit der ergriffenen Abhilfemaßnahmen zu messen.

12. Interdisziplinäre Kommunikation :
    • Die Ergebnisse der Analysen werden dem gesamten Operationsteam mitgeteilt, um ein kollektives Verständnis der gewonnenen Erkenntnisse zu gewährleisten.

Durch das Sammeln von Daten und die Analyse von Vorfällen können potenzielle Probleme erkannt, proaktive Maßnahmen ergriffen und die Prozesse und Protokolle im Operationssaal ständig verbessert werden. Dies trägt dazu bei, ein sichereres Umfeld für Patienten und medizinisches Personal zu schaffen.

Kommunikation und Koordination bei Komplikationen

Eine schnelle und effektive Kommunikation bei Komplikationen oder Zwischenfällen im Operationssaal ist entscheidend, um eine schnelle Reaktion zu gewährleisten, die Risiken für die Patienten zu minimieren und die Koordination des medizinischen Teams sicherzustellen. Krankenschwestern und -pfleger spielen bei dieser Kommunikation eine zentrale Rolle, um sicherzustellen, dass Probleme schnell gemeldet und bewältigt werden. Hier erfahren Sie, wie sie für eine schnelle und effektive Kommunikation sorgen :

1. Nutzung dedizierter Kommunikationssysteme :
   • Operationssäle sind oft mit speziellen Kommunikationssystemen wie Gegensprechanlagen oder drahtlosen Kommunikationsgeräten ausgestattet, um eine sofortige Kommunikation zwischen den Teammitgliedern zu ermöglichen.

2. Kommunikationshierarchie :
   • Krankenschwestern und Krankenpfleger folgen einer festgelegten Kommunikationshierarchie, um Probleme an die entsprechenden Mitglieder des medizinischen Teams zu melden, wobei sie in der Regel mit dem Anästhesisten oder Chirurgen beginnen.

3. Verbale Kommunikation :
   • Krankenschwestern und Krankenpfleger nutzen verbale Kommunikation, um Komplikationen oder Zwischenfälle schnell zu melden.

4. Verwendung von Notfallcodes :
   • Spezielle Notfallcodes werden verwendet, um kritische Situationen wie Herzstillstand oder Blutungen schnell zu melden und das gesamte medizinische Team zu mobilisieren.

5. Verwendung von Handzeichen :
   • Die Pflegekräfte können vorher vereinbarte Handzeichen verwenden, um andere Teammitglieder diskret auf Probleme oder Bedürfnisse aufmerksam zu machen.

6. Schriftliche Kommunikation :
   • Pflegekräfte dokumentieren Komplikationen oder Zwischenfälle sofort in der Krankenakte des Patienten, um die Nachsorge und die Kontinuität der Pflege zu gewährleisten.

7. Regelmäßige Teamsitzungen :
   • Die medizinischen Teams halten regelmäßige Treffen ab, um Fälle, Komplikationen und Zwischenfälle zu besprechen, was die Kommunikation und das gemeinsame Lernen fördert.

8. Weiterleitung von Kurzinformationen :
   • Krankenschwestern und Krankenpfleger kommunizieren knapp, aber umfassend, um wichtige Informationen schnell weiterzugeben, ohne die notwendigen Maßnahmen zu verzögern.

9. Konstruktives Feedback :
   • Nach der Lösung einer Komplikation nehmen die Pflegekräfte an Nachbesprechungen teil, in denen die ergriffenen Maßnahmen, die Ergebnisse und die gelernten Lektionen besprochen werden.

10. Nutzung der Technologie :
   • Elektronische Systeme zur Verwaltung von Patientenakten und Anwendungen für die sichere Kommunikation können genutzt werden, um kritische Informationen schnell auszutauschen.

11. Kommunikationstraining :
   • Krankenschwestern und Krankenpfleger werden in zwischenmenschlicher Kommunikation und Konfliktmanagement geschult, um ihre Fähigkeit zu verbessern, in stressigen Situationen effektiv zu kommunizieren.

Eine schnelle und effektive Kommunikation bei Komplikationen oder Zwischenfällen ermöglicht es dem medizinischen Team, schnell zu reagieren, informierte Entscheidungen zu treffen und dem Patienten die bestmögliche Versorgung zukommen zu lassen. Dies trägt dazu bei, die Sicherheit und Qualität der Versorgung im Operationssaal aufrechtzuerhalten.

Die Koordination der Bemühungen zur Lösung von Problemen und zur Stabilisierung der Situation im Operationssaal ist entscheidend für die Sicherheit der Patienten und den reibungslosen Ablauf der Operation. Krankenschwestern und Krankenpfleger spielen bei dieser Koordination eine zentrale Rolle, da sie eng mit den Mitgliedern des medizinischen Teams zusammenarbeiten. Hier erfahren Sie, wie sie die Bemühungen zur Lösung von Problemen und zur Stabilisierung der Situation koordinieren :

1. Klare und prägnante Kommunikation :
   • Die Pflegekräfte kommunizieren klar und prägnant mit den Teammitgliedern, um relevante Informationen über die Situation und die zu ergreifenden Maßnahmen auszutauschen.

2. Rolle der koordinierenden Pflegekräfte :
   • Einige Pflegekräfte können zu koordinierenden Pflegekräften ernannt werden, die für die Zentralisierung von Informationen, die Organisation von Ressourcen und die Erleichterung der Kommunikation zuständig sind.

3. Definition von Rollen und Verantwortlichkeiten :
   • Jedes Teammitglied kennt seine Rolle und seine Verantwortlichkeiten im Falle eines Problems, was eine koordinierte Reaktion erleichtert.

4. Kollektive Entscheidungsfindung :
   • Wichtige Entscheidungen werden gemeinsam getroffen, indem alle Teammitglieder einbezogen werden, um einen ganzheitlichen Ansatz zu gewährleisten.

5. Verwendung von Notfallprotokollen :
   • Vorgefertigte Notfallprotokolle werden aktiviert, um die Maßnahmen im Falle größerer Komplikationen zu lenken und so eine einheitliche und strukturierte Reaktion zu gewährleisten.

6. Schnelle Mobilisierung von Ressourcen :
   - Die Pflegekräfte koordinieren die schnelle Mobilisierung der erforderlichen Ressourcen wie Anästhesieteam, beratende Spezialisten usw.

7. Priorisierung von Aktionen :
   - Die zu ergreifenden Maßnahmen werden nach Dringlichkeit und Auswirkung auf den Patienten priorisiert, wobei darauf geachtet wird, dass die kritischsten Maßnahmen zuerst ergriffen werden.

8. Zeitmanagement :
   - Krankenschwestern und Krankenpfleger überwachen die Zeit genau, um sicherzustellen, dass die notwendigen Maßnahmen ohne übermäßige Verzögerung ergriffen werden.

9. Interdisziplinäre Zusammenarbeit :
   - Die Teammitglieder arbeiten eng zusammen und teilen ihre Fachkenntnisse und ihr Wissen, um Probleme ganzheitlich zu lösen.

10. Fortlaufende Kommunikation :
   - Die Pflegekräfte halten eine kontinuierliche Kommunikation mit den Teammitgliedern aufrecht, um alle über Entwicklungen und aktuelle Maßnahmen auf dem Laufenden zu halten.

11. Bewertung der Wirksamkeit :
   - Die Pflegekräfte überwachen die Wirksamkeit der getroffenen Maßnahmen und passen sie gegebenenfalls an, wenn sich die Situation verändert.

12. Debriefing nach der Auflösung :
   - Nach der Lösung des Problems kommt das medizinische Team zu einer Nachbesprechung zusammen, um die durchgeführten Maßnahmen zu analysieren, die gelernten Lektionen zu ermitteln und Verbesserungsmöglichkeiten zu erkunden.

Eine effektive Koordination der Bemühungen zur Lösung von Problemen und zur Stabilisierung der Situation ist entscheidend, um Risiken zu minimieren, die Sicherheit der Patienten zu gewährleisten und den Erfolg der Operation sicherzustellen.

Krankenpfleger spielen bei dieser Koordination eine zentrale Rolle, indem sie mit dem gesamten medizinischen Team zusammenarbeiten.

Integration von Technologien für die Sicherheit

Der Einsatz von Echtzeit-Patientenüberwachungs- und -verfolgungssystemen im Operationssaal ist eine wichtige Praxis, um den Zustand des Patienten während des gesamten chirurgischen Eingriffs genau zu überwachen. Diese Systeme liefern lebenswichtige Informationen in Echtzeit und ermöglichen es dem Pflegepersonal und dem medizinischen Team, Veränderungen schnell zu erkennen und geeignete Maßnahmen zu ergreifen. Die Krankenpfleger nutzen diese Systeme folgendermaßen :

1. Vitalzeichenmonitore :
   - Die Monitore überwachen in Echtzeit die Vitalzeichen des Patienten, wie Herzfrequenz, Blutdruck, Sauerstoffsättigung, Temperatur und Atemfrequenz.

2. Zentrale Bildschirme :
   - Die zentralen Bildschirme zeigen gleichzeitig die Vitalzeichen mehrerer Patienten an, sodass das Pflegepersonal mehrere Patienten gleichzeitig überwachen kann.

3. Alarme :
   - Überwachungssysteme geben bei abnormalen Werten oder starken Schwankungen der Vitalzeichen einen Alarm aus und alarmieren so die Pflegekräfte, wenn etwas nicht stimmt.

4. Trendkurven :
   - Trendkurven werden in Echtzeit aufgezeichnet, sodass die Krankenschwestern und Krankenpfleger sehen können, wie sich die Vitalzeichen über einen bestimmten Zeitraum entwickeln.

5. Anpassbare Einstellungen :
   - Das Pflegepersonal kann die Alarmeinstellungen an die spezifischen Bedürfnisse des Patienten und des chirurgischen Eingriffs anpassen.

6. Überwachung der Anästhesie :
   • Die Überwachungssysteme verfolgen auch anästhesiebezogene Parameter, wie die Konzentration des Anästhetikums und die Narkosetiefe.

7. Neurologische Überwachung :
   • Bei einigen Operationen kann eine neurologische Echtzeitüberwachung wie die Elektroenzephalografie (EEG) eingesetzt werden, um Veränderungen im Gehirn zu erkennen.

8. Hämodynamische Überwachung :
   • Hämodynamische Überwachungsgeräte wie der Pulmonalarterienkatheter können verwendet werden, um die hämodynamischen Parameter des Patienten zu überwachen.

9. Überwachung der Blutgase :
   • Krankenschwestern und Krankenpfleger überwachen die Blutgaswerte, einschließlich der arteriellen Blutgase und Elektrolyte, um das Säure-Basen-Gleichgewicht zu beurteilen.

10. Digitale Aufzeichnungen :
    • Die Daten werden digital gespeichert, sodass das Pflegepersonal die Vitalzeichendaten im Laufe der Zeit einsehen und vergleichen kann.

11. Integration mit Krankenakten :
    • Überwachungssysteme können in elektronische Krankenakten integriert werden, um eine vollständige und genaue Dokumentation zu gewährleisten.

12. Schnelle Antwort :
    • Durch die Überwachung der Daten in Echtzeit kann das Pflegepersonal schnell auf plötzliche Veränderungen oder Komplikationen reagieren.

Durch den Einsatz von Echtzeitsystemen zur Patientenverfolgung und -überwachung ist das Pflegepersonal während der Operation ständig über den Zustand des Patienten informiert. Dies trägt dazu bei, die Sicherheit des Patienten zu gewährleisten und bei Bedarf sofort Maßnahmen zu ergreifen, wodurch eine optimale Versorgung im Operationssaal gewährleistet wird.

Die Einführung fortschrittlicher Technologien im Operationssaal spielt eine entscheidende Rolle bei der Reduzierung menschlicher Fehler und der allgemeinen Verbesserung der Patientensicherheit. Diese Technologien sind so konzipiert, dass sie die Fähigkeiten des Gesundheitspersonals ergänzen, Risiken minimieren und Prozesse optimieren. Im Folgenden wird erläutert, wie Pflegekräfte diese Technologien übernehmen können, um menschliche Fehler im Operationssaal zu reduzieren :

1. Automatisierte Tracking-Systeme :
   - Automatisierte Systeme zur Überwachung von Vitalzeichen und physiologischen Daten können abnormale Veränderungen schnell erkennen und bei Problemen Alarme auslösen.

2. Systeme zur Unterstützung der Entscheidungsfindung :
   - Software zur Entscheidungsunterstützung liefert Empfehlungen auf der Grundlage von Patientendaten und hilft dem Pflegepersonal, fundierte Entscheidungen zu treffen.

3. Chirurgische Robotik :
   - Operationsroboter unterstützen Chirurgen und Krankenschwestern bei komplexen Eingriffen, verbessern die Genauigkeit und verringern die Fehlerquote.

4. Fortgeschrittene medizinische Bildgebung :
   - Echtzeit-Bildgebung, wie intraoperative Röntgenaufnahmen und Ultraschall, hilft dem Pflegepersonal, die inneren Strukturen des Patienten während der Operation zu visualisieren.

5. Elektronische Patientenakten (Electronic Medical Records, EMR) :
   - EMRs ermöglichen einen sofortigen Zugriff auf Patienteninformationen und reduzieren die Fehler, die bei der manuellen Transkription entstehen.

6. Automatisierte Markierung und Identifizierung :
   • Automatisierte Systeme zur Identifizierung von Patienten und zur Kennzeichnung von Proben verringern das Risiko von Identitätsfehlern.

7. Intelligente Instrumentierung :
   • Intelligente chirurgische Instrumente können die Verwendung und den Standort der Instrumente verfolgen und so das Risiko von im Patienten vergessenen Gegenständen minimieren.

8. Erweiterte Realität und virtuelle Realität :
   • Diese Technologien helfen Krankenpflegern, anatomische Strukturen in 3D zu visualisieren, was die Navigation während komplexer Verfahren erleichtert.

9. Simulation und virtuelles Lernen :
   • Mit virtuellen Simulatoren können Krankenschwestern und Krankenpfleger komplexe Szenarien üben und so ihre Fähigkeiten und ihre Entscheidungsfindung verbessern.

10. Rückverfolgbarkeit von Medikamenten und Ausrüstung :
   • Rückverfolgbarkeitssysteme stellen die korrekte Verwendung von Medikamenten und Geräten sicher und minimieren das Fehlerrisiko.

11. Fernüberwachung :
   • Telemedizinische Technologien ermöglichen es Krankenschwestern und Krankenpflegern, Patienten aus der Ferne zu überwachen, was in bestimmten Kontexten nützlich sein kann.

12. Datenanalyse und maschinelles Lernen :
   • Datenanalyse und maschinelles Lernen können dabei helfen, Trends zu erkennen, Komplikationen vorherzusagen und die Entscheidungsfindung zu verbessern.

Die Integration dieser fortschrittlichen Technologien in die Praxis des OP-Pflegepersonals kann menschliche Fehler erheblich reduzieren, die Patientensicherheit verbessern und die Effizienz der Pflege steigern. Es ist jedoch wichtig zu beachten, dass diese Technologien ergänzend zu den menschlichen Fähigkeiten und unter Berücksichtigung des klinischen Fachwissens des Pflegepersonals eingesetzt werden müssen.

Ausbildung und Entwicklung von Sicherheitskompetenzen

Fortlaufende Schulungen sind für OP-Krankenschwestern und -pfleger unerlässlich, um ihre Fähigkeiten im Bereich Risikomanagement und Sicherheit zu verbessern. Ständige Fortschritte in der Medizin, bei Operationstechniken und Sicherheitsstandards erfordern eine ständige Aktualisierung der Kenntnisse und Fähigkeiten. Hier erfahren Sie, wie Weiterbildung zur Verbesserung des Risikomanagements und der Sicherheit im Operationssaal beitragen kann :

1. Auffrischung der Kenntnisse :
   • Durch Fortbildungen bleiben Krankenschwestern und Krankenpfleger über die neuesten medizinischen Entwicklungen, Sicherheitsprotokolle und bewährte Verfahren auf dem Laufenden.

2. Schulungen zu neuen Technologien :
   • Krankenschwestern und Krankenpfleger werden in der sicheren Anwendung neuer medizinischer Technologien und fortschrittlicher Geräte im Operationssaal geschult.

3. Präventionstechniken :
   • Die Lernprogramme behandeln spezifische Techniken zur Vermeidung von Fehlern, Komplikationen und Risiken im Operationssaal.

4. Schulung zu Notfallverfahren :
   • Krankenschwestern und Krankenpfleger werden darin geschult, mit Notfallsituationen umzugehen und schnelle Entscheidungen zu treffen, um die Sicherheit des Patienten zu gewährleisten.

5. Üben von Simulationen :
   • Simulationen komplexer Szenarien helfen Krankenschwestern und Krankenpflegern, ihre Fähigkeiten im Bereich Risikomanagement in einer kontrollierten Umgebung zu entwickeln.

6. Analyse von Vorfällen :
   * Die Ausbildung kann die Analyse vergangener Vorfälle beinhalten, um die Ursachen und Präventivmaßnahmen zu ermitteln.

7. Effektive Kommunikation :
   * Krankenschwestern und Krankenpfleger werden in der effektiven Kommunikation in Krisensituationen geschult, wobei der Schwerpunkt auf Koordination und Zusammenarbeit liegt.

8. Verwaltung von Ressourcen :
   * Die Weiterbildung kann Module zur effektiven Verwaltung der materiellen und personellen Ressourcen im Operationssaal umfassen.

9. Kenntnis der Protokolle :
   * Das Pflegepersonal wird in spezifischen Sicherheitsprotokollen geschult, wie z. B. Patientenidentifizierung, präoperative Überprüfung usw.

10. Sicherheitskultur :
- Die Fortbildung fördert die Schaffung einer Sicherheitskultur im Operationssaal, in der jedes Teammitglied der Sicherheit des Patienten Vorrang einräumt.

11. Ausbildung in Stressbewältigung :
- Krankenpfleger können in der Stress- und Emotionsbewältigung während kritischer Situationen geschult werden, um die geistige Klarheit zu erhalten.

12. Teilnahme an Workshops und Konferenzen :
- Workshops und Konferenzen bieten die Möglichkeit, von Branchenexperten zu lernen und Erfahrungen mit anderen Fachleuten auszutauschen.

Die Weiterbildung spielt eine lebenswichtige Rolle bei der beruflichen Entwicklung von OP-Pflegekräften, indem sie ihre Fähigkeiten im Risikomanagement verbessert, ihr Verständnis für Sicherheitsprotokolle schärft und ihnen hilft, eine qualitativ hochwertige Patientenversorgung zu gewährleisten.

Die Teilnahme an Workshops und Schulungen zu bewährten Verfahren ist ein wichtiger Bestandteil der Weiterbildung für OP-Pflegekräfte. Diese Lernmöglichkeiten bieten eine effektive Möglichkeit, neue Fähigkeiten zu erwerben, vorhandenes Wissen zu aktualisieren und sich mit den neuesten Ansätzen für eine sichere und qualitativ hochwertige Pflege vertraut zu machen. Im Folgenden wird erläutert, wie die Teilnahme an solchen Workshops und Schulungen für OP-Pflegekräfte von Vorteil sein kann :

1. Erwerb neuer Fähigkeiten :
   - In Workshops und Schulungen werden Pflegekräfte mit neuen Techniken, Technologien und Ansätzen konfrontiert, die zur Verbesserung der Sicherheit und Qualität der Pflege eingesetzt werden können.

2. Auffrischung der Kenntnisse :
   - Die Krankenschwestern und Krankenpfleger werden über die neuesten medizinischen Fortschritte, aktualisierte klinische Richtlinien und neue Vorschriften im Zusammenhang mit dem Operationssaal informiert.

3. Erfahrungsaustausch :
   - Workshops bieten die Möglichkeit, Erfahrungen und Herausforderungen mit anderen Pflegekräften zu teilen und so das gegenseitige Lernen zu fördern.

4. Interaktion mit Experten :
   - Die Schulungen werden oft von Branchenexperten geleitet und bieten eine einzigartige Gelegenheit, mit erfahrenen Fachleuten zu interagieren.

5. Praktische Anwendung :
   - Workshops und Schulungen konzentrieren sich in der Regel auf reale Szenarien, in denen die Pflegekräfte die neu erworbenen Fähigkeiten anwenden können.

6. Stärkung der Entscheidungsfindung :
   - Krankenschwestern und Krankenpfleger lernen, fundierte Entscheidungen auf der Grundlage von bewährten Verfahren und aktuellen wissenschaftlichen Erkenntnissen zu treffen.

7. Sicherheitsbewusstsein :
   • Schulungen zu bewährten Verfahren betonen oft die Bedeutung der Patientensicherheit und helfen dem Pflegepersonal, eine Sicherheitskultur zu pflegen.

8. Anpassung an Veränderungen :
   • Workshops helfen Krankenpflegern, sich schnell an Veränderungen in der medizinischen Praxis anzupassen und neue Ansätze in ihre Routine zu integrieren.

9. Professionelles Networking :
   • Fortbildungsveranstaltungen bieten eine Plattform, um Kontakte zu anderen Angehörigen der Gesundheitsberufe zu knüpfen, und fördern den Wissensaustausch.

10. Umsetzung verbesserter Protokolle :
   • Krankenschwestern und Krankenpfleger können lernen, verbesserte Protokolle und Verfahren anzuwenden, um de Pflege im Operationssaal zu optimieren.

11. Validierung von Kompetenzen :
   • Die Teilnahme an Workshops kann dazu beitragen, die Fähigkeiten und die Einhaltung von Sicherheitsstandards zu validieren.

Die Teilnahme an Workshops und Schulungen zu bewährten Verfahren ist eine wertvolle Investition für OP-Pflegekräfte, da sie so darauf vorbereitet werden, eine qualitativ hochwertige Pflege zu leisten, die Patientensicherheit aufrechtzuerhalten und bei medizinischen Entwicklungen auf dem neuesten Stand zu bleiben.

Kapitel 5

Kommunikation und Koordination im Operationssaal

Die Bedeutung einer effektiven Kommunikation im Operationssaal

Eine effektive Kommunikation spielt eine entscheidende Rolle für die Patientensicherheit und die chirurgischen Ergebnisse im Operationssaal. Eine klare, offene und koordinierte Kommunikation zwischen allen Mitgliedern des medizinischen Teams trägt dazu bei, Fehler zu minimieren, Komplikationen zu verhindern und eine qualitativ hochwertige Versorgung zu gewährleisten. Hier erfahren Sie, wie sich die Kommunikation auf die Patientensicherheit und die chirurgischen Ergebnisse auswirkt :

1. Vermeidung von Fehlern :
   - Eine präzise Kommunikation ermöglicht den Austausch lebenswichtiger Informationen, verhindert Missverständnisse und beugt Fehlern bei der Medikation, der Patientenidentifikation usw. vor.

2. Koordination des Teams :
   - Eine effektive Kommunikation erleichtert die Koordination der Handlungen zwischen Chirurgen, Anästhesisten, Krankenschwestern und anderen Teammitgliedern und sorgt so für eine reibungslose Durchführung des chirurgischen Eingriffs.

3. Schnelle Reaktion auf Komplikationen :
   - Eine schnelle Kommunikation im Falle von Komplikationen ermöglicht eine schnelle und koordinierte Entscheidungsfindung, um die Risiken für den Patienten zu minimieren.

4. Notfallmanagement :
   - Kommunikation ist wichtig, um in Notsituationen wie einem Herzstillstand oder einer übermäßigen Blutung die Maßnahmen zu koordinieren.

5. Übermittlung präoperativer Informationen :
   - Eine genaue Mitteilung der präoperativen medizinischen Informationen, wie Allergien, eingenommene Medikamente und frühere Gesundheitsprobleme, ist für die Anpassung der Pflege entscheidend.

6. Überwachung der Vitalzeichen :
- Ein regelmäßiger Austausch der Vitalzeichen des Patienten zwischen den Teammitgliedern hilft, den Zustand des Patienten zu überwachen und Veränderungen schnell zu erkennen.

7. Informierte Zustimmung :
- Eine klare und verständliche Kommunikation zwischen dem medizinischen Team und dem Patienten ist entscheidend, um eine informierte Zustimmung zu einer Operation zu erhalten.

8. Informationsaustausch :
- Eine kontinuierliche Kommunikation zwischen den Teammitgliedern stellt sicher, dass wichtige Informationen während des gesamten Verfahrens weitergegeben werden.

9. Präoperative Vorbereitung :
- Die Kommunikation zwischen dem medizinischen Team bei der Vorbereitung des Patienten, der Überprüfung der Instrumente und der Planung der Operation gewährleistet eine effiziente Durchführung.

10. Postoperative Nachsorge :
- Die postoperative Kommunikation zwischen dem medizinischen Team ist wichtig für das Management der postoperativen Versorgung und die Vermeidung von Komplikationen.

11. Interdisziplinäre Zusammenarbeit :
- Kommunikation erleichtert die Zusammenarbeit zwischen verschiedenen medizinischen Fachrichtungen und verbessert so die ganzheitliche Betreuung des Patienten.

12. Bericht und Nachbesprechung :
- Die Kommunikation am Ende der Operation, während des Berichts und der Nachbesprechung, ermöglicht den Austausch von Informationen, die für die postoperative Versorgung von entscheidender Bedeutung sind.

Eine effektive Kommunikation im Operationssaal trägt dazu bei, eine Kultur der Sicherheit zu schaffen, das Vertrauen innerhalb des Ärzteteams zu fördern und die chirurgischen Ergebnisse zu verbessern, indem eine kohärente, gut koordinierte und patientenzentrierte Versorgung gewährleistet wird.

Die Kommunikation in einem chirurgischen Umfeld kann aufgrund einer Reihe spezifischer Herausforderungen besonders komplex sein. Diese Herausforderungen können sich auf die Sicherheit des Patienten, die Koordination des Teams und die chirurgischen Ergebnisse auswirken. Im Folgenden werden die wichtigsten Herausforderungen im Zusammenhang mit der Kommunikation im chirurgischen Umfeld bewertet :

1. Berufliche Hierarchie :
   • Die medizinische Hierarchie kann eine offene Kommunikation manchmal hemmen, vor allem wenn Teammitglieder zögern, ihre Bedenken oder Vorschläge gegenüber erfahreneren Fachkräften zu äußern.

2. Stress und Zeitdruck :
   • Die stressige Atmosphäre im Operationssaal kann eine klare und überlegte Kommunikation beeinträchtigen, was zu Missverständnissen und Fehlern führen kann.

3. Nonverbale Kommunikation :
   • Aufgrund von Masken, Schutzbrillen und anderen Ausrüstungsgegenständen kann die nonverbale Kommunikation wie die Mimik eingeschränkt sein, was das Verständnis von Emotionen und Absichten erschwert.

4. Multiple Aufgaben :
   • Teammitglieder müssen oft zwischen vielen gleichzeitigen Aufgaben jonglieren, was eine einheitliche und rechtzeitige Kommunikation erschweren kann.

5. Umgebungslärm :
   • Der Lärm von Geräten, Gesprächen und Alarmen im Operationssaal kann die Kommunikation stören und das aufmerksame Zuhören verhindern.

6. Personelle Veränderungen :
   • Häufige Rotationen des medizinischen und pflegerischen Personals können zu Problemen mit der Vertrautheit und dem gegenseitigen Verständnis führen.

7. Sprachliche und kulturelle Barrieren :
   * Chirurgische Teams können aus Mitgliedern verschiedener Kulturen und Sprachen bestehen, was zu Kommunikationsschwierigkeiten führen kann.

8. Unvollständiger Informationstransfer :
   * Beim Wechsel von einem Teammitglied zu einem anderen können wichtige Informationen ausgelassen oder falsch weitergegeben werden (wie z. B. beim Wechsel vom OP-Team zum Nachsorgeteam).

9. Verwendung von Abkürzungen und Jargon :
   * Die übermäßige Verwendung von Abkürzungen und medizinischem Jargon kann zu Missverständnissen führen, vor allem bei Teammitgliedern, die mit diesen Begriffen weniger vertraut sind.

10. Asynchrone Kommunikation :
    * Die Teammitglieder sind möglicherweise nicht immer gleichzeitig im Operationssaal anwesend, was zu Problemen bei der Informationsübermittlung führen kann.

11. Kommunikation in Notfällen :
    * Notfallsituationen erfordern eine schnelle und koordinierte Kommunikation, was unter Zeitdruck schwierig zu bewerkstelligen sein kann.

12. Übertragung komplexer Informationen :
    * Die Vermittlung komplexer medizinischer Informationen, wie z. B. Einzelheiten eines Verfahrens, kann besondere kommunikative Fähigkeiten erfordern, um das Verständnis zu gewährleisten.

Um diese Herausforderungen zu bewältigen, ist es entscheidend, effektive Kommunikationsstrategien anzuwenden, wie z. B. präoperative Briefings, Verifikationsprotokolle, Schulungen zur interprofessionellen Kommunikation und die Sensibilisierung für die Bedeutung einer offenen und respektvollen Kommunikation innerhalb des Operationsteams.

Rollen und Verantwortlichkeiten innerhalb des chirurgischen Teams

Klare Rollen innerhalb des Operationsteams, das aus Chirurgen, Anästhesisten, Krankenpflegern und OP-Helfern besteht, sind entscheidend für eine effektive Koordination, die Minimierung von Fehlern und die Gewährleistung der Patientensicherheit. Jedes Teammitglied hat spezifische Aufgaben, die zum Erfolg des chirurgischen Eingriffs beitragen. Hier ein Überblick über die Rollen der einzelnen Gruppen :

Chirurgen :
* Chirurgen sind für die Durchführung des chirurgischen Verfahrens verantwortlich. Ihr medizinisches und technisches Fachwissen ist entscheidend für die sichere und effiziente Durchführung des Eingriffs. Zu den Aufgaben eines Chirurgen gehören die Planung des Eingriffs, die Durchführung der chirurgischen Maßnahmen, das Treffen intraoperativer Entscheidungen und die Kommunikation mit dem Team.

Anästhesiologen :
* Anästhesiologen sind dafür verantwortlich, die Anästhesie des Patienten während einer Operation zu leiten. Ihre Aufgabe besteht darin, den Gesundheitszustand des Patienten zu beurteilen, die geeignete Anästhesiemethode auszuwählen, die erforderlichen Medikamente zu verabreichen und die Vitalzeichen des Patienten während des Eingriffs kontinuierlich zu überwachen. Sie spielen eine Schlüsselrolle bei der Aufrechterhaltung der physiologischen Stabilität des Patienten.

Krankenpfleger im Operationssaal :
* OP-Pflegekräfte haben eine vielfältige Rolle, die die Vorbereitung des Operationssaals, die Verwaltung von Instrumenten und sterilem Material, die Unterstützung des Chirurgen und des Anästhesisten, die Überwachung der Vitalzeichen des Patienten, die genaue Dokumentation und die Koordination des Teams umfasst. Sie sorgen dafür, dass alle logistischen und klinischen Aspekte des Eingriffs reibungslos ablaufen.

Operationshilfen :
- Operationsgehilfen, oft auch als Operationstechniker bezeichnet, leisten direkte praktische Unterstützung für Chirurgen. Zu ihren Aufgaben gehören die Handhabung von Instrumenten, die Aufrechterhaltung eines sterilen Feldes, die Entnahme von Proben und die Durchführung spezieller Aufgaben nach den Bedürfnissen des Chirurgen. Sie sorgen für einen effizienten und sicheren Arbeitsablauf während des Eingriffs.

Um Rollenklarheit und eine reibungslose Kommunikation zu gewährleisten, ist es wichtig, dass jedes Teammitglied nicht nur seine eigene Rolle, sondern auch die der anderen versteht. Präoperative Briefings, Überprüfungsprotokolle, Schulungen zur interprofessionellen Kommunikation und regelmäßige Besprechungen können dazu beitragen, das gegenseitige Rollenverständnis zu stärken und eine sichere, kollaborative Arbeitsumgebung zu schaffen. Wenn jedem Teammitglied klar ist, was von ihm erwartet wird, verbessern sich die Qualität der Pflege und die Ergebnisse für den Patienten erheblich.

Die interprofessionelle Zusammenarbeit ist ein entscheidender Bestandteil der ganzheitlichen Patientenbetreuung in der Chirurgie. Sie beinhaltet die enge Zusammenarbeit und effektive Kommunikation zwischen den verschiedenen Mitgliedern des medizinischen Teams, einschließlich Chirurgen, Anästhesisten, Krankenpflegern, Operationsassistenten und anderen Gesundheitsfachkräften. Dieser umfassende Ansatz stellt sicher, dass alle Aspekte der Gesundheit und des Wohlbefindens des Patienten berücksichtigt werden, von der Vorbereitung auf die Operation bis hin zur Genesung nach der Operation. So sorgt die interprofessionelle Zusammenarbeit für eine ganzheitliche Patientenversorgung :

1. Vollständige Bewertung :
- Die Teammitglieder bringen ihre einzigartigen Fähigkeiten ein, um eine umfassende Beurteilung des Patienten vorzunehmen, bei der sein Gesundheitszustand, seine Vorgeschichte, Allergien, Medikamente und alle anderen relevanten Faktoren berücksichtigt werden.

2. Präoperative Planung :
   • Durch die interprofessionelle Zusammenarbeit kann das chirurgische Verfahren unter Berücksichtigung aller medizinischen, anästhesiologischen und logistischen Aspekte besprochen und geplant werden, um die Sicherheit und das Wohlbefinden des Patienten zu gewährleisten.

3. Kommunikation der Bedürfnisse des Patienten :
   • Die verschiedenen Fachkräfte tauschen wichtige Informationen über die spezifischen Bedürfnisse des Patienten aus, z. B. über Ernährungsvorlieben, medizinische Einschränkungen und Mobilitätsprobleme.

4. Intraoperative Koordination :
   • Während der Operation gewährleistet die interprofessionelle Zusammenarbeit eine Kommunikation in Echtzeit, um auf die sich ändernden Bedürfnisse des Patienten einzugehen, die Pflege anzupassen und Risiken zu minimieren.

5. Umgang mit Schmerzen und Ängsten :
   • Die Fachkräfte arbeiten zusammen, um die Schmerzen und Ängste des Patienten vor, während und nach dem Eingriff mithilfe von medikamentösen und nichtmedikamentösen Ansätzen zu bewältigen.

6. Postoperative Überwachung und Nachsorge :
   • Nach der Operation wird die Zusammenarbeit fortgesetzt, um die Genesung des Patienten zu überwachen, die notwendigen Medikamente zu verabreichen, die Vitalzeichen zu überwachen und mögliche Komplikationen zu behandeln.

7. Rehabilitation und Genesung :
   • Die Teammitglieder arbeiten zusammen, um individuelle Rehabilitationspläne zu erstellen und eine kontinuierliche Pflege zu leisten, um eine optimale Genesung des Patienten zu fördern.

8. Kommunikation mit dem Patienten und der Familie :
   • Eine effektive interprofessionelle Kommunikation stellt sicher, dass der Patient und seine Familie gut über das Verfahren,

die postoperative Versorgung und die Erwartungen informiert sind, und fördert so Vertrauen und Verständnis.

9. Übertragung der Pflege :
   • Wenn der Patient bereit ist, das Krankenhaus zu verlassen, sorgt die interprofessionelle Zusammenarbeit für einen reibungslosen Übergang zur postoperativen Versorgung zu Hause oder in einer Rehabilitationseinrichtung.

Die interprofessionelle Zusammenarbeit bereichert die Patientenversorgung, indem sie multidisziplinäres Fachwissen bereitstellt, Informationssilos vermeidet und einen ganzheitlichen, patientenzentrierten Ansatz gewährleistet. Dies verbessert die Qualität der Versorgung, verringert das Fehlerrisiko und trägt zu optimalen Operations- und Genesungsergebnissen bei.

Präoperative Briefingprotokolle

Präoperative Besprechungen sind ein wichtiger Schritt bei der Planung und Koordination von chirurgischen Eingriffen. Sie bringen die wichtigsten Mitglieder des medizinischen Teams zusammen, darunter Chirurgen, Anästhesisten, OP-Pflegekräfte, OP-Helfer und andere am Eingriff beteiligte medizinische Fachkräfte. Ziel dieser Treffen ist es, den Operationsplan zu besprechen, Bedenken anzusprechen und ein gemeinsames Verständnis für das bevorstehende Verfahren zu gewährleisten. Hier erfahren Sie, wie präoperative Besprechungen der Operationsplanung zugutekommen :

1. Überprüfung des chirurgischen Plans :
   • In den präoperativen Besprechungen gehen die Teammitglieder die Einzelheiten des Operationsplans durch, einschließlich der spezifischen Schritte des Verfahrens, der geplanten Schnitte, der Patientenpositionen, der benötigten Instrumente etc.

2. Klärung der Rollen :
   • Jede Fachkraft im Team versteht ihre Rolle im Verfahren und wie sie zum Erfolg der Intervention beitragen wird.

3. Diskussion der Anliegen :
   - Die Teammitglieder haben die Möglichkeit, potenzielle Bedenken wie Allergien des Patienten, wichtige Vorerkrankungen, Zeitdruck oder andere logistische Probleme anzusprechen und zu diskutieren.

4. Umgang mit antizipierten Komplikationen :
   - In den präoperativen Besprechungen werden mögliche Komplikationen und Aktionspläne für Notfallsituationen besprochen.

5. Logistische Koordination :
   - Logistische Details wie die Anordnung der Instrumente, das Arrangement des Operationssaals und die speziellen Bedürfnisse des Patienten werden besprochen, um eine reibungslose Durchführung des Verfahrens zu gewährleisten.

6. Interprofessionelle Kommunikation :
   - Präoperative Besprechungen fördern die interprofessionelle Kommunikation, indem sie den verschiedenen Mitgliedern die Möglichkeit geben, ihre Perspektiven und ihr spezifisches Wissen auszutauschen.

7. Planung der Anästhesie :
   - Anästhesiologen können die zu verwendenden Anästhesiemethoden, die zu verabreichenden Medikamente und das Management der physiologischen Stabilität des Patienten während des Verfahrens besprechen.

8. Kollaborative Entscheidungsfindung :
   - Präoperative Besprechungen erleichtern die kollaborative Entscheidungsfindung, indem sie die besten Ansätze für das Verfahren ermitteln und die Meinungen aller Teammitglieder berücksichtigen.

9. Reduzierung von Fehlern :
   - Indem sie Herausforderungen vorwegnehmen und Details klären, tragen präoperative Besprechungen dazu bei, Fehler und Missverständnisse während des Verfahrens zu reduzieren.

10. Stärkung des Vertrauens :
- Präoperative Besprechungen fördern das Vertrauen und den Zusammenhalt innerhalb des Teams, indem sie sicherstellen, dass alle Mitglieder die gemeinsamen Ziele verstehen und auf den Operationsplan abgestimmt sind.

Alles in allem sind präoperative Besprechungen ein wertvolles Instrument zur Optimierung der Planung, Koordination und Kommunikation innerhalb des Ärzteteams und tragen so zu sichereren, effizienteren und besser koordinierten Operationen bei.

Der Austausch entscheidender Informationen ist ein wesentliches Element, um innerhalb des medizinischen Teams ein gemeinsames Verständnis für die Ziele der Operation herzustellen. Eine klare und präzise Kommunikation ermöglicht es jedem Teammitglied, die spezifischen Details des chirurgischen Verfahrens, die Erwartungen und Ziele zu verstehen, um eine reibungslose und erfolgreiche Durchführung zu gewährleisten. So erleichtert der Austausch von entscheidenden Informationen ein gemeinsames Verständnis der Ziele der Operation :

1. Fallvorstellung :
- Der Informationsaustausch beginnt mit einer ausführlichen Darstellung des Patientenfalls, einschließlich der Krankengeschichte, der Symptome, der Testergebnisse und der Gründe für die Operation.

2. Chirurgischer Plan :
- Die Einzelheiten des Operationsplans werden geteilt, einschließlich der spezifischen Schritte des Verfahrens, der geplanten Schnitte, der anzuwendenden Techniken und der Ziele der Operation.

3. Rollen und Verantwortlichkeiten :
- Jedes Teammitglied versteht seine Rolle in dem Verfahren und wie es dazu beitragen wird, die Ziele der Operation zu erreichen.

4. Mögliche Komplikationen :
   - Informationen über mögliche Komplikationen und Aktionspläne für Notfallsituationen werden ausgetauscht, um eine angemessene Vorbereitung zu gewährleisten.

5. Anästhesie und Überwachung :
   - Anästhesiologen tauschen Informationen über die Narkoseführung des Patienten, die Überwachung der Vitalzeichen und die physiologische Stabilisierung aus.

6. Schmerzmanagement :
   - Intra- und postoperative Schmerzmanagementpläne werden mitgeteilt, um den Komfort und das Wohlbefinden des Patienten zu gewährleisten.

7. Instrumente und Ausrüstung :
   - Details zu spezifischen Instrumenten, medizinischen Geräten und der erforderlichen Ausrüstung werden ausgetauscht, um ihre Verfügbarkeit und Funktionsfähigkeit zu gewährleisten.

8. Kontaktdaten des Patienten :
   - Entscheidende Informationen über den Patienten, wie Allergien, aktuelle Medikamente und persönliche Vorlieben, werden ausgetauscht, um die Pflege auf den Patienten abzustimmen.

9. Übertragung der Pflege :
   - Gegebenenfalls werden Pläne für die Übergabe der postoperativen Pflege an das Nachsorgeteam besprochen, um eine optimale Kontinuität der Pflege zu gewährleisten.

10. Fragen und Anliegen :
   - Die Teammitglieder haben die Möglichkeit, Fragen zu stellen, Bedenken zu äußern und wichtige Punkte zu diskutieren, um ein umfassendes Verständnis zu gewährleisten.

Der Austausch entscheidender Informationen fördert ein gemeinsames Verständnis der Ziele der Operation, stärkt den Zusammenhalt des Teams und verringert das Risiko von Fehlern oder Missverständnissen während des Eingriffs. Er schafft außerdem ein Umfeld, in dem jeder Angehörige der Gesundheitsberufe auf informierte und proaktive Weise dazu beitragen kann, die besten Ergebnisse für den Patienten zu erzielen.

Kommunikation während der Operation

Verbale und nonverbale Kommunikationstechniken spielen im Operationssaal eine entscheidende Rolle, um eine reibungslose Koordination, gegenseitiges Verständnis und eine qualitativ hochwertige Pflege zu gewährleisten. Angesichts der komplexen und manchmal stressigen Umgebung im Operationssaal ist eine effektive Kommunikation entscheidend, um die Sicherheit des Patienten und den Erfolg des chirurgischen Eingriffs zu gewährleisten. Beispiele für verbale und nonverbale Kommunikationstechniken, die im Operationssaal eingesetzt werden, sind :

Verbale Kommunikation :
1. **Präoperatives Briefing:** Vor Beginn der Operation kann ein Briefing stattfinden, bei dem der Operationsplan, die Rollen der einzelnen Teammitglieder und mögliche Bedenken besprochen werden.

2. **Bekanntgabe der Schritte :** Chirurgen und OP-Helfer kündigen die Schritte des Verfahrens an, wenn sie fortschreiten, um alle Teammitglieder auf dem Laufenden zu halten.
3. **Bestätigen von Aktionen :** Das Team kann Bestätigungssätze wie "Ich bestätige" oder "Ich bin bereit" verwenden, um anzuzeigen, dass die geplanten Schritte durchgeführt wurden.

4. **Austausch kritischer Informationen:** Fachkräfte tauschen entscheidende Informationen aus, z. B. Testergebnisse, Veränderungen im Zustand des Patienten oder Anpassungen des Verfahrens.

5. **Bitte um Klärung:** Wenn eine Anweisung unklar ist, können die Teammitglieder um Klärung bitten, indem sie Sätze verwenden wie "Können Sie das wiederholen?" oder "Können Sie das genauer erklären?".

6. **Melden von Unstimmigkeiten:** Wenn etwas nicht mit dem Plan übereinzustimmen scheint, sollten sich die Teammitglieder

wohl dabei fühlen, Unstimmigkeiten in einer direkten, aber respektvollen Sprache zu melden.

7. Kommunikation mit dem Patienten : Die Fachkräfte können dem Patienten das bevorstehende Verfahren erklären, sanft mit ihm sprechen, um ihn zu beruhigen und seine Fragen zu beantworten.

Nonverbale Kommunikation :
1. Blickkontakt: Blickkontakt mit anderen Teammitgliedern herstellen und aufrechterhalten, um Aufmerksamkeit und Verständnis zu zeigen.

2. Handgesten: Handgesten verwenden, um bestimmte Handlungen anzuzeigen oder Anweisungen zu geben.

3. Gesichtsausdrücke: Gesichtsausdrücke können Zustimmung, Besorgnis oder andere Emotionen zeigen und zum gegenseitigen Verständnis beitragen.

4. Körpersprache: Eine offene und dem Team zugewandte Körpersprache kann eine Haltung der Zusammenarbeit und des Zuhörens vermitteln.

5. Kopfbewegungen: Ein Nicken kann Zustimmung, Verständnis oder Bestätigung bedeuten.
6. Verwendung von räumlichen Hinweisen: Die Position und Ausrichtung der Teammitglieder im Operationssaal kann auf Absichten oder Bedürfnisse hinweisen.

7. Ausdruck von Gelassenheit: Einen ruhigen Gang und eine ruhige Körperhaltung zu bewahren, kann dazu beitragen, trotz stressiger Situationen eine ruhige Umgebung zu schaffen.

8. Verwendung von Stille: Beabsichtigte Momente der Stille können darauf hinweisen, dass man sich auf eine bestimmte Aufgabe konzentrieren oder ihr Aufmerksamkeit schenken muss.

Durch die Kombination verbaler und nonverbaler Kommunikationstechniken kann das Operationsteam einen reibungslosen und umfassenden Informationsfluss schaffen, der für die Sicherheit des Patienten und den Erfolg des Eingriffs von entscheidender Bedeutung ist. Eine offene, respektvolle und gut koordinierte Kommunikation stärkt das gegenseitige Vertrauen und die Zusammenarbeit innerhalb des Teams.

Die wirksame Meldung von Veränderungen im Zustand des Patienten und von potenziellen Problemen im Operationssaal ist für die Sicherheit und das Wohlergehen des Patienten von größter Bedeutung. Die Mitglieder des medizinischen Teams müssen in der Lage sein, schnell und klar zu kommunizieren, um alle Abweichungen oder Bedenken zu melden. Hier sind einige Schritte und Richtlinien für eine effektive Meldung :

1. Verwenden Sie eine direkte und prägnante Kommunikation: Wenn Sie eine Veränderung im Zustand des Patienten oder ein potenzielles Problem melden, sollten Sie in Ihrer Kommunikation direkt und prägnant sein. Verwenden Sie eine klare und spezifische Sprache, um die Informationen zu übermitteln.

2. Identifizieren Sie sich und Ihre Rolle: Wenn Sie ein Problem melden, identifizieren Sie sich zunächst und geben Sie Ihre Rolle im Team an. Dies hilft, die Quelle der Information zu ermitteln und die Koordination zu erleichtern.

3. Verwenden Sie das Kommunikationsprotokoll: Viele Krankenhäuser und Gesundheitseinrichtungen haben spezielle Kommunikationsprotokolle, um Änderungen im Zustand des Patienten zu melden. Achten Sie darauf, dass Sie diese Protokolle befolgen, um sicherzustellen, dass die Informationen korrekt übermittelt werden.

4. Geben Sie spezifische Details an: Wenn Sie ein Problem melden, geben Sie spezifische Details an, z. B. relevante Vitalzeichen, beobachtete Symptome, den Ort des Problems und alle anderen relevanten Details.

5. Verwenden Sie, wenn möglich, visuelle Hilfsmittel: Wenn möglich, verwenden Sie visuelle Hilfsmittel wie Grafiken, Diagramme oder Bilder, um das Problem oder die Veränderungen zu veranschaulichen. Dies kann helfen, die Informationen zu verdeutlichen und die Situation schnell zu vermitteln.

6. Seien Sie sich des Kontexts bewusst: Wenn Sie ein Problem melden, stellen Sie sicher, dass Sie den nötigen Kontext liefern, damit die anderen Teammitglieder die Situation als Ganzes verstehen.

7. Weisen Sie auf die Dringlichkeit hin: Wenn die Situation sofortige Aufmerksamkeit erfordert, stellen Sie sicher, dass Sie dies deutlich machen. Verwenden Sie Begriffe wie "dringend" oder "sofort", um den Ernst der Lage zu verdeutlichen.

8. Schlagen Sie Lösungen vor, wenn möglich: Wenn Sie Ideen oder Vorschläge zur Lösung des Problems haben, zögern Sie nicht, diese mitzuteilen. Die Zusammenarbeit bei der Suche nach Lösungen ist entscheidend für eine schnelle und effektive Behandlung.

9. Hören Sie dem Feedback aufmerksam zu: Wenn Sie ein Problem melden, sollten Sie bereit sein, sich das Feedback der anderen Teammitglieder anzuhören. Kommunikation ist ein bidirektionaler Prozess, und es ist wichtig, für Kommentare und zusätzliche Informationen offen zu sein.

10. Dokumentieren Sie die Meldung: Nachdem Sie eine Veränderung im Zustand des Patienten oder ein potenzielles Problem gemeldet haben, stellen Sie sicher, dass Sie die Information in geeigneter Weise in der Krankenakte des Patienten dokumentieren. Dies ermöglicht eine genaue Nachverfolgung der Situation.

Wenn Sie diese Richtlinien befolgen, können Sie zu einer effektiven Kommunikation und einer schnellen Behandlung potenzieller Probleme im Operationssaal beitragen, was für die Sicherheit und das Wohlergehen des Patienten von entscheidender Bedeutung ist.

Kooperation bei Pflegeübergängen

Die Übertragung von Informationen beim Wechsel von Teams und chirurgischen Phasen ist ein kritischer Schritt, um die Kontinuität der Pflege und die Sicherheit des Patienten zu gewährleisten. Wenn verschiedene Teams oder Operationsphasen aufeinander folgen, ist es entscheidend, dass die relevanten Informationen über den Patienten, den Operationsplan, mögliche Komplikationen und andere entscheidende Details präzise und vollständig weitergegeben werden. Hier erfahren Sie, wie Sie einen effektiven Informationstransfer erleichtern können :

1. Präoperatives Briefing: Halten Sie vor Beginn der Operation ein präoperatives Briefing ab, bei dem das ausscheidende Team das eintreffende Team über die wichtigsten Details zum Patienten, den Operationsplan und alle besonderen Bedenken informiert.

2. Einsatz strukturierter Kommunikation: Verwenden Sie strukturierte Kommunikationsmittel wie SBAR (Situation, Background, Assessment, Recommendation), um Informationen klar und systematisch zu organisieren und weiterzugeben.

3. Identifizieren Sie die Teammitglieder eindeutig: Achten Sie bei der Weitergabe von Informationen darauf, dass sich jedes Teammitglied vorstellt und seine Rolle angibt, um eine klare Identifikation herzustellen.

4. Berichte schreiben und lesen: Wenn möglich, stellen Sie dem eintreffenden Team einen schriftlichen Bericht mit den wichtigsten Informationen über den Patienten, die Veränderungen während der Operation, die ergriffenen Maßnahmen und die Bedenken zur Verfügung.

5. Verwenden Sie visuelle Hilfsmittel: Diagramme, Bilder und anatomische Modelle können hilfreich sein, um Schlüsselaspekte des Verfahrens oder Bereiche von Interesse visuell darzustellen.

6. Schließen Sie relevante Informationen mit ein : Übermitteln Sie wichtige Informationen wie die Vitalzeichen des Patienten, Einzelheiten des Operationsplans, Allergien, mögliche Komplikationen, Medikamentenanpassungen und andere entscheidende Elemente.

7. Sorgen Sie für gegenseitiges Verständnis: Ermutigen Sie die Mitglieder des ausgehenden Teams, dem eingehenden Team Fragen zu stellen, um sicherzustellen, dass die Informationen klar und verständlich sind.

8. Legen Sie die zu erreichenden Ziele fest: Wenn in der nächsten Phase der Operation bestimmte Ziele erreicht werden sollen, stellen Sie sicher, dass Sie diese klar kommunizieren.

9. Geben Sie Empfehlungen: Wenn Entscheidungen oder Handlungen vom ankommenden Team getroffen werden müssen, schließen Sie spezifische Empfehlungen ein, um ihren nächsten Schritt zu leiten.

10. Rekapitulieren und zusammenfassen: Fassen Sie am Ende der Übertragung die wichtigsten Punkte noch einmal kurz zusammen, um sicherzustellen, dass nichts Wichtiges ausgelassen wurde.

11. Fördern Sie eine offene Kommunikation: Schaffen Sie eine Umgebung, in der sich die Teammitglieder wohlfühlen, Fragen zu stellen, Dinge zu klären und Bedenken mitzuteilen.

12. Dokumentieren Sie die Übertragung: Stellen Sie sicher, dass Sie die Informationsübertragung in der Krankenakte des Patienten dokumentieren, um eine genaue Verfolgung und Nachvollziehbarkeit zu gewährleisten.

Ein reibungsloser und präziser Informationstransfer zwischen den Teams und den chirurgischen Phasen ist entscheidend für die Aufrechterhaltung der Patientensicherheit, die Vermeidung von Fehlern und die Gewährleistung einer einheitlichen und effektiven Behandlung.

Die Vermeidung von Fehlern bei der Verlegung des Patienten vom Operationssaal in den Aufwachraum ist ein kritischer Schritt, um die Sicherheit des Patienten in der postoperativen Phase zu gewährleisten. Die Verlegung des Patienten ist mit potenziellen Risiken verbunden, insbesondere im Hinblick auf medizinische Komplikationen, Zustandsänderungen und Kommunikation. Hier finden Sie Strategien zur Vermeidung von Fehlern bei dieser entscheidenden Verlegung :

1. Transparente Kommunikation : Stellen Sie sicher, dass eine klare und präzise Kommunikation zwischen dem OP-Team und dem Team des Aufwachraums stattfindet. Verwenden Sie strukturierte Kommunikationsprotokolle wie SBAR, um wichtige Informationen über den Patienten zu übermitteln.

2. Verlegungsbericht: Legen Sie einen schriftlichen oder mündlichen Verlegungsbericht vor, in dem die wichtigsten Informationen wie der Zustand des Patienten, der Operationsplan, die verabreichten Medikamente, aufgetretene Komplikationen, Allergien, verabreichte Flüssigkeiten usw. detailliert aufgeführt sind.

3. Verwendung von Checklisten: Übernehmen Sie transferspezifische Checklisten, um sicherzustellen, dass alle erforderlichen Schritte korrekt befolgt werden.

4. Überprüfung der Identität des Patienten : Bestätigen Sie vor der Verlegung die Identität des Patienten mithilfe von mindestens zwei Identifikationsmethoden, z. B. Überprüfung des Identitätsarmbands, Überprüfung des Namens und des Geburtsdatums etc.

5. Kontinuierliche Überwachung: Stellen Sie sicher, dass der Patient während des Transfers ständig überwacht wird, um Veränderungen des Zustands oder mögliche Komplikationen frühzeitig zu erkennen.

6. Vorbereitung des Aufwachraums: Bevor der Patient eintrifft, stellen Sie sicher, dass der Aufwachraum mit allen notwendigen Geräten und Medikamenten ordnungsgemäß vorbereitet ist.

7. Kommunikation der Medikamente : Übermitteln Sie die während der Operation verabreichten Medikamente klar und deutlich an das Team im Aufwachraum und geben Sie die Dosis und den Zeitpunkt an.

8. Kontinuität der Anästhesie: Wenn der Patient unter Narkose steht, stellen Sie sicher, dass zwischen dem Anästhesiologen im Operationssaal und dem Team im Aufwachraum eine reibungslose und transparente Kommunikation stattfindet, um einen reibungslosen Übergang zu gewährleisten.

9. Kommunikation über Komplikationen: Wenn es während der Operation zu Komplikationen gekommen ist, stellen Sie sicher, dass das Team im Aufwachraum darüber informiert und darauf vorbereitet ist, mit diesen Komplikationen umzugehen, falls sie während der Aufwachphase auftreten.

10. Schulung und Sensibilisierung: Sensibilisieren Sie das Personal im Operationssaal und im Aufwachraum für die Verlegungsprozeduren und die Protokolle zur Fehlervermeidung. Bieten Sie kontinuierliche Schulungen an, um die Fähigkeiten und Kenntnisse auf den neuesten Stand zu bringen.

11. Einsatz technologischer Hilfsmittel: Nutzen Sie Technologien wie Gesundheitsinformationssysteme, um Patienteninformationen sicher und genau zu dokumentieren und auszutauschen.

12. Analyse früherer Fehler: Führen Sie regelmäßig Fallbesprechungen durch, um Fehler oder Probleme zu untersuchen, die bei früheren Übergaben aufgetreten sind, und ermitteln Sie Bereiche, in denen Verbesserungen möglich sind.

Die Vermeidung von Fehlern bei der Verlegung eines Patienten vom Operationssaal in den Aufwachraum erfordert eine effektive Kommunikation, eine enge Koordination zwischen den Teams und eine sorgfältige Beachtung der Details. Durch die Einhaltung klarer Protokolle, die Förderung einer Sicherheitskultur und die Umsetzung spezifischer Strategien kann das Fehlerrisiko erheblich gesenkt werden.

Konfliktmanagement und Problemlösung

Der Umgang mit Meinungsverschiedenheiten und Konflikten innerhalb des Operationsteams ist entscheidend für die Aufrechterhaltung eines harmonischen Arbeitsumfelds, die Gewährleistung der Patientensicherheit und die Förderung einer effektiven Entscheidungsfindung. Meinungsverschiedenheiten und Konflikte können aufgrund verschiedener Faktoren entstehen, z. B. aufgrund unterschiedlicher Ansichten über den chirurgischen Plan, Bedenken hinsichtlich des Patienten oder zwischenmenschlicher Spannungen. Hier sind Techniken, um mit solchen Situationen konstruktiv umzugehen:

1. Offene Kommunikation: Fördern Sie eine offene und respektvolle Kommunikation innerhalb des Teams. Erlauben Sie jedem Mitglied, sich auf ruhige und respektvolle Weise zu äußern und seinen Standpunkt zu erklären.

2. Aktives Zuhören: Hören Sie sich die Bedenken und Ansichten der anderen Teammitglieder aufmerksam an. Zeigen Sie, dass Sie ihre Meinungen verstehen und berücksichtigen.

3. Suchen Sie nach einer gemeinsamen Basis : Versuchen Sie, eine gemeinsame Basis zu finden, indem Sie Gemeinsamkeiten und mögliche Lösungen erkunden. Suchen Sie nach Lösungen, die für beide Seiten vorteilhaft sind.

4. Mediation: Wenn der Konflikt anhält, ziehen Sie eine Mediation in Betracht. Eine neutrale dritte Person kann dabei helfen, die Kommunikation zu erleichtern und Lösungen zu finden.

5. Respektieren von Rollen und Verantwortlichkeiten: Stellen Sie sicher, dass jedes Teammitglied seine Rollen und Verantwortlichkeiten versteht und respektiert. Dies kann Konflikte aufgrund von Missverständnissen oder Überschneidungen verringern.

6. Effektive Führung: Eine starke Führung kann bei der Bewältigung von Konflikten eine entscheidende Rolle spielen. Führungskräfte müssen in der Lage sein, fundierte Entscheidungen zu treffen, den Teammitgliedern zuzuhören und Meinungsverschiedenheiten auf faire Weise zu lösen.

7. Konzentrieren Sie sich auf Fakten: Wenn Sie eine Meinungsverschiedenheit ansprechen, sollten Sie sich auf handfeste Fakten statt auf Emotionen stützen. Dies kann zu einer sachlicheren Diskussion beitragen.

8. Umgang mit Emotionen : Lernen Sie, mit Ihren Emotionen und denen anderer konstruktiv umzugehen. Vermeiden Sie impulsive Reaktionen und nehmen Sie sich Zeit zum Nachdenken, bevor Sie eine Antwort geben.

9. Wortwahl: Verwenden Sie sorgfältig gewählte Worte, um eine Verschlimmerung der Situation zu vermeiden. Vermeiden Sie beleidigende oder anklagende Kommentare.

10. Finden Sie patientenorientierte Lösungen : Wenn es zu Meinungsverschiedenheiten kommt, sollten Sie sich immer daran erinnern, dass das Wohl des Patienten an erster Stelle steht. Dies kann dabei helfen, Probleme in die richtige Perspektive zu rücken und Lösungen zu finden.

11. Nachträgliche Bewertung: Nehmen Sie sich nach der Konfliktlösung Zeit, um zu bewerten, was passiert ist und welche Lektionen Sie gelernt haben. Dies kann helfen, ähnliche Konflikte in Zukunft zu verhindern.

12. Schulung zum Konfliktmanagement: Bieten Sie dem Team eine Schulung zum Konfliktmanagement und zur effektiven Kommunikation an. Dies kann die Fähigkeiten und das Vertrauen des Teams stärken, Meinungsverschiedenheiten zu lösen.

Durch die Anwendung dieser Techniken und die Förderung einer Kultur der offenen Kommunikation und des gegenseitigen Respekts können Meinungsverschiedenheiten und Konflikte innerhalb des Teams konstruktiv bewältigt werden, was zu einem positiven Arbeitsumfeld und einer hochwertigen Patientenversorgung beiträgt.

Das schnelle Lösen von Problemen und die Aufrechterhaltung eines positiven Arbeitsumfelds innerhalb des Operationsteams sind entscheidend für die Sicherheit der Patienten und die Zufriedenheit der Teammitglieder. Hier sind einige Ansätze, um dies effektiv zu erreichen:

1. Offene Kommunikation: Fördern Sie eine offene und transparente Kommunikation zwischen den Teammitgliedern. Schaffen Sie einen Raum, in dem jeder seine Bedenken äußern, Fragen stellen und Ideen austauschen kann.

2. Antizipation von Problemen: Erkennen Sie potenzielle Probleme, bevor sie auftreten. Durch proaktive Antizipation können Sie vorbeugende Maßnahmen ergreifen und verhindern, dass sich Probleme zu kritischen Situationen ausweiten.

3. Interdisziplinäre Zusammenarbeit: Beziehen Sie die Mitglieder des Operationsteams sowie andere medizinische Fachkräfte wie Anästhesisten, Krankenschwestern und OP-Helfer in die Problemlösung mit ein. Ein interdisziplinärer Ansatz kann verschiedene Perspektiven und kreative Lösungen hervorbringen.

4. Verwendung von Protokollen und Checklisten: Führen Sie Protokolle und Checklisten ein, um die wichtigsten Schritte des chirurgischen Prozesses anzuleiten. Dies kann helfen, Fehler zu minimieren und einheitliche Vorgehensweisen zu gewährleisten.

5. Kontinuierliche Fortbildung: Bieten Sie dem Team kontinuierliche Fortbildungen an, um seine Fähigkeiten auf dem neuesten Stand zu halten und es über neue Praktiken und Technologien zu informieren. Ein gut ausgebildetes Team ist besser gerüstet, um Probleme zu lösen.

6. Konstruktives Feedback: Geben Sie den Teammitgliedern konstruktives Feedback, indem Sie den Schwerpunkt auf verbesserungswürdige Aspekte legen und gleichzeitig Erfolge anerkennen. Dies fördert ein positives, lernorientiertes Arbeitsumfeld.

7. Ermutigung zur Meldung von Vorfällen : Ermutigen Sie die Teammitglieder, potenzielle Vorfälle, Fehler oder Probleme zu melden. Ein offenes Meldesystem ermöglicht es, Probleme schnell anzugehen und Korrekturmaßnahmen einzuleiten.

8. Zeitmanagement: Optimieren Sie Ihr Zeitmanagement, um Verspätungen und Stresssituationen zu vermeiden. Eine effektive Planung kann dazu beitragen, Probleme aufgrund von Zeitdruck zu verhindern.

9. Einsatz von Technologien : Führen Sie digitale Technologien und Werkzeuge ein, um die Kommunikation, Dokumentation und das Informationsmanagement zu verbessern. Computergestützte Systeme können die Problemlösung erleichtern.

10. Lösungsorientierter Ansatz : Wenn ein Problem auftritt, ermutigen Sie das Team, einen lösungsorientierten Ansatz zu wählen, anstatt sich auf die negativen Aspekte zu konzentrieren. Identifizieren Sie schnell, welche Maßnahmen zur Lösung des Problems ergriffen werden müssen.

11. Positive Führung: Führungskräfte spielen eine entscheidende Rolle bei der Aufrechterhaltung eines positiven Arbeitsumfelds. Führungskräfte sollten positives Verhalten vorleben, die Zusammenarbeit fördern und zu proaktiver Problemlösung ermutigen.

12. Feiern von Erfolgen : Die Erfolge des Teams anzuerkennen und zu feiern, stärkt die Motivation und den Zusammenhalt. Erfolge tragen dazu bei, ein positives und inspirierendes Umfeld aufrechtzuerhalten.

Durch die Anwendung dieser Ansätze kann das OP-Team effektiver zusammenarbeiten, um Probleme schnell zu lösen, ein positives Umfeld aufrechtzuerhalten und die Sicherheit und das Wohlbefinden der Patienten zu gewährleisten.

Kommunikation mit Patienten und Familien

Das Erklären von chirurgischen Verfahren und Schritten für Patienten und ihre Angehörigen ist ein wesentlicher Teil der Rolle der Krankenschwester im Operationssaal. Durch diese Kommunikation erhalten die Patienten und ihre Angehörigen klare Informationen, können ihre Fragen beantworten und sich bezüglich des chirurgischen Prozesses sicher fühlen. Hier erfahren Sie, wie Sie dabei effektiv vorgehen können:

1. Vorbereitung: Wählen Sie einen angemessenen und ruhigen Zeitpunkt, um das chirurgische Verfahren zu erklären. Achten Sie darauf, dass der Patient entspannt und offen für die Kommunikation ist.

2. Verwendung einer verständlichen Sprache: Vermeiden Sie komplizierten medizinischen Fachjargon und verwenden Sie eine einfache, verständliche Sprache. Erklären Sie medizinische Begriffe, wenn es nötig ist.

3. Aktives Zuhören: Bevor Sie mit dem Erklären beginnen, ermutigen Sie den Patienten und seine Angehörigen, Fragen zu stellen und ihre Bedenken zu äußern. Hören Sie ihnen aufmerksam zu, wenn sie ihre Bedürfnisse und Sorgen äußern.

4. Beschreibung des Verfahrens: Erklären Sie das chirurgische Verfahren ausführlich, einschließlich der Ziele, der spezifischen Schritte und der verwendeten Instrumente. Verwenden Sie visuelle Hilfsmittel wie Diagramme oder anatomische Modelle, wenn dies zur Verdeutlichung der Erklärungen beitragen kann.

5. Risiken und Nutzen: Diskutieren Sie die potenziellen Risiken, die mit dem Verfahren verbunden sind, sowie den erwarteten Nutzen. Erläutern Sie mögliche Alternativen, falls es solche gibt.

6. Dauer und Genesung: Informieren Sie den Patienten über die ungefähre Dauer der Operation und die Schritte der postoperativen Genesung. Erwähnen Sie die notwendige Pflege und die Vorsichtsmaßnahmen, die nach der Operation getroffen werden müssen.

7. Anästhesie: Erklären Sie, welche Art von Anästhesie verwendet wird und wie sich der Patient während und nach dem Verfahren fühlen wird.

8. Auswirkungen auf den Lebensstil: Wenn das Verfahren Auswirkungen auf den Lebensstil des Patienten hat, sollten Sie dies ausführlich besprechen. Dies kann Einschränkungen der Aktivitäten, Ernährungsumstellungen usw. beinhalten.

9. Beantworten Sie Fragen: Ermutigen Sie den Patienten und seine Angehörigen, jederzeit Fragen zu stellen. Beantworten Sie sie ehrlich und vollständig.

10. Einfühlungsvermögen und emotionale Unterstützung: Verstehen Sie, dass der chirurgische Eingriff bei dem Patienten und seinen Angehörigen Emotionen auslösen kann. Zeigen Sie Einfühlungsvermögen, bieten Sie emotionale Unterstützung an und beruhigen Sie sie.

11. Bereitstellung von schriftlichem Material: Wenn möglich, stellen Sie Broschüren oder schriftliches Material zur Verfügung, in dem das Verfahren, die notwendigen Vorbereitungen und die Informationen nach der Operation beschrieben werden.

12. Vertraulichkeit: Stellen Sie sicher, dass die bereitgestellten Informationen vertraulich behandelt werden und respektieren Sie die Privatsphäre des Patienten.
Durch klare, auf die individuellen Bedürfnisse zugeschnittene Erklärungen helfen Sie Patienten und ihren Angehörigen, das chirurgische Verfahren besser zu verstehen, fundierte

Entscheidungen zu treffen und sich während des gesamten Prozesses unterstützt zu fühlen.

Die Bereitstellung von emotionaler Unterstützung und die Beantwortung von Patientenfragen sind wesentliche Elemente zur Verringerung der Angst vor einem chirurgischen Eingriff. Angst kann für Patienten sehr besorgniserregend sein und sich auf ihre Erfahrungen und ihre Genesung auswirken. Hier erfahren Sie, wie Sie wirksame emotionale Unterstützung bieten und Fragen beantworten können, um bei der Angstreduzierung zu helfen :

1. Schaffen Sie eine einladende Umgebung : Sorgen Sie dafür, dass sich der Patient sicher und wohl fühlt. Schaffen Sie einen ruhigen und warmen Raum, in dem er Fragen stellen und seine Bedenken äußern kann.

2. Stellen Sie eine Verbindung her: Nehmen Sie sich Zeit, um sich vorzustellen und eine vertrauensvolle Beziehung zum Patienten aufzubauen. Zeigen Sie Einfühlungsvermögen und Verständnis für seine Gefühle.

3. Ermutigen Sie zu Fragen: Lassen Sie den Patienten wissen, dass er alle Fragen stellen kann, die ihm auf dem Herzen liegen. Beruhigen Sie ihn, indem Sie ihm sagen, dass alle seine Anliegen behandelt werden.

4. Aktives Zuhören: Wenn der Patient spricht, hören Sie aufmerksam zu und zeigen Sie, dass Sie wirklich beteiligt sind. Dies kann helfen, seine Bedenken zu zerstreuen.

5. Klären Sie die Informationen: Wenn der Patient Bedenken äußert, die auf unrichtigen oder missverständlichen Informationen beruhen, erklären und klären Sie die relevanten Punkte.

6. Verwendung visueller Hilfsmittel: Wenn möglich, verwenden Sie visuelle Hilfsmittel wie Broschüren, Erklärvideos oder Diagramme, um das Verfahren zu veranschaulichen und Fragen zu beantworten.

7. Erklären Sie die Schritte : Unterteilen Sie das Verfahren in Schritte und erklären Sie diese dem Patienten. Dies kann helfen, den Prozess zu entmystifizieren und Ängste abzubauen.

8. Geben Sie **ehrliche** Antworten: Geben Sie ehrliche und präzise Antworten auf die Fragen des Patienten. Wenn Sie die Antwort nicht kennen, weisen Sie darauf hin, dass Sie die notwendigen Informationen beschaffen werden.

9. Management der Erwartungen : Helfen Sie dem Patienten zu verstehen, was er vor, während und nach der Operation zu erwarten hat. Dies kann Überraschungen und Unsicherheiten verringern.

10. Entspannungstechniken: Bringen Sie dem Patienten einfache Entspannungstechniken bei, z. B. tiefes Atmen oder Visualisierung, um ihm zu helfen, mit seinen Ängsten umzugehen.

11. Beziehen Sie die Familie mit ein: Wenn der Patient es wünscht, beziehen Sie die Familie oder die Angehörigen in den Prozess der Aufklärung und emotionalen Unterstützung mit ein.
12. Nachsorge: Achten Sie darauf, dass Sie auch nach dem Erstgespräch für den Patienten erreichbar bleiben. Zu zeigen, dass Sie da sind, um weitere Fragen zu beantworten, kann helfen, Ängste zu lindern.

Emotionale Unterstützung und die Beantwortung von Fragen helfen nicht nur, die Angst des Patienten zu verringern, sondern auch, ein Vertrauensverhältnis zwischen dem Patienten und dem Ärzteteam aufzubauen. Dies kann zu einer positiveren Erfahrung für den Patienten und zu besseren Operationsergebnissen beitragen.

Nutzung von Kommunikationstechnologien

Der Einsatz von elektronischen Kommunikationssystemen und Dashboards im Operationssaal kann die Effizienz, Koordination und Sicherheit von chirurgischen Verfahren erheblich verbessern. Diese modernen Hilfsmittel erleichtern die Kommunikation zwischen den Mitgliedern des OP-Teams, ermöglichen die Echtzeit-Überwachung lebenswichtiger

Informationen und tragen zum Gesamtmanagement des Operationssaals bei. Hier erfahren Sie, wie diese Systeme von Nutzen sein können und wie sie eingesetzt werden :

Elektronische Kommunikationssysteme :
- **Instant Messaging:** Teammitglieder können über Instant-Messaging-Systeme auf tragbaren Geräten schnell und diskret miteinander kommunizieren. So können wichtige Informationen übermittelt werden, ohne den Arbeitsablauf zu unterbrechen.

- **Videoanrufe :** Der Austausch in Echtzeit über Videoanrufe kann es Chirurgen ermöglichen, andere Experten aus der Ferne zu konsultieren, Ratschläge einzuholen und Live-Bilder auszutauschen.

- **Notfallwarnungen:** Die Systeme können so konfiguriert werden, dass sie in Notsituationen, z. B. bei Veränderungen der Vitalzeichen des Patienten oder bei technischen Problemen, Warnungen versenden.

- **Verwaltung der Ausrüstung :** Mit ihnen kann man den Zustand der Ausrüstung überwachen, Störungen melden und schnell Reparaturen anfordern.

Dashboards im Operationssaal :
- **Echtzeitüberwachung:** Die Dashboards zeigen die Vitalzeichen des Patienten, die Narkosewerte, Informationen über intravenöse Flüssigkeiten usw. in Echtzeit an, sodass das Team den Patienten kontinuierlich überwachen kann.

- **OP-Planung:** Auf Dashboards können der OP-Plan, Röntgenbilder und andere relevante Informationen angezeigt werden, sodass das Team während der Operation auf diese Daten zurückgreifen kann.

- **Checklisten:** Prä- und postoperative Checklisten können in Dashboards integriert werden, was dabei hilft, sicherzustellen, dass alle Schritte korrekt befolgt werden.

- **Zeitmanagement:** Dashboards können die Dauer der Operation, die Zeiten der Strahlenbelastung usw. verfolgen, was dabei hilft, die Pünktlichkeit zu wahren.

- **Integration von Daten :** Daten aus verschiedenen Quellen, z. B. medizinische Geräte, elektronische Patientenakten und radiologische Bilder, können in das Dashboard integriert werden und liefern so einen umfassenden Überblick.

- **Dokumentation in Echtzeit:** Wichtige Informationen können direkt in das Dashboard eingegeben werden, wodurch die Notwendigkeit manueller Notizen verringert und die Dokumentation erleichtert wird.

Der Einsatz von elektronischen Kommunikationssystemen und Dashboards im Operationssaal kann die Koordination verbessern, Fehler reduzieren, die Reaktion auf Notfallsituationen beschleunigen und eine Datenbasis für die postoperative Analyse liefern. Es muss jedoch sichergestellt werden, dass diese Technologien nahtlos in die bestehenden Arbeitsabläufe integriert werden und dass die Teammitglieder in ihrer Nutzung angemessen geschult werden.

Die Integration digitaler Tools in den Operationssaal kann die Kommunikation und Koordination innerhalb des Operationsteams erheblich verbessern. Moderne Technologien ermöglichen es, Informationen in Echtzeit auszutauschen, auf lebenswichtige Daten zuzugreifen und eine fundierte Entscheidungsfindung zu erleichtern. Im Folgenden erfahren Sie, wie digitale Tools integriert werden können, um die Kommunikation und Koordination im Operationssaal zu verbessern :

1. Elektronische **Aktenverwaltungssysteme:** Elektronische Patientenakten (EPDs) ermöglichen die Speicherung und den einfachen Zugriff auf die medizinischen Daten des Patienten, einschließlich der Krankengeschichte, Untersuchungsergebnisse und Rezepte. Die Teammitglieder können diese Daten einsehen, um die Situation des Patienten besser zu verstehen.

2. Interaktive Dashboards : Digitale Dashboards zeigen wichtige Informationen in Echtzeit an, z. B. Vitalzeichen, Ergebnisse von Bluttests und radiologische Bilder. So kann das

Team den Zustand des Patienten kontinuierlich überwachen und schnell Entscheidungen treffen.

3. Nachrichten- und Kommunikationssysteme: Sichere Nachrichtenanwendungen ermöglichen es den Teammitgliedern, schnell und diskret miteinander zu kommunizieren, sei es über Text-, Sprach- oder Videonachrichten. Dies erleichtert die Koordination von Aufgaben und die Lösung von Problemen.

4. Systeme zur Verfolgung von Instrumenten : RFID-Chips oder Barcodes können verwendet werden, um den Standort und die Verwendung von chirurgischen Instrumenten zu verfolgen, und helfen so, Fehler zu vermeiden und die Verfügbarkeit der benötigten Materialien sicherzustellen.

5. Augmented- und Virtual-Reality-Anwendungen: Diese Technologien können genutzt werden, um Informationen in Echtzeit im Sichtfeld des Chirurgen anzuzeigen, was besonders bei komplexen Eingriffen hilfreich sein kann.

6. Chirurgische Planungssysteme: Planungssoftware ermöglicht es Chirurgen, Verfahren vor der Operation zu simulieren und zu planen, was dabei helfen kann, Herausforderungen zu antizipieren und fundierte Entscheidungen zu treffen.

7. Freihand-Kommunikationsgeräte: Freihand-Kopfhörer und -Mikrofone ermöglichen es den Teammitgliedern, zu kommunizieren und dabei die Hände frei zu haben, was im Operationssaal unerlässlich ist.

8. Mobile Anwendungen: Mit mobilen Anwendungen können Teammitglieder in Verbindung bleiben und auf wichtige Informationen zugreifen, auch wenn sie sich im Operationssaal bewegen.

9. Zugang zu Röntgenbildern: Röntgenbilder können im Operationssaal auf digitalen Bildschirmen angezeigt werden, sodass die Chirurgen einen klaren und detaillierten Blick auf die anatomischen Strukturen haben.

10. Videokonferenzen: Videokonferenzen können genutzt werden, um Experten aus der Ferne zu konsultieren und Ratschläge in Echtzeit zu erhalten.

Die Integration dieser digitalen Hilfsmittel kann dazu beitragen, Prozesse zu rationalisieren, Fehler zu reduzieren, die Kommunikation zu verbessern und die Koordination zwischen den Mitgliedern des Operationsteams zu erleichtern. Es muss jedoch unbedingt sichergestellt werden, dass diese Technologien ordnungsgemäß implementiert werden, die Teammitglieder im Umgang mit ihnen geschult werden und die Vertraulichkeit der Daten gewahrt wird.

Training in interprofessioneller Kommunikation

Schulungsprogramme zur Entwicklung effektiver Kommunikationsfähigkeiten im Operationssaal sind entscheidend für eine reibungslose Koordination, eine schnelle Entscheidungsfindung und eine erhöhte Patientensicherheit. Hier ein Überblick über die Schlüsselelemente, die in solchen Programmen enthalten sein sollten:

1. Verbale Kommunikation :
   - Techniken des aktiven Zuhörens, um die Bedürfnisse und Anliegen der Teammitglieder zu verstehen.
   - Praktisch, um Informationen klar zu artikulieren und präzise Anweisungen zu geben.
   - Verwendung einer klaren, zielgruppengerechten Sprache und Vermeidung von kompliziertem medizinischem Fachjargon.
   - Üben der Kommunikation in stressigen und dringenden Situationen.
   -

2. Nonverbale Kommunikation :
   - Bedeutung von Gesichtsausdruck, Körpersprache und Blickkontakt zur Verstärkung von Botschaften.

   - Verstehen, wie nonverbale Signale die Wahrnehmung und das Verständnis beeinflussen können.

   - Steuerung der stimmlichen Intonation und der Körperhaltung, um Professionalität und Vertrauen zu vermitteln.

3. Zwischenmenschliche Kommunikation :
   - Entwicklung positiver und respektvoller Beziehungen innerhalb des chirurgischen Teams.

171

- Konstruktiver Umgang mit Meinungsverschiedenheiten und Konflikten.

- Effektiv mit unterschiedlichen Persönlichkeiten zusammenarbeiten.

4. Kommunikation im Team :
   - Techniken, um Informationen effektiv mit allen Teammitgliedern zu teilen.

   - Einsatz strukturierter Kommunikationsmethoden, z. B. präoperatives "Briefing" und postoperatives "Debriefing".

   - Praxis der Koordination von Aufgaben und Verantwortlichkeiten zwischen den verschiedenen Rollen.

5. Kommunikation mit Patienten und Angehörigen :
   - Entwicklung von Fähigkeiten, Patienten chirurgische Verfahren verständlich zu erklären.

   - Praxis der einfühlsamen Kommunikation und des Umgangs mit den Emotionen von Patienten und Angehörigen.

   - Auf Fragen und Bedenken mit Einfühlungsvermögen und Verständnis reagieren.

6. Nutzung elektronischer Kommunikationsmittel :
   - Schulung zur sicheren und effektiven Nutzung von E-Mail-Anwendungen und elektronischen Kommunikationssystemen im Operationssaal.

7. Simulation von Kommunikationsszenarien :
   - Einsatz von Simulationsszenarien, um alltägliche und komplexe Kommunikationssituationen nachzustellen.
   - Leistungsanalyse und Feedback zur Verbesserung der Fähigkeiten.

8. Kulturelle und sprachliche Sensibilisierung :
   - Verständnis der Auswirkungen von Kultur und sprachlicher Vielfalt auf die Kommunikation.

- Entwicklung von Fähigkeiten, um effektiv mit Patienten mit unterschiedlichem kulturellen und sprachlichen Hintergrund zu kommunizieren.

9. Ausbildung in Stressbewältigung :
   - Techniken, um die Klarheit der Kommunikation und der Entscheidungsfindung unter Druck aufrechtzuerhalten.

   - Umgang mit Emotionen und persönlichem Stress, um eine professionelle Kommunikation aufrechtzuerhalten.

10. Fortlaufende Bewertung :
   - Integration von Weiterbildungssitzungen, um die Kommunikationsfähigkeiten zu aktualisieren und zu stärken.

Die Integration von Schulungen in effektiver Kommunikation n den beruflichen Werdegang von OP-Pflegekräften kann wesentlich zu einer besseren Koordination, erhöhter Patientensicherheit und optimierten Operationsergebnissen beitragen.

Die Simulation von Echtzeitszenarien ist ein leistungsfähiges Instrument zur Verbesserung der Koordination und Entscheidungsfindung innerhalb des Operationsteams. Sie ermöglicht es den Teammitgliedern, komplexe und unvorhergesehene Situationen, die während eines chirurgischen Eingriffs auftreten können, zu trainieren und sich damit vertraut zu machen. Im Folgenden wird erläutert, wie die Simulation von Szenarien eingesetzt werden kann, um die Echtzeitkoordination im Operationssaal zu verbessern :

1. Auswahl der Szenarien: Ermitteln Sie kritische oder problematische Situationen, die eine enge Koordination erfordern. Dazu könnten medizinische Notfälle, unerwartete Komplikationen, Änderungen des Operationsplans usw. gehören.

2. Schaffung einer realistischen Umgebung: Stellen Sie die Umgebung des Operationssaals mithilfe von Simulationspuppen, medizinischen Geräten und Hintergründen originalgetreu nach. Je realistischer die Umgebung ist, desto vorteilhafter ist das Simulationserlebnis.

3. Interdisziplinäre Simulation: Beziehen Sie alle Mitglieder des Operationsteams ein, einschließlich Chirurgen, Anästhesisten, Krankenschwestern und Operationsassistenten. Dies spiegelt die tatsächliche Arbeitsdynamik wider und verbessert die interdisziplinäre Koordination.

4. Szenarien, die auf realen **Fällen basieren:** Entwerfen Sie Szenarien, die auf realen Fällen basieren, die in der Vergangenheit zu Koordinationsherausforderungen geführt haben. Dies ermöglicht es den Teammitgliedern, gezielt an aufgetretenen Problemen zu üben.

5. Integration der Kommunikation: Legen Sie den Schwerpunkt auf die Kommunikation zwischen den Teammitgliedern. Fördern Sie die Nutzung von elektronischen Kommunikationssystemen, Sprachanrufen und nonverbalen Gesten, um Aktionen zu koordinieren.

6. Notfallmanagement: Bauen Sie Notfallszenarien ein, um dem Team zu helfen, mit stressigen Situationen umzugehen und schnelle und angemessene Entscheidungen zu treffen.

7. Betreuung und Nachbesprechung: Ein erfahrener Trainer kann die Simulation beaufsichtigen, in Echtzeit Ratschläge geben und nach der Simulation eine Nachbesprechung organisieren. Eine überlegte Analyse der durchgeführten Handlungen und getroffenen Entscheidungen kann dabei helfen, Bereiche zu identifizieren, die verbessert werden müssen.

8. Vielfalt der Szenarien: Entwerfen Sie eine Vielzahl von Szenarien, um verschiedene Aspekte der Koordination, rollenspezifische Herausforderungen und Komplexitätsgrade abzudecken.

9. Regelmäßige Wiederholung: Führen Sie regelmäßig Simulationssitzungen durch, damit das Team trainieren und seine Koordinationsfähigkeiten kontinuierlich ausbauen kann.

10. Einsatz von Technologie: Einige Simulationen können mithilfe von virtuellen Simulatoren oder virtueller Realität durchgeführt werden, was zusätzliche Flexibilität und Trainingsmöglichkeiten bietet.

Die Simulation von Echtzeitszenarien bietet eine sichere Lern- und Übungsumgebung und ermöglicht es dem Team, Fähigkeiten in den Bereichen Koordination, Kommunikation und Entscheidungsfindung zu entwickeln. Außerdem fördert sie den Zusammenhalt und das Vertrauen zwischen den Teammitgliedern, was für einen gut koordinierten Operationssaal von entscheidender Bedeutung ist.

Kapitel 6

Arten
von
Operationen
und
Besonderheiten

Allgemeine Chirurgie

Die allgemeine Chirurgie ist ein chirurgisches Fachgebiet, das sich auf die chirurgische Behandlung verschiedener medizinischer Zustände konzentriert. Sie deckt ein breites Spektrum an chirurgischen Bereichen ab, von denen jeder seine eigenen Techniken, Verfahren und spezifischen Überlegungen hat. Im Folgenden sind einige der wichtigsten Bereiche der Allgemeinchirurgie aufgeführt:

1. Bauchchirurgie :
   - Appendektomie: Entfernung des Blinddarms.
   - Cholezystektomie: Entfernung der Gallenblase.
   - Darmresektion: Entfernung eines Teils des Darms.
   - Herniorraphie: Behebung eines Leisten-, Nabel- oder Bauchwandbruchs.
   - Gastrektomie: Teilweise oder vollständige Entfernung des Magens.

2. Thoraxchirurgie :
   - Lungenlobektomie: Entfernung eines Lungenlappens.
   - Resektion von Thoraxtumoren: Entfernung von Tumoren in der Brusthöhle.
   - Brustwandchirurgie: Korrektur von Verformungen oder Verletzungen des Brustkorbs.

3. Gefäßchirurgie :
   - Endarteriektomie: Entfernung der atherosklerotischen Plaque aus den Arterien.
   - Gefäßbypass: Wiederherstellung des Blutflusses durch Umgehung der verstopften Gefäße.
   - Thrombektomie: Entfernung eines Blutgerinnsels aus einem Gefäß.

4. Chirurgie der Schilddrüse und der Nebenschilddrüsen :
   - Thyreoidektomie: Teilweise oder vollständige Entfernung der Schilddrüse.
   - Parathyreoidektomie: Entfernung der überaktiven Nebenschilddrüsen.

5. Kolorektale Chirurgie :
   - Colectomy: Entfernung eines Teils des Dickdarms.
   - Darm-Anastomose: Verbindung zweier Darmabschnitte.

- Resektion eines kolorektalen Tumors: Entfernung von Tumoren im Dickdarm oder Rektum.

6. Hepatobiläre Chirurgie :
   - Leberresektion: Entfernung eines Teils der Leber.
   - Gallenwegs-Drenching: Befreit verstopfte Gallenwege.

7. Chirurgie des oberen Verdauungstrakts :
   - Gastroplastie: Verkleinerung des Magens zur Behandlung von Fettleibigkeit.
   - Fundoplicatura: Chirurgische Reparatur des gastroösophagealen Refluxes.

8. Adipositas-Chirurgie :
   - Magenbypass: Schaffung eines Kurzschlusses im Magen, um die Nahrungsaufnahme zu verringern.

9. Endokrine Chirurgie :
   - Adrenomektomie: Entfernung einer Nebenniere.
   - Resektion endokriner Tumore: Entfernung von Tumoren der endokrinen Drüsen.

10. Hautchirurgie :
   - Entfernung von Hauttumoren: Entfernung von Tumoren aus der Haut.
   - Hauttransplantationen: Transplantation von Haut zur Wundheilung.

Diese Bereiche der allgemeinen Chirurgie decken ein breites Spektrum an medizinischen Zuständen und chirurgischen Verfahren ab. Jeder Bereich erfordert spezielle Fähigkeiten und Fachkenntnisse, um sichere und effektive chirurgische Ergebnisse zu gewährleisten.

Die Vorbereitung auf jede Art von Allgemeinchirurgie variiert je nach den Besonderheiten des Verfahrens und den Bedürfnissen des Patienten. Es gibt jedoch einige gemeinsame Elemente, die bei der Vorbereitung auf verschiedene Allgemeinchirurgieverfahren zu beachten sind. Hier ein Überblick über die spezifische Vorbereitung auf einige gängige Arten von Allgemeinoperationen :

1. Abdominalchirurgie (z. B. Appendektomie, Cholezystektomie) :
- Präoperatives Fasten: Der Patient sollte gemäß den medizinischen Richtlinien auf Essen und Trinken verzichten.
- Umfassende präoperative Bewertung: Krankengeschichte, körperliche Untersuchungen, Bluttests und bildgebende Verfahren.
- Hautvorbereitung: Der Patient sollte am Tag vor der Operation mit einer antiseptischen Seife duschen.

2. Thoraxchirurgie (z. B. Lungenlobektomie) :
- Beurteilung der Lungenfunktion: Um die Lungenkapazität zu beurteilen, können Atemfunktionstests durchgeführt werden.
- Vorbeugung von Lungenkomplikationen: Atem- und Hustenübungen, um das Risiko postoperativer Lungenkomplikationen zu verringern.

3. Gefäßchirurgie (z. B. Endarteriektomie, Gefäßbypass) :
- Herzbeurteilung: Herztests können erforderlich sein, um die Herzgesundheit des Patienten vor der Operation zu beurteilen.
- Vaskuläre Vorbereitung: Untersuchung der Blutgefäße mithilfe von bildgebenden Untersuchungen zur Planung des Verfahrens.

4. Chirurgie der Schilddrüse und der Nebenschilddrüsen :
- Hormonstatus: Überprüfung der Hormonspiegel zur Beurteilung der Schilddrüsen- und Nebenschilddrüsenfunktion.
- Beurteilung des Kalziumspiegels: Zur Beurteilung des Kalziumspiegels im Blut bei einer Operation an den Nebenschilddrüsen.

5. Kolorektale Chirurgie (z. B. Kolektomie) :
- Darmvorbereitung: Entfernung von Fäkalien aus dem Darm vor der Operation mithilfe einer speziellen Diät und Abführmitteln.
- Prophylaktische Antibiotikatherapie: Verabreichung von Antibiotika vor der Operation, um Infektionen zu verhindern.

6. Hepatobiliäre Chirurgie (z. B. Leberresektion) :
* Beurteilung der Leberfunktion: Leberfunktionstests zur Beurteilung der Fähigkeit der Leber, sich nach einer Operation zu erholen.
* Vorbereitung auf die Blutung: Ziehen Sie Gerinnungstests in Betracht, um sicherzustellen, dass die Gerinnungsfunktion optimal ist.

7. Chirurgie des oberen Verdauungstrakts (z. B. Gastroplastik) :
* Ernährungsbewertung: Bewertung des Ernährungszustands des Patienten vor einer bariatrischen Operation.
* Präoperative Schulung: Informieren Sie den Patienten über die Ernährungsumstellung und die postoperative Nachsorge.

8. Adipositas-Chirurgie (z. B. Magenbypass) :
* Ernährungsvorbereitung: Halten Sie vor der Operation eine spezielle Diät ein, um die Größe der Leber zu verringern und das Verfahren zu erleichtern.

9. Endokrine Chirurgie (z. B. Adrenomektomie) :
* Hormonstatus: Bewertung des Hormonspiegels vor der Operation, um das postoperative Management zu steuern.

10. Hautchirurgie (z. B. Entfernung von Hauttumoren) :
- Vorbereitung der Haut: Vorbereitung des Operationsbereichs durch Reinigen und Sterilisieren der Haut.
Es ist wichtig zu beachten, dass jeder Patient einzigartig ist und die spezifische Vorbereitung aufgrund individueller Faktoren variieren kann. Die Vorbereitungsprotokolle werden vom Operationsteam in Absprache mit dem Patienten festgelegt, um eine erfolgreiche Operation und eine optimale Erholung zu gewährleisten.

Orthopädische Chirurgie

Orthopädische Verfahren sind chirurgische Eingriffe zur Diagnose, Behandlung und Korrektur von Muskel- und Skeletterkrankungen. Hier sind einige gängige orthopädische Verfahren, darunter Arthroplastik, Fixierung, Fusion und andere :

1. Arthroplastik (Gelenkersatz) :
   - Ersatz des Hüftgelenks (Hüfttotalarthroplastik) : Ersatz des Hüftgelenks durch eine Prothese aus Metall und Kunststoff.
   - Kniegelenkersatz (Knie-Totalarthroplastik): Ersatz des Kniegelenks durch eine Prothese.
   - Schulterarthroplastik: Ersatz des Schultergelenks durch eine Prothese.

2. Interne Fixierung :
   - Frakturreparatur: Verwendung von Schrauben, Platten, Nägeln und anderen Vorrichtungen, um die Knochen während der Heilung an ihrem Platz zu halten.
   - Fixierung instabiler Gelenke: Verwendung von Vorrichtungen zur Stabilisierung von Gelenken nach Verletzungen oder Operationen.

3. Fusion (Arthrodese) :
   - Spinale Arthrodese: Verschmelzung von Wirbeln zur Behandlung von Wirbelsäulenproblemen wie Bandscheibenvorfällen oder Skoliose.
   - Periphere Gelenkarthrodese: Verschmelzung von Gelenken, z. B. des Knöchels oder des Handgelenks, zur Behandlung von schwerer Arthritis.

4. Reparatur von Sehnen und Bändern :
   - Rekonstruktion des vorderen Kreuzbands (ACL): Rekonstruktion des gerissenen ACL mithilfe von körpereigenem Gewebe oder Transplantaten.
   - Reparatur gerissener Sehnen: Reparatur von Sehnen, z. B. der Achillessehne oder der Schultersehnen.

5. Nervöse Dekompression :
   - Dekompression des Medianusnervs (Karpaltunnelsyndrom) : Befreiung des Medianusnervs im Handgelenk, um Druck und Schmerzen zu lindern.
   - Dekompression des Ischiasnervs (Diskektomie): Entfernung eines Teils einer Bandscheibe, um den Druck auf den Ischiasnerv zu lindern.

6. Ostheotomie :
   - Hüft-Osteotomie: Ein chirurgischer Schnitt durch den Knochen, um Anomalien des Hüftgelenks zu korrigieren.

- Knie-Osteotomie: Chirurgische Korrektur der Knieausrichtung zur Linderung von Gelenkschmerzen.

7. Hand- und Fußchirurgie :
   - Befreiung vom Karpaltunnel: Entlastung des Drucks auf den Medianusnerv im Handgelenk.
   - Korrektur von Fußdeformitäten: Chirurgische Korrektur von Problemen wie Hallux valgus (Ballenzeh) oder Krallenzehen.

Diese gängigen orthopädischen Verfahren zeigen die Vielfalt der chirurgischen Eingriffe, die zur Behandlung von Muskel- und Skeletterkrankungen eingesetzt werden. Jedes Verfahren hat seine eigenen spezifischen Indikationen, Techniken und postoperativen Überlegungen, und alle sind darauf ausgelegt, die Funktion und Lebensqualität der Patienten zu verbessern.

Die Handhabung von orthopädischen Implantaten erfordert besondere Aufmerksamkeit, um den Erfolg des chirurgischen Verfahrens und die Sicherheit des Patienten zu gewährleisten. Im Folgenden sind einige wichtige Überlegungen für den Umgang mit orthopädischen Implantaten aufgeführt:

1. Sichere Lagerung und Handhabung :
   - Die Implantate sollten gemäß den Empfehlungen des Herstellers gelagert werden, um eine Kontamination oder Beschädigung zu vermeiden.
   - Verwenden Sie strenge Vorsichtsmaßnahmen, um Stöße, Stürze oder andere Manipulationen zu vermeiden, die die Implantate beschädigen könnten.

2. Rückverfolgbarkeit und Identifizierung :
   - Stellen Sie sicher, dass jedes Implantat ordnungsgemäß mit genauen Angaben zu Typ, Größe und Chargennummer beschriftet ist.
   - Überprüfen Sie, ob die Implantate den Spezifikationen des Patienten und des geplanten Verfahrens entsprechen.

3. Sterilisation :
   - Die Implantate sollten gemäß den festgelegten Protokollen sterilisiert werden, um postoperative Infektionen zu verhindern.

- Halten Sie sich an die Sterilisationsrichtlinien des Herstellers, um eine wirksame Sterilisation zu gewährleisten.

4. Manipulationstechniken :
   - Verwenden Sie sterile und geeignete Instrumente, um die Implantate während der Operation zu handhaben.
   - Vermeiden Sie es, die kritischen Teile der Implantate mit bloßen Händen zu berühren, um eine Kontamination zu vermeiden.

5. Unversehrtheit der Verpackung :
   - Verwenden Sie nur Implantate mit intakter und nicht kompromittierter Verpackung.
   - Wenn die Verpackung beschädigt ist, dürfen Sie das Implantat nicht verwenden und müssen dies gemäß den Krankenhausprotokollen melden.

6. Genauigkeit und Planung :
   - Halten Sie sich genau an den Operationsplan und stellen Sie sicher, dass die Implantate entsprechend dem Plan korrekt positioniert sind.
   - Berücksichtigen Sie die anatomischen Vorgaben des Patienten, um eine genaue Passform zu gewährleisten.

7. Geeignete Entsorgung :
   - Befolgen Sie die festgelegten Protokolle zur Entsorgung von nicht verwendeten oder abgelaufenen Implantaten gemäß den örtlichen Vorschriften.

8. Ausbildung und Sensibilisierung :
   - Das chirurgische Personal muss angemessen geschult werden und sich der Verfahren zur Handhabung von Implantaten bewusst sein.
   - Berücksichtigen Sie Aktualisierungen und Fortbildungen zu neuen Technologien und bewährten Verfahren.

9. Interdisziplinäre Kommunikation :
   - Sorgen Sie für eine effektive Kommunikation zwischen den Mitgliedern des Operationsteams, um sicherzustellen, dass alle über die Einzelheiten des Verfahrens und die Verwendung der Implantate informiert sind.

Wenn Sie diese Überlegungen beachten und die von der Gesundheitseinrichtung und den Implantatherstellern festgelegten Protokolle befolgen, tragen Sie dazu bei, dass orthopädische Operationen sicher, wirksam und erfolgreich sind.

Herzchirurgie

Herzverfahren sind chirurgische Eingriffe, die zur Behandlung von Herz- und Gefäßerkrankungen durchgeführt werden. Hier sind einige gängige Arten von Herzverfahren:
1. Koronararterien-Bypass (CABG - Coronary Artery Bypass Grafting) :

   • Blutgefäße werden aus anderen Teilen des Körpers (z. B. den Beinvenen) entnommen, um die verstopften Koronararterien zu umgehen und so den Blutfluss zum Herzen wiederherzustellen.

2. Ersetzen oder Reparieren einer Herzklappe :
   • Aortenklappenersatz: Die defekte Aortenklappe wird durch eine mechanische oder biologische Klappe ersetzt.
   • Mitralklappenersatz: Die beschädigte Mitralklappe wird ersetzt oder repariert, um den normalen Blutfluss wiederherzustellen.

3. Chirurgie von Aortenaneurysmen :
   • Reparatur eines abdominalen Aortenaneurysmas: Reparatur eines vergrößerten Bereichs der abdominalen Aorta mit einem synthetischen Transplantat.
   • Reparatur eines thorakalen Aortenaneurysmas: Reparatur der thorakalen Aorta mit einem synthetischen Transplantat.

4. Reparatur der interatrialen (IAC) oder interventrikulären (IVC) Kommunikation :
   • Schließt abnormale Öffnungen zwischen den Herzkammern, um Kreislaufproblemen vorzubeugen.

5. Chirurgie bei Vorhofflimmern :
   • Die chirurgische Entfernung des Herzgewebes, das für die Arrhythmien verantwortlich ist, um einen regelmäßigen Herzrhythmus wiederherzustellen.

6. Herztransplantation :
   - Ersetzen des beschädigten Herzens durch ein gesundes Herz von einem passenden Spender.

7. Endokarditis-Chirurgie :
   - Reparatur oder Ersatz von Herzklappen, die durch eine bakterielle Infektion beschädigt wurden.

8. Chirurgie der Aortenstenose :
   - Reparatur oder Ersatz der verengten Aortenklappe, um den Blutfluss zu verbessern.

9. Reparatur der Fallot'schen Tetralogie :
   - Reparatur angeborener Herzfehler, einschließlich der Korrektur der interventrikulären Kommunikation und der Wiederherstellung des normalen Blutflusses.

10. Chirurgie der Aortendissektion :
   - Reparatur des Risses in der Aortenwand, um schwere Komplikationen zu verhindern.

Diese Herzverfahren werden durchgeführt, um eine Reihe von Herzstörungen zu behandeln, seien sie angeboren, erworben oder altersbedingt. Jedes Verfahren hat seine eigenen spezifischen Indikationen, Techniken und Erwägungen, und alle sind darauf ausgelegt, die Herzfunktion und die Lebensqualität des Patienten wiederherzustellen oder zu verbessern.

Die fortschrittliche Überwachung und das Management spezifischer Risikofaktoren sind entscheidend, um bei komplexen chirurgischen Eingriffen positive Ergebnisse zu gewährleisten und Komplikationen zu minimieren. Hier sind einige wichtige Überlegungen zur Überwachung und zum Management spezifischer Risikofaktoren im chirurgischen Umfeld :

1. Hämodynamische Überwachung :
   - Kontinuierliche Überwachung des Blutdrucks, der Herzfrequenz und der Sauerstoffsättigung, um hämodynamische Veränderungen zu erkennen.

2. Überwachung des Elektrokardiogramms (EKG) :
   * Überwachung der elektrischen Aktivität des Herzens, um Arrhythmien oder Anzeichen einer Herzischämie zu erkennen.

3. Verwaltung des Blutzuckerspiegels :
   * Überwachung und Aufrechterhaltung des Blutzuckerspiegels innerhalb angemessener Grenzen, um Stoffwechselkomplikationen zu vermeiden.

4. Umgang mit Flüssigkeiten und Elektrolytgleichgewicht :
   * Kontinuierliche Bewertung des Wasser- und Elektrolythaushalts zur Vermeidung von Dehydrierung und Elektrolytstörungen.

5. Prävention von tiefer Venenthrombose (DVT) :
   * Verwendung von Geräten zur intermittierenden pneumatischen Kompression und von Antikoagulanzien zur Verhinderung von TVT und Lungenembolie.

6. Vermeidung von Infektionen :
   * Prophylaktische Verwendung von Antibiotika vor der Operation, um das Risiko postoperativer Infektionen zu verringern.

7. Überwachung der Belüftung :
   * Beurteilung der Lungenfunktion, Überwachung der Atemfrequenz und der Sauerstoffsättigung zur Erkennung von Atemproblemen.

8. Schmerzmanagement :
   * Einsatz von Analgetika und Schmerzbewältigungstechniken, um das Wohlbefinden des Patienten zu gewährleisten und eine schnelle Genesung zu fördern.

9. Prävention von thromboembolischen Komplikationen :
   * Verwendung von Blutverdünnern, Kompressionsstrümpfen und Frühmobilisierung zur Verhinderung von Blutgerinnseln.

10. Neurologische Überwachung :
    * Beurteilung der neurologischen Funktion auf Anzeichen neurologischer Defizite wie Verwirrtheit oder Schwäche.

11. Umgang mit Anämie :
* Behandlung von prä- und postoperativer Anämie zur Vermeidung von Komplikationen, die mit einem niedrigen Hämoglobinspiegel einhergehen.

12. Umgang mit Hypothermie :
* Aufrechterhaltung der Körpertemperatur des Patienten, um eine Hypothermie zu vermeiden, die das Risiko von Komplikationen erhöhen kann.

13. Vorbeugung von Harnverhalt :
* Überwachung der Diurese und Durchführung von Maßnahmen zur Verhinderung von Harnverhalt.

14. Ernährungsmanagement :
* Stellen Sie eine angemessene Ernährung sicher, um die postoperative Heilung und Erholung zu unterstützen.

Die fortschrittliche Überwachung und das proaktive Management dieser spezifischen Risikofaktoren erfordern eine enge Koordination zwischen den Mitgliedern des Operationsteams und etablierte Protokolle. Ein multidisziplinärer Ansatz und eine effektive Kommunikation sind entscheidend, um die chirurgischen Ergebnisse zu optimieren und postoperative Komplikationen zu minimieren.

Neurologische Chirurgie

Neurochirurgische Eingriffe sind chirurgische Verfahren, die am zentralen und peripheren Nervensystem durchgeführt werden, um neurologische Störungen zu diagnostizieren, zu behandeln oder zu lindern. Hier sind einige gängige Arten von neurochirurgischen Eingriffen:

1. Tumorektomie :
* Chirurgische Entfernung eines Gehirn- oder Spinaltumors, um den Druck auf das umliegende Gewebe zu verringern und die damit verbundenen Symptome zu behandeln.

2. Dekompression :
   • Dekompression des Rückenmarks oder der Nerven, um die Kompression aufgrund von Bandscheibenvorfällen, Tumoren oder anderen Anomalien zu lindern.

3. Tiefe Hirnstimulation (THS) :
   • Implantation von Elektroden in bestimmte Regionen des Gehirns zur Behandlung neurologischer Störungen wie Parkinson-Krankheit, essentieller Tremor oder Dystonie.

4. Kraniotomie :
   • Chirurgische Öffnung des Schädels, um Zugang zum Gehirn zu erhalten und verschiedene Erkrankungen zu behandeln, u. a. Traumata, Aneurysmen und vaskuläre Missbildungen.

5. Epilepsie-Resektion :
   • Chirurgische Entfernung des für epileptische Anfälle verantwortlichen Gehirnbereichs, um die Häufigkeit und Schwere der Anfälle zu verringern.

6. Chirurgie von Hirnaneurysmen :
   • Reparatur von Aneurysmen (abnormale Erweiterungen der Blutgefäße) im Gehirn, um Rupturen und Blutungen zu verhindern.

7. Chirurgie der Gefäßmissbildung :
   • Reparatur von arteriovenösen Missbildungen (AVM) oder kapillaren Missbildungen, um Blutungen und Komplikationen zu verhindern.

8. Wirbelsäulenchirurgie :
   • Eingriff an der Wirbelsäule zur Behandlung von Erkrankungen wie Bandscheibenvorfällen, spinaler Stenose oder Wirbeldeformationen.

9. Funktionelle Chirurgie :
   • Eingriffe zur Behandlung von Bewegungsstörungen wie Parkinson oder Dystonie durch Veränderung der verantwortlichen neuronalen Schaltkreise.

10. Schmerzchirurgie :
- Eingriff zur Behandlung chronischer Schmerzen durch Durchtrennung oder Veränderung der Nerven, die an der Schmerzübertragung beteiligt sind.

11. Chirurgie der peripheren Nerven :
- Reparatur von Nervenverletzungen, Tumoren oder Entzündungen, die die peripheren Nerven betreffen.

Diese neurochirurgischen Eingriffe erfordern spezielle Fachkenntnisse und eine enge Koordination zwischen dem Chirurgenteam und anderen medizinischen Fachkräften. Jedes Verfahren hat spezifische Indikationen und einzigartige postoperative Überlegungen, um die Genesung und die Lebensqualität des Patienten zu gewährleisten.

Die Aufrechterhaltung einer sterilen Umgebung bei neurochirurgischen Eingriffen, insbesondere bei Eingriffen am Gehirn, ist entscheidend, um das Risiko postoperativer Infektionen zu verringern und die Sicherheit des Patienten zu gewährleisten. Hier sind einige Schlüsseltechniken zur Aufrechterhaltung einer sterilen Umgebung bei diesen heiklen Verfahren :

1. Sorgfältige Vorbereitung des Operationssaals :
- Der Operationssaal muss vor der Operation gründlich gereinigt und desinfiziert werden.
- Verwendung steriler Abdeckungen zum Abdecken nicht unbedingt notwendiger Oberflächen, Geräte und Möbel.

2. Angemessenes Waschen und Ankleiden :
- Das OP-Team muss strenge Protokolle für das Händewaschen und das Anziehen steriler OP-Kleidung befolgen.
- Verwendung von Masken, Hauben, Schutzbrillen und sterilen Handschuhen, um die Ausbreitung von Partikeln zu minimieren.

3. Anlegen von sterilen Tüchern :
- Verwendung steriler Tücher zur Abdeckung des Einschnittbereichs, der Instrumente und der Instrumententische.

- Die Felder werden vorsichtig gehandhabt, um eine Kontamination zu vermeiden.

4. Verwendung von Absperrungen und selbstklebenden Tüchern :

- Verwendung von Schutzbarrieren wie selbstklebenden Abdecktüchern zur Abgrenzung des sterilen und unsterilen Bereichs.
- Diese Barrieren verhindern die Migration von Bakterien und halten die Sterilität aufrecht.

5. Aseptische Handhabung von Instrumenten :
- Verwendung steriler Instrumente und aseptische Handhabung während des gesamten Verfahrens.
- Die Instrumente werden auf sterilen Tüchern platziert und mit sterilen Pinzetten gehandhabt, um eine Kontamination zu vermeiden.

6. Kontrolle der Umwelt :
- Reduzierung der Luftzirkulation im Operationssaal, um die Streuung von Partikeln zu minimieren.
- Verwendung von HEPA-Luftfiltersystemen zur Aufrechterhaltung einer sauberen Atmosphäre.

7. Einschränkung unwesentlicher Bewegungen :
- Unwichtige Bewegungen im Operationssaal werden auf ein Minimum reduziert, um Luftturbulenzen zu vermeiden.

8. Verhindern von Spritzern und Ausfließen :
- Vermeidung von Spritzern von Körperflüssigkeiten durch Verwendung steriler Tücher und Vermeidung ruckartiger Bewegungen.
- Verwendung von saugfähigen Planen zum Auffangen von Flüssigkeiten während des Verfahrens.

9. Kontinuierliche Überwachung der Sterilität :
- Eine engagierte Person überwacht während der Operation ständig die Einhaltung der Sterilitätsprotokolle.
- Jede Verletzung der Sterilität wird sofort gemeldet und behoben.

Diese Techniken sind entscheidend für die Schaffung und Aufrechterhaltung einer sterilen Umgebung bei Hirnoperationen und anderen neurochirurgischen Verfahren. Die Kommunikation und Wachsamkeit des Operationsteams ist entscheidend, um die Einhaltung der Protokolle und die Sicherheit des Patienten zu gewährleisten.

Gynäkologische und geburtshilfliche Chirurgie

Die gynäkologische Chirurgie umfasst ein breites Spektrum an chirurgischen Verfahren, die am weiblichen Fortpflanzungssystem durchgeführt werden. Hier sind einige Beispiele für häufige gynäkologische Operationen:

1. Hysterektomie :
   • Chirurgische Entfernung der Gebärmutter, manchmal zusammen mit den Eierstöcken und Eileitern.
   • Angezeigt bei verschiedenen Erkrankungen, darunter Fibrome, Endometriose, abnormale Gebärmutterblutungen und Gebärmutterkrebs.

2. Zystektomie :
   • Chirurgische Entfernung der Blase, die manchmal zur Behandlung von Blasenkrebs oder anderen schweren Erkrankungen erforderlich ist.

3. Chirurgie der Harninkontinenz :
   • Reparatur des Stützgewebes der Blase und der Harnröhre zur Behandlung von Harninkontinenz.

4. Chirurgie der Beckenbodensenkung :
   • Reparatur von Beckenorganen, die aus ihrer normalen Position gerutscht sind, wie z. B. Gebärmutter, Blase oder Rektum.

5. Myomektomie :
   • Chirurgische Entfernung von Gebärmuttermyomen bei gleichzeitigem Erhalt der Gebärmutter für Frauen, die ihre Fruchtbarkeit erhalten möchten.

6. Chirurgie bei Endometriose :
   • Entfernung von Endometriumgewebe, das außerhalb der Gebärmutter wächst und Schmerzen und Komplikationen verursacht.

7. Chirurgie bei Fruchtbarkeitsstörungen :
   • Reparatur von anatomischen Anomalien, die die Fruchtbarkeit beeinträchtigen können, wie Polypen, Verwachsungen oder Obstruktionen.

8. Chirurgie bei gynäkologischem Krebs :
   • Chirurgie zur Behandlung von Krebs des Gebärmutterhalses, der Eierstöcke, der Gebärmutter, der Vagina und der Vulva.

9. Ligatur der Eileiter (Tubensterilisation) :
   • Verfahren zur Verhinderung der Befruchtung durch Blockierung oder Durchtrennung der Eileiter.

10. Biopsien und Exzisionen :
   • Entnahme von Gewebe zur Diagnose oder Behandlung verschiedener gynäkologischer Erkrankungen.

Jede Art von gynäkologischer Chirurgie hat ihre eigenen Indikationen, Techniken und postoperativen Überlegungen. Ziel dieser Eingriffe ist es, die gynäkologische Gesundheit der Frauen zu verbessern, medizinische Erkrankungen zu behandeln und die Fruchtbarkeit zu erhalten, wenn dies möglich ist. Technologische Fortschritte und minimalinvasive Operationsansätze haben ebenfalls dazu beigetragen, die Ergebnisse und die Genesung für viele Patientinnen zu verbessern.

Die Begleitung bei Kaiserschnitten und anderen geburtshilflichen Eingriffen ist von entscheidender Bedeutung, um die Patientinnen zu unterstützen und sowohl in medizinischer als auch in psychologischer Hinsicht positive Ergebnisse zu gewährleisten. So kann die Begleitung bei diesen Eingriffen aussehen :

1. Präoperative Informationen :
   • Vor einem Kaiserschnitt oder einem anderen geburtshilflichen Eingriff muss das Ärzteteam der Patientin erklären, worum es bei dem Verfahren geht, warum sie es braucht und welche Schritte sie unternehmen muss.
   • Risiken, Nutzen und Alternativen müssen besprochen werden, damit die Patientin eine informierte Entscheidung treffen kann.

2. Emotionale Unterstützung :
  • Geburtshilfliche Eingriffe können für die Patientinnen belastend sein. Gesundheitspersonal und Angehörige sollten anwesend sein, um emotionale Unterstützung zu leisten, zu beruhigen und die Fragen der Patientin zu beantworten.
  • Die Anwesenheit eines Partners, eines Familienmitglieds oder einer Doula kann helfen, die Angst zu verringern.

3. Offene Kommunikation :
  • Das medizinische Team sollte während des gesamten Prozesses eine offene Kommunikation mit der Patientin aufrechterhalten. Wenn Sie jeden Schritt erklären, während er stattfindet, kann dies dazu beitragen, die Unsicherheit zu verringern.

4. Anästhesie und Komfort :
  • Wenn eine Anästhesie verwendet wird, sind Erklärungen darüber, wie sie funktioniert und was zu erwarten ist, von entscheidender Bedeutung.
  • Sorgen Sie für den Komfort der Patientin, indem Sie ihren Körper richtig positionieren und Vorsichtsmaßnahmen ergreifen, um Schmerzen zu vermeiden.

5. Aktive Teilnahme :
  • Wenn es möglich und sicher ist, beziehen Sie die Patientin in den Prozess mit ein. Beispielsweise kann ihr erlaubt werden, ihr Baby zu berühren oder zu halten, sobald dies angemessen ist.

6. Ereignisse und Ergebnisse erläutern :
  • Im Verlauf des Verfahrens sollten die Angehörigen der Gesundheitsberufe erklären, was geschieht, welche weiteren Schritte unternommen werden und wie die Ergebnisse aussehen.

7. Postoperative Pflege und Erholung :
  • Nach Abschluss des Verfahrens sind die medizinische Nachsorge und die postoperative Pflege von entscheidender Bedeutung, um die Erholung der Patientin und des Babys zu überwachen.

8. Psychologische Unterstützung :
  - Bieten Sie nach dem Eingriff psychologische Unterstützung an, um der Patientin zu helfen, mit den Emotionen und Gefühlen, die auftreten können, umzugehen.

9. Postoperative Erziehung :
  - Versorgen Sie die Patientin mit Informationen über die häusliche Pflege, Vorsichtsmaßnahmen und Anzeichen, auf die sie achten sollte.

Die Begleitung bei Kaiserschnitten und anderen geburtshilflichen Eingriffen zielt darauf ab, eine positive und respektvolle Erfahrung für die Patientin zu schaffen und gleichzeitig ihre Sicherheit und die ihres Babys zu gewährleisten. Eine einfühlsame Kommunikation und eine patientenzentrierte Pflegeumgebung sind Schlüsselelemente dieser Begleitung.

Urologische Chirurgie

Urologische Verfahren beziehen sich auf eine Reihe von Operationen, die am Harnsystem, einschließlich der Nieren, der Blase, der Prostata, der Harnröhre und anderer zugehöriger Organe, durchgeführt werden. Hier sind einige Beispiele für häufige urologische Verfahren:

1. Prostatektomie :
  - Vollständige oder teilweise operative Entfernung der Prostata, in der Regel zur Behandlung von Prostatakrebs.
  - Es können verschiedene chirurgische Ansätze verwendet werden, darunter die offene, laparoskopische oder roboterassistierte Prostatektomie.

2. Nephrektomie :
  - Chirurgische Entfernung einer Niere, teilweise (partielle Nephrektomie) oder vollständig (totale Nephrektomie).
  - Angezeigt zur Behandlung von Nierenkrebs, Nierenzysten, Traumata oder lebenden Nierenspendern.

3. Zystektomie :
  - Chirurgische Entfernung der Blase, in der Regel zur Behandlung von Blasenkrebs.

- Beinhaltet oft die Schaffung eines neuen Weges für den Urinabfluss (Ileum-Conduit oder Neoblase).

4. Chirurgie bei Harninkontinenz :
   - Reparatur des Stützgewebes der Blase und der Harnröhre zur Behandlung von Harninkontinenz.

5. Lithotripsie :
   - Einsatz von Stoßwellen, um Nieren- oder Uretersteine in kleine Stücke zu zertrümmern, sodass sie leichter entfernt werden können.

6. Transurethrale Resektion der Prostata (TURP) :
   - Entfernung von Teilen der Prostata durch die Harnröhre zur Behandlung der gutartigen Prostatavergrößerung.

7. Chirurgie der Harnröhre :
   - Chirurgische Reparatur der Harnröhre zur Behandlung von Problemen wie Verengungen oder Traumata.

8. Rekonstruktive urologische Chirurgie :
   - Chirurgische Reparatur der Harnwege zur Behandlung von angeborenen Anomalien, Traumata oder Missbildungen.

9. Wiederherstellungsoperation der Blase :
   - Schaffung einer neuen Blase aus anderen Teilen des Körpers nach einer Zystektomie.

10. Nierentransplantationschirurgie :
   - Transplantation einer Niere von einem lebenden oder verstorbenen Spender in einen Patienten mit Nierenversagen.

Diese Eingriffe zielen darauf ab, verschiedene urologische Erkrankungen zu behandeln und die Gesundheit und Lebensqualität der Patienten zu verbessern. Technologische Fortschritte, wie die roboterassistierte Chirurgie, haben ebenfalls zu einer Verbesserung der Operationsergebnisse und der postoperativen Erholung geführt.

Die spezifische Vorbereitung auf endoskopische urologische Verfahren spielt eine entscheidende Rolle für den Erfolg des Eingriffs und für die Verringerung der Risiken für den Patienten.

Hier sind die typischen Schritte der Vorbereitung auf solche Verfahren:

1. Medizinische Beurteilung :
   - Das Ärzteteam beurteilt die allgemeine Gesundheit des Patienten, einschließlich der Krankengeschichte, Allergien und aktueller Medikamente.
   - Präoperative Tests wie Bluttests, Elektrokardiogramm (EKG) und Beurteilungen der Nierenfunktion können durchgeführt werden.

2. Information und informierte Zustimmung :
   - Der Patient erhält ausführliche Informationen über das Verfahren, die Risiken, den Nutzen und mögliche Alternativen.
   - Der Patient muss seine informierte Zustimmung zu dem Verfahren geben.

3. Fasten :
   - Der Patient wird vor dem Verfahren über die Fastenanweisungen (Nahrung und Flüssigkeit) informiert.
   - Fasten ist wichtig, um das Risiko von Komplikationen im Zusammenhang mit der Anästhesie zu verringern.

4. Vorbereitung des Darms :
   - Bei einigen Verfahren kann es notwendig sein, den Darm vorzubereiten, indem Sie Medikamente zur Entleerung des Darminhalts (Abführmittel) einnehmen.

5. Medikamente :
   - Medikamente können vor dem Eingriff angepasst oder vorübergehend abgesetzt werden, insbesondere Antikoagulanzien, nichtsteroidale Antirheumatika (NSAR) und Mittel, die die Blutgerinnung beeinflussen.

6. Persönliche Hygiene :
   - Der Patient wird über die Bedeutung einer guten persönlichen Hygiene, einschließlich der Reinigung des Genitalbereichs, aufgeklärt.

7. Ankunft im Krankenhaus :
   - Der Patient meldet sich gemäß den bereitgestellten Anweisungen im Krankenhaus an.

8. Vorbereitung des Operationssaals :
  * Der Operationssaal wird mit den Instrumenten, Geräten und Vorrichtungen vorbereitet, die für das endoskopische Verfahren erforderlich sind.

9. Anästhesie :
  * Je nach Verfahren und Bedürfnissen des Patienten kann eine Lokal-, Regional- oder Allgemeinanästhesie verabreicht werden.

10. Positionierung des Patienten :
  * Der Patient wird so gelagert, dass ein optimaler Zugang zum Zielbereich für das endoskopische Verfahren möglich ist.

11. Sterilisation und Asepsis :
  * Das medizinische Team hält sich an strenge Protokolle von st
  * ür die Sterilisation und Asepsis, um das Infektionsrisiko zu verringern.

12. Endoskopisches Verfahren :
  * Das endoskopische Verfahren wird gemäß den für jeden Eingriff spezifischen Techniken durchgeführt.

Eine angemessene Vorbereitung trägt dazu bei, die Risiken zu minimieren und einen reibungslosen Ablauf des endoskopischen urologischen Verfahrens zu gewährleisten. Die Kommunikation zwischen dem Patienten und dem medizinischen Team ist entscheidend, um sicherzustellen, dass alle Anweisungen befolgt werden und der Patient für das Verfahren bereit ist.

Plastische und rekonstruktive Chirurgie

Die Techniken der ästhetischen und rekonstruktiven Chirurgie umfassen ein breites Spektrum an Verfahren zur Verbesserung des körperlichen Erscheinungsbildes oder zur Wiederherstellung der Funktionalität nach einer Verletzung, einer angeborenen Fehlbildung oder einer früheren Operation. Hier einige Beispiele für Techniken der ästhetischen und rekonstruktiven Chirurgie :

1. Lifting (Gesichtsstraffung) :
  * Entfernung überschüssiger Haut und des darunter liegenden Gewebes, um das Erscheinungsbild von Gesicht und Hals zu verjüngen.

- Verschiedene Varianten umfassen das Stirnlifting, das zerviko-faziale Lifting und das Mini-Lifting.

2. Rhinoplastik :
   - Nasenoperation, um die Größe, Form oder Funktionalität der Nase zu verändern.
   - Kann die Verringerung, Vergrößerung oder Korrektur von Verzerrungen beinhalten.

3. Brustrekonstruktion :
   - Wiederherstellung der Brust nach einer Mastektomie oder dem Verlust von Brustgewebe.
   - Verwendung von Brustimplantaten oder autologem Gewebe (Lappenplastik).

4. Brustvergößerung :
   - Chirurgie zur Vergrößerung der Brust mithilfe von Brustimplantaten oder Lipofilling (Fetttransfer).

5. Brustverkleinerung :
   - Verkleinerung der Brüste, um körperliche Beschwerden zu lindern und die Körperproportionen zu verbessern.

6. Fettabsaugung :
   - Chirurgische Entfernung lokalisierter Fettdepots zur Neugestaltung der Körperkonturen.

7. Abdominoplastik (Bauchdeckenstraffung) :
   - Entfernung von überschüssiger Haut und Fett aus dem Bauchraum, um einen flacheren und strafferen Bauch zu erhalten.

8. Augenlidchirurgie (Blepharoplastik) :
   - Reduziert überschüssige Haut und Fett um die Augen, um das Aussehen zu verjüngen und die Sichtbarkeit zu verbessern.

9. Lippen- und Kinnchirurgie :
   - Vergrößerung oder Verkleinerung der Lippen und des Kinns, um die Gesichtsproportionen zu verbessern.

10. Rekonstruktive Chirurgie der Gliedmaßen :
    - Reparatur von Verletzungen, Missbildungen oder Deformierungen von Armen, Beinen, Händen oder Füßen.

Diese Verfahren der ästhetischen und rekonstruktiven Chirurgie werden von qualifizierten und erfahrenen Chirurgen durchgeführt. Bei ästhetischen Verfahren ist eine eingehende Beratung mit dem Patienten unerlässlich, um die Ziele, Erwartungen und potenziellen Risiken zu besprechen. Bei rekonstruktiven Verfahren besteht das Ziel darin, die natürliche Funktionalität und das natürliche Aussehen so weit wie möglich wiederherzustellen. Technologische Fortschritte und minimalinvasive chirurgische Ansätze haben ebenfalls eine wichtige Rolle bei der Verbesserung der Ergebnisse und der Genesung für die Patienten gespielt.

Die Vorbereitung auf Gewebetransplantations- und mikrochirurgische Eingriffe ist ein detaillierter Prozess, der den Erfolg des Verfahrens und die Gesundheit des Patienten sicherstellen soll. Hier sind die typischen Schritte der Vorbereitung auf solche komplexen Eingriffe:

1. Umfassende medizinische Beurteilung :
   • Es wird eine gründliche Bewertung der allgemeinen Gesundheit des Patienten vorgenommen, einschließlich der Krankengeschichte, Allergien, Medikamente und präoperativer Untersuchungen.

2. Beratung und Planung :
   • Eine ausführliche Beratung mit dem Chirurgen ist erforderlich, um die Ziele der Transplantation oder Mikrochirurgie, die Erwartungen des Patienten und die verfügbaren Optionen zu besprechen.
   • Es erfolgt eine sorgfältige Planung des Verfahrens, einschließlich der Auswahl der Spender- und Empfängerstelle.

3. Vorbereitung des Patienten :
   • Der Patient erhält Informationen über das Verfahren, die Risiken, die Vorteile und die möglichen Ergebnisse.
   • Der Patient muss die postoperativen Anforderungen verstehen und sich verpflichten, die Anweisungen zu befolgen.

4. Vorbereitung der Spenderstelle :
   - Wenn das Verfahren die Entnahme von Gewebe oder Transplantat aus einem anderen Körperteil des Patienten erfordert, wird die Spenderstelle sorgfältig vorbereitet.

5. Präoperative Markierung :
   - Der Chirurg kann die Empfänger- und die Spenderstelle am Körper des Patienten markieren, um das Verfahren anzuleiten.

6. Anästhesie :
   - Die Art der Anästhesie (Lokal-, Regional- oder Vollnarkose) richtet sich nach dem Verfahren und den Bedürfnissen des Patienten.

7. Sterilisation und Asepsis :
   - Die Sterilisation des Operationssaals und die Aufbereitung der Instrumente sind entscheidend, um das Infektionsrisiko zu minimieren.

8. Fortgeschrittene Mikrochirurgie :
   - Chirurgen verwenden Mikroskope und hochpräzise Instrumente, um Anastomosen (Verbindungen von Blutgefäßen) herzustellen und Gewebe zu transplantieren.

9. Kontinuierliche Überwachung :
   - Während des Verfahrens wird der Patient ständig überwacht, um sicherzustellen, dass die Transplantation erfolgreich ist und der Blutfluss angemessen ist.

10. Spezifische postoperative Pflege :
    - Der Patient erhält detaillierte Anweisungen für die postoperative Versorgung, einschließlich Schmerzmanagement, Verbände und Medikamente.

11. Medizinische Betreuung :
    - Es werden Nachsorgeuntersuchungen geplant, um den Heilungsprozess zu überwachen, die Vaskularisierung des Transplantats zu beurteilen und die Behandlungen gegebenenfalls anzupassen.

Die Verfahren der Gewebetransplantation und Mikrochirurgie erfordern fortgeschrittene chirurgische Fachkenntnisse und eine gründliche Vorbereitung, um erfolgreiche Ergebnisse zu erzielen.

Die enge Zusammenarbeit zwischen Chirurg, Anästhesist und Pflegeteam ist entscheidend, um die Sicherheit des Patienten und den Erfolg des Verfahrens zu gewährleisten.

Pädiatrische Chirurgie

Bei der Kinderchirurgie gibt es aufgrund der anatomischen, physiologischen und psychologischen Unterschiede bei Kindern im Vergleich zu Erwachsenen besondere Überlegungen. Im Folgenden sind einige der wichtigsten Überlegungen aufgeführt, die bei der Kinderchirurgie zu berücksichtigen sind :

1. Instrumentengrößen :
   - Die chirurgischen Instrumente sollten an die Größe des Patienten angepasst werden, wobei die anatomischen Unterschiede bei Kindern zu berücksichtigen sind.
   - Bei Säuglingen und Kleinkindern können miniaturisierte Instrumente erforderlich sein.

2. Dosierung der Medikamente :
   - Die Dosis der Medikamente sollte an das Gewicht, das Alter und den Stoffwechsel des Kindes angepasst werden.
   - Genauigkeit bei der Berechnung der Dosis ist entscheidend, um eine Über- oder Unterdosierung zu vermeiden.

3. Anästhesie :
   - Die Kinderanästhesie erfordert besondere Fachkenntnisse, da Kinder möglicherweise anders auf Anästhetika reagieren.
   - Regionalanästhesieverfahren (Epidural-, Spinalanästhesie) können bei einigen Kindern bevorzugt werden.

4. Postoperative Pflege :
   - Kinder können unterschiedliche Erholungsbedürfnisse haben, die eine sorgfältige Überwachung der Atmung, der Schmerzen und des Kreislaufs erfordern.
   - Die Schmerzbehandlung sollte dem Alter und den Vorlieben des Kindes angepasst werden.

5. Kommunikation und Psychologie :
   * Kinder haben besondere psychologische Bedürfnisse. Es ist wichtig, sie zu beruhigen und das Verfahren auf eine Weise zu erklären, die ihrem Verständnisniveau entspricht.
   * Der Einsatz von Ablenkungs- und Spieltechniken kann die Angst verringern und die Kooperation erleichtern.

6. Chirurgie in der Neonatologie und bei Frühgeborenen :
   * Frühgeborene Babys oder Babys, die mit gesundheitlichen Problemen geboren werden, benötigen eine besondere Betreuung in der Chirurgie und Anästhesie.

7. Ernährung und Flüssigkeitszufuhr :
   * Die Ernährungs- und Flüssigkeitsbedürfnisse von Kindern unterscheiden sich von denen Erwachsener. Es ist wichtig, während der perioperativen Phase ein angemessenes Gleichgewicht aufrechtzuerhalten.

8. Ambulante Chirurgie :
   * Ambulante Kinderchirurgie erfordert eine sorgfältige Planung, um eine sichere und schnelle Genesung zu Hause zu gewährleisten.

9. Spezialisierte Ausrüstung :
   * Einige Sonderausstattungen wie Sonden, Katheter und Sicherheitsvorrichtungen können erforderlich sein, um sich an Kinder anzupassen.

10. Ethik und Einwilligung :
   * Die informierte Zustimmung der Eltern oder Erziehungsberechtigten ist für pädiatrische Eingriffe unerlässlich. Die Entscheidungsfindung muss ethisch und respektvoll sein.

Die Kinderchirurgie erfordert einen multidisziplinären Ansatz, an dem Kinderchirurgen, Kinderanästhesisten, spezialisierte Kinderkrankenschwestern und andere Gesundheitsfachkräfte beteiligt sind. Die besondere Beachtung kinderspezifischer Überlegungen gewährleistet optimale chirurgische Ergebnisse und minimiert potenzielle Risiken.

Die emotionale Vorbereitung von Kindern und ihren Familien vor einem chirurgischen Eingriff ist entscheidend, um Ängste abzubauen, die Kooperation zu fördern und die Ergebnisse des Eingriffs insgesamt zu verbessern. Hier sind einige Ansätze zur emotionalen Vorbereitung von Kindern und ihren Familien :

1. Altersgerechte Kommunikation :
   - Erklären Sie das Verfahren auf einfache und altersgerechte Weise. Verwenden Sie vertraute Wörter und konkrete Beispiele.

2. Präoperative Visite :
   - Organisieren Sie eine präoperative Besichtigung des Operationssaals, damit das Kind die Umgebung sehen und Fragen stellen kann.

3. Bücher und Videos :
   - Verwenden Sie Bücher und Videos, die so gestaltet sind, dass sie die Chirurgie und den Krankenhausprozess auf spielerische und verständliche Weise erklären.

4. Rollenspiel :
   - Verwenden Sie Puppen oder Plüschtiere, um das Verfahren zu simulieren und zu zeigen, was passieren wird.

5. Ablenkungswerkzeuge :
   - Stellen Sie Spielzeug, Bücher oder Tablets zur Verfügung, um das Kind vor dem Verfahren abzulenken.

6. Anhören und Beantworten von Fragen :
   - Ermutigen Sie das Kind, Fragen zu stellen, und beantworten Sie sie ehrlich. Versichern Sie ihm, dass es normale Empfindungen hat, die es empfinden kann.

7. Eltern einbeziehen :
   - Beziehen Sie die Eltern aktiv in den Vorbereitungsprozess ein und ermutigen Sie sie, Fragen zu stellen und ihre Bedenken mitzuteilen.

8. Emotionale Unterstützung :
   - Bieten Sie emotionale Unterstützung, indem Sie dem Kind versichern, dass Ärzte und Krankenschwestern da sind, um es zu schützen.

9. Integration der Familie :
   * Beziehen Sie die Familie in den Vorbereitungsprozess mit ein, um die emotionale Unterstützung zu stärken und Ängste abzubauen.

10. Verwendung von visuellem Material :
   * Zeigen Sie Fotos oder Videos, auf denen Kinder zu sehen sind, die sich auf eine Operation vorbereiten und danach wieder gesund werden.

11. Respekt für individuelle Bedürfnisse :
   * Jedes Kind reagiert anders auf die emotionale Vorbereitung. Achten Sie auf ihre spezifischen Bedürfnisse.

12. Begleitung während des Prozesses :
   * Sorgen Sie dafür, dass ein Familienmitglied das Kind in den Operationssaal begleiten und es nach der Operation wiederfinden kann.

13. Postoperative Nachsorge :
   * Bieten Sie kontinuierliche Unterstützung an und informieren Sie über die Genesung und die postoperative Versorgung.

Die emotionale Vorbereitung von Kindern und ihren Familien ist ein wichtiger Teil der pädiatrischen Versorgung. Durch den Abbau von Ängsten und die Bereitstellung klarer Informationen tragen Sie dazu bei, ein beruhigendes Umfeld zu schaffen, das eine positive Erfahrung für das Kind und seine Familie begünstigt.

Ambulante Chirurgie

Das Management von ambulant durchgeführten chirurgischen Verfahren, auch ambulante Operationen oder ambulante Operationen genannt, erfordert eine sorgfältige Planung und einen speziellen Ansatz, um die Sicherheit und das Wohlergehen der Patienten zu gewährleisten. Hier sind die wichtigsten Schritte für das Management ambulanter Operationen :

1. Präoperative Bewertung :
   - Die Patienten müssen sich einer umfassenden medizinischen Beurteilung unterziehen, um sicherzustellen, dass sie für eine ambulante Operation in Frage kommen.
   - Die Krankengeschichte, Allergien, Medikamente und Vorerkrankungen werden untersucht.

2. Planung des Verfahrens :
   - Angemessene Wahl des Operationsverfahrens auf der Grundlage der ambulanten Durchführbarkeit und der erwarteten Genesung.
   - Bestimmung der benötigten Ausrüstung, des Personals und der Ressourcen.

3. Informierte Zustimmung :
   - Die Patienten müssen die Vorteile, Risiken und Alternativen der ambulanten Chirurgie verstehen.
   - Die informierte Zustimmung muss gemäß den ethischen Protokollen eingeholt werden.

4. Vorbereitung des Patienten :
   - Die Patienten erhalten detaillierte Anweisungen zur präoperativen Vorbereitung, einschließlich Fasten, Medikamenteneinnahme und Hautpflege.

5. Anästhesie :
   - Die Wahl der Anästhesie richtet sich nach dem Verfahren und den Bedürfnissen des Patienten. Es kann eine Lokal-, Regional- oder Allgemeinanästhesie verwendet werden.

6. Chirurgie :
   - Das chirurgische Verfahren wird mit Präzision und Liebe zum Detail durchgeführt.
   - Aseptische und sterile Protokolle werden strikt eingehalten, um Infektionen zu verhindern.

7. Postoperative Erholung :
   - Die Patienten werden in einem Aufwachraum sorgfältig überwacht, bis sie stabil und wach sind.
   - Die Schmerzen werden bewältigt, und die Patienten werden auf die Rückkehr nach Hause vorbereitet.

8. Aufklärung von Patienten und Pflegepersonal :
   - Die Patienten und ihre Betreuer erhalten spezielle Anweisungen zur postoperativen Pflege, zu den Anzeichen, auf die sie achten sollten, und zu den Kontaktpersonen, falls sie Bedenken haben.

9. Postoperative Nachsorge :
   - Es werden Folgetermine geplant, um die Heilung und Genesung des Patienten zu beurteilen.

10. Umgang mit Komplikationen :
   - Die Patienten erhalten Informationen darüber, wie sie mit potenziellen Komplikationen wie übermäßigen Blutungen oder Infektionen umgehen können.

11. Fortlaufende Kommunikation :
   - Die Kommunikation zwischen dem medizinischen Team, den Patienten und den Betreuern ist für eine reibungslose Genesung von entscheidender Bedeutung.

12. Zugang zu Notfallversorgung :
   - Die Patienten sollten nach ihrer Entlassung über die Maßnahmen informiert werden, die im Falle einer schwerwiegenden Komplikation zu ergreifen sind.

13. Qualitätsüberwachung und -bewertung :
   - Das medizinische Team bewertet die Protokolle für ambulante Operationen regelmäßig und führt bei Bedarf Verbesserungen ein.

Das Management ambulanter Operationen zielt darauf ab, eine qualitativ hochwertige Versorgung in einer sicheren und komfortablen Umgebung zu bieten. Eine offene Kommunikation, klar definierte Protokolle und eine sorgfältige Planung tragen dazu bei, dass diese Verfahren erfolgreich sind und die Patienten zufrieden sind.

Die Vorbereitung des Patienten und die postoperative Überwachung für Entlassungen am selben Tag, die auch als ambulante Operationen oder ambulante Operationen bezeichnet werden, sind wichtige Schritte, um die Sicherheit und Genesung der Patienten nach einer Operation zu gewährleisten. Hier sind die wichtigsten Schritte der postoperativen Vorbereitung und Überwachung bei Entlassungen am selben Tag :

Vorbereitung des Patienten :
1. Präoperative Bewertung :
   - Die Patienten werden einer gründlichen medizinischen Beurteilung unterzogen, um sicherzustellen, dass sie für eine Entlassung am selben Tag in Frage kommen.
   - Krankengeschichte, Allergien, aktuelle Medikamente und Vorerkrankungen werden beurteilt.

2. Präoperative Erziehung :
   - Die Patienten erhalten ausführliche Informationen über das Verfahren, die Nachsorge, Anzeichen von Komplikationen und Maßnahmen, die sie bei Bedarf ergreifen können.

3. Vorbereitung zu Hause :
   - Die Patienten erhalten spezielle Anweisungen zum Fasten, zur Einnahme von präoperativen Medikamenten und zur Hautpflege vor der Operation.

4. Informierte Zustimmung :
   - Die Patienten verstehen die Einzelheiten der Operation, die damit verbundenen Risiken und geben ihre informierte Einwilligung gemäß den ethischen Protokollen.

Postoperative Überwachung :
1. Aufwachraum :
   - Die Patienten werden in einem Aufwachraum sorgfältig überwacht, bis sie wach, stabil und ihre Lebenszeichen normal sind.

2. Schmerzmanagement :
   - Die Patienten erhalten geeignete schmerzstillende Medikamente, um die postoperativen Schmerzen in den Griff zu bekommen.

3. Erholung und Reaktionsfähigkeit :
   - Das Team achtet auf Anzeichen der Erholung und überprüft die Reaktionsfähigkeit des Patienten nach der Narkose.

4. Bewertung der Vitalzeichen :
   * Vitalzeichen wie Blutdruck, Herzfrequenz, Atemfrequenz und Sauerstoffsättigung werden regelmäßig überwacht.

5. Überprüfung von Wunden und Drainagen :
   * Verbände, Drainagen und chirurgische Einschnitte werden auf Anzeichen von Infektionen, übermäßigen Blutungen oder anderen Problemen überprüft.

6. Bewertung der Ausgabe :
   * Es werden spezifische Entlassungskriterien bewertet, wie z. B. hämodynamische Stabilität, Trink-, Harn- und Gehfähigkeit.

7. Postoperative Erziehung :
   * Die Patienten und ihre Betreuer erhalten detaillierte Anweisungen zur postoperativen Pflege zu Hause, zu den einzunehmenden Medikamenten und zu den Anzeichen von Komplikationen.

8. Nachbereitung nach der Veröffentlichung :
   * Die Patienten erhalten eine telefonische Nachsorge oder einen Folgetermin, um ihre Genesung zu beurteilen und Bedenken auszuräumen.

Die Vorbereitung des Patienten und die postoperative Überwachung bei Entlassungen am selben Tag zielen darauf ab, eine sichere und effektive Genesung nach einer ambulanten Operation zu gewährleisten. Eine klare Kommunikation zwischen dem Ärzteteam, dem Patienten und seinen Betreuern ist entscheidend, um sicherzustellen, dass der Patient gut informiert und bereit ist, die ersten Tage der Genesung zu Hause zu bewältigen.

Kapitel 7

Umgang mit Instrumenten und Ausrüstung

Bedeutung einer effizienten Verwaltung von Instrumenten und Ausrüstung

Die richtige Vorbereitung der chirurgischen Instrumente hat einen erheblichen Einfluss auf die Sicherheit des Patienten während des gesamten chirurgischen Eingriffs. Eine sorgfältige und gründliche Vorbereitung der Instrumente trägt dazu bei, das Risiko von Infektionen, Komplikationen und medizinischen Fehlern zu verringern, und sorgt so für eine sichere und optimale chirurgische Umgebung für den Patienten. So wirkt sich die richtige Instrumentenvorbereitung auf die Sicherheit des Patienten aus :

1. Vermeidung von Infektionen :
   - Eine wirksame Sterilisation der Instrumente beseitigt potenziell pathogene Mikroorganismen und senkt damit das Risiko postoperativer Infektionen erheblich.

2. Reduzierung von Komplikationen :
   - Richtig aufbereitete Instrumente minimieren das Risiko von Komplikationen wie übermäßigen Blutungen, Wundinfektionen und unerwünschten Reaktionen.

3. Chirurgische Präzision :
   - Scharfe, gebrauchsfertige Instrumente ermöglichen es Chirurgen, präzisere Schnitte und Nähte zu setzen und so die chirurgischen Ergebnisse zu verbessern.

4. Vermeidung von Verzögerungen :
   - Eine angemessene Vorbereitung der Instrumente sorgt dafür, dass die benötigten Materialien sofort verfügbar sind, wodurch Verzögerungen während des Verfahrens vermieden werden.

5. Minimierung von Fehlern :
   - Die Schritte zur Aufbereitung und Überprüfung von Instrumenten tragen dazu bei, medizinische Fehler zu reduzieren, die durch die Verwendung falscher oder schlecht aufbereiteter Instrumente entstehen.

6. Flüssiges Verfahren :
   - Wenn die Instrumente bereitstehen und gut organisiert sind, läuft das chirurgische Verfahren reibungslos ab, was

die Dauer der Operation und den Stress für das Team und den Patienten verringern kann.

7. Einhaltung von Sicherheitsstandards :
   * Die richtige Vorbereitung der Instrumente ist entscheidend für die Einhaltung der strengen Sterilisations- und Aseptikstandards und gewährleistet somit eine sichere Operationsumgebung.

8. Postoperative Betreuung :
   * Ein erfolgreicher chirurgischer Eingriff durch die richtige Vorbereitung der Instrumente kann die Erholungsphase und die Genesung des Patienten positiv beeinflussen.

9. Vertrauen des Teams :
   * Wenn das Operationsteam weiß, dass die Instrumente richtig aufbereitet sind, stärkt dies das Vertrauen in den Prozess und fördert eine reibungslose Zusammenarbeit.

10. Zufriedenheit des Patienten :
    * Ein komplikationsloser chirurgischer Eingriff, der mit angemessen aufbereiteten Instrumenten durchgeführt wird, kann zur Zufriedenheit des Patienten und zu seiner erfolgreichen Genesung beitragen.

Zusammenfassend lässt sich sagen, dass die richtige Aufbereitung von chirurgischen Instrumenten ein wesentlicher Bestandteil der Patientensicherheit ist. Sie spielt eine wichtige Rolle bei der Risikominderung, der Verbesserung der chirurgischen Ergebnisse und der Gewährleistung einer sicheren und effektiven chirurgischen Umgebung für alle Patienten.

Die Rolle der Pflegekraft bei der Sicherstellung der Funktionsfähigkeit der Ausrüstung ist entscheidend für die Sicherheit und den Erfolg von chirurgischen Verfahren. Medizinische und chirurgische Geräte spielen eine entscheidende Rolle bei der Durchführung eines effizienten und sicheren chirurgischen Eingriffs, und es liegt in der Verantwortung der Krankenschwester, dafür zu sorgen, dass diese Geräte in einem einwandfreien Betriebszustand sind. Die Krankenschwester trägt folgendermaßen dazu bei, die Funktionsfähigkeit der Ausrüstung zu gewährleisten :

1. Präoperative Überprüfung :
   - Vor Beginn eines jeden chirurgischen Eingriffs führt die Krankenschwester eine gründliche Überprüfung aller erforderlichen Geräte durch. Dazu gehören chirurgische Instrumente, Geräte zur Überwachung der Vitalzeichen, Anästhesiegeräte, Beleuchtung und Operationstische.

2. Kalibrierung und Tests :
   - Die Pflegekraft stellt sicher, dass die Geräte richtig kalibriert und getestet werden, um ihre Genauigkeit zu gewährleisten. Dazu gehört auch die Überprüfung von Parametern wie Druck, Temperatur und Herzfrequenz.

3. Vorbereitung der Ausrüstung :
   - Vor der Operation bereitet die Pflegekraft alle notwendigen Ausrüstungsgegenstände vor und platziert sie in Reichweite des Chirurgen und des Operationsteams.

4. Vorbeugende Wartung :
   - Die Pflegekraft nimmt an regelmäßigen vorbeugenden Wartungsmaßnahmen teil, wie z. B. Reinigung, Schmierung und Wartung der Geräte, um unerwartete Ausfälle zu vermeiden.

5. Identifikation von Problemen :
   - Wenn ein Gerät eine Fehlfunktion oder Anzeichen eines Ausfalls aufweist, meldet die Pflegekraft das Problem sofort dem Wartungsteam oder dem benannten Verantwortlichen.

6. Notfallinterventionen :
   - Im Falle eines Notfalls oder eines Geräteausfalls während eines Verfahrens muss die Pflegekraft in der Lage sein, schnell Maßnahmen zu ergreifen, um das Problem zu beheben und die Kontinuität der Operation zu gewährleisten.

7. Interdisziplinäre Zusammenarbeit :
   - Die Pflegekraft arbeitet eng mit Biomedizintechnikern, Biomediziningenieuren und anderen Mitgliedern des Gesundheitsteams zusammen, um eine ordnungsgemäße Wartung und Reparatur der Geräte zu gewährleisten.

8. Weiterbildung :
- Krankenschwestern und Krankenpfleger nehmen an Fortbildungsprogrammen zur Verwendung, Wartung und Sicherheit medizinischer Geräte teil, um mit den neuesten Praktiken und Technologien Schritt zu halten.

9. Dokumentation :
- Die Pflegekraft führt genaue Aufzeichnungen über die an der Ausrüstung vorgenommenen Überprüfungen, Tests und Eingriffe und sorgt so für Rückverfolgbarkeit und Transparenz.

Die Rolle der Pflegekraft bei der Sicherstellung der Funktionalität der Geräte ist entscheidend für die Schaffung einer sicheren und effizienten Operationsumgebung. Durch die enge Zusammenarbeit mit dem Ärzte- und Wartungsteam trägt die Pflegekraft dazu bei, das Risiko von Fehlfunktionen der Geräte zu minimieren, die Qualität der Pflege zu gewährleisten und die chirurgischen Ergebnisse für die Patienten zu verbessern.

Identifizierung und Organisation von chirurgischen Instrumenten

Chirurgische Instrumente werden je nach ihrer spezifischen Verwendung im chirurgischen Kontext in verschiedene Kategorien eingeteilt. Jede Instrumentenkategorie hat eine besondere Rolle bei der Durchführung von chirurgischen Verfahren. Hier eine gängige Klassifizierung von Instrumenten nach ihrer Verwendung :

1. Sezierinstrumente :
- Diese Instrumente werden bei chirurgischen Eingriffen zum Schneiden, Trennen und Entfernen von Gewebe verwendet. Beispiele: Skalpelle, Sezierscheren, Elevatoren.

2. Instrumente zum Greifen und Halten :
- Diese Instrumente dienen zum Greifen, Halten und Manipulieren von Gewebe und Organen während einer Operation. Beispiele: anatomische Pinzette, Kocher-Pinzette, Greifzange.

3. Schrumpfungsinstrumente :
   - Diese Instrumente sind so konzipiert, dass sie das Gewebe auseinander halten und so eine bessere Sicht auf die Operationsstelle ermöglichen. Beispiele: Retraktoren nach Farabeuf, Retraktoren nach Cushing.

4. Instrumente zum Nähen und Anastomose :
   - Sie werden zum Herstellen von Nähten und Stichen sowie zur Anastomose (Verbindung) von Gewebe verwendet. Beispiele: Nähnadeln, Nadelhalter, Nahtpinzetten.

5. Instrumente zur Gerinnung und Hämostase :
   - Mit diesen Instrumenten können Sie Blutungen kontrollieren, indem Sie die Blutgefäße veröden. Beispiele: blutstillende Klemme, elektrisches Skalpell, bipolarer Koagulator.

6. Instrumente zur Absaugung und Irrigation :
   - Werden zur Entfernung von Flüssigkeiten und Ablagerungen aus der Operationsstelle sowie zur Spülung und Reinigung des Bereichs verwendet. Beispiele: Absaugkanülen, Irrigationsspritzen.

7. Messinstrumente :
   - Sie werden zum Messen der Größe und Tiefe von Gewebe sowie zum Abschätzen von Entfernungen bei bestimmten Verfahren verwendet. Beispiele: chirurgische Lineale, Lehren.

8. Rekonstruktionsinstrumente :
   - Diese Instrumente werden zur Rekonstruktion von Gewebe, zur Fixierung von Implantaten oder zur Schaffung anatomischer Formen verwendet. Beispiele: chirurgisches Klammergerät, Osteosynthesematerial.

9. Spezifische Instrumente für die Chirurgie :
   - Einige Instrumente sind spezifisch für eine bestimmte Art von Chirurgie, z. B. orthopädische, ophthalmologische, gynäkologische, neurochirurgische Instrumente usw.

10. Mess- und Bewertungsinstrumente :
    - Werden verwendet, um die Funktionalität von Organen, den Blutfluss oder andere physiologische Parameter zu

beurteilen. Beispiele: Doppler, Blutdruckmessgerät, Pulsoximeter.

Es ist wichtig zu beachten, dass diese Klassifizierung nicht erschöpfend ist und dass neue Instrumente entwickelt werden können, wenn sich die Technologie weiterentwickelt und die klinischen Anforderungen steigen. Jedes Instrument hat eine spezifische Rolle im chirurgischen Prozess und erfordert eine fachkundige Handhabung durch das Operationsteam, um die Sicherheit des Patienten und den Erfolg des Verfahrens zu gewährleisten.

Während eines chirurgischen Eingriffs sind eine effektive Organisation und das richtige Sortieren von Instrumenten, Materialien und Vorräten entscheidend für eine schnelle und reibungslose Genesung. Im Folgenden finden Sie einige Sortier- und Organisationstechniken, die zu einem besseren Arbeitsablauf im Operationssaal beitragen können :

1. Sortierung nach Verwendungszweck :
   • Sortieren Sie die Instrumente und Materialien nach ihrer spezifischen Verwendung im chirurgischen Verfahren. So können Sie schnell herausfinden, was Sie in jeder Phase des Eingriffs benötigen.

2. Vorbereitete Tabletts :
   • Bereiten Sie vormontierte Instrumentensiebe entsprechend den einzelnen Schritten der Operation vor. Jedes Sieb sollte die Instrumente enthalten, die für einen bestimmten Teil des Eingriffs benötigt werden.

3. Räumliche Organisation :
   • Ordnen Sie die Instrumente und Materialien auf dem Operationstisch logisch an, indem Sie die notwendigen Dinge in Reichweite des Chirurgen und der Assistenten platzieren.

4. Verwendung von Vorbereitungsbeuteln :
   • Verwenden Sie sterile Beutel oder Umschläge, um ähnliche Instrumente zusammenzufassen. So bleibt die Keimfreiheit erhalten und Sie haben gleichzeitig leichteren Zugang zu den benötigten Instrumenten.

5. Klare Kennzeichnung :
   • Beschriften Sie Tabletts, Taschen und Behälter deutlich und lesbar, um den Inhalt schnell zu erkennen.

6. Präoperative Kommunikation :
   • Besprechen Sie den Operationsplan vor dem Eingriff mit dem Team, um den Bedarf an Instrumenten und Materialien in jeder Phase zu klären.

7. Vorbereitung im Team :
   • Beziehen Sie alle Mitglieder des Operationsteams in die Vorbereitung und Organisation des Materials ein, um eine bessere Koordination zu erreichen.

8. Schnelle Entfernung nicht verwendeter Instrumente :
   • Entfernen Sie unbenutzte Instrumente sofort aus dem Arbeitsbereich, um Unordnung zu vermeiden und dem Team die Möglichkeit zu geben, sich auf die aktuellen Aufgaben zu konzentrieren.

9. Kontinuierliche Überwachung :
   • Die zirkulierende Pflegekraft überwacht die Verwendung von Instrumenten und Materialien, ersetzt schnell verbrauchte Artikel und stellt sicher, dass alles für den nächsten Schritt bereit ist.

10. Vermeiden Sie Redundanzen :
   • Begrenzen Sie die Anzahl ähnlicher Instrumente auf dem Operationstisch, um Verwirrung und Unübersichtlichkeit zu vermeiden.

11. Verwendung von digitalen Dashboards :
   • Verwenden Sie Touchscreens oder digitale Dashboards, um wichtige Informationen über Instrumente, Operationsschritte und die Vitalzeichen des Patienten anzuzeigen.

12. Neubewertung während des Verfahrens :
   • Bewerten Sie den Bedarf an Instrumenten und Materialien regelmäßig neu, wenn die Operation fortschreitet, und passen Sie die Organisation entsprechend an.

Eine effiziente Organisation im Operationssaal trägt dazu bei, die Operationszeit zu verkürzen, Fehler und Verzögerungen zu minimieren und eine schnelle und sichere Genesung des

Patienten zu gewährleisten. Durch die Anwendung dieser Sortier- und Organisationstechniken kann das OP-Team die Koordination, Kommunikation und Sicherheit während der Operation verbessern.

Aufbereitung und Qualitätskontrolle von Instrumenten

Die Reinigung, Desinfektion und Sichtprüfung von chirurgischen Instrumenten sind entscheidende Schritte zur Aufrechterhaltung der Keimfreiheit, zur Vermeidung von Infektionen und zur Gewährleistung der Patientensicherheit. Hier ein Überblick über diese wichtigen Prozesse :

1. Reinigung :
   • Die Erstreinigung dient der Entfernung von organischen Ablagerungen, Körperflüssigkeiten und Geweberesten von den Instrumenten. Sie kann Schritte wie Vorweichen, manuelles Bürsten und die Verwendung von Ultraschall umfassen. Die Reinigung ist oft der erste Schritt, um die Instrumente für eine gründlichere Desinfektion vorzubereiten.

2. Desinfektion :
   • Nach der Reinigung werden die Instrumente einer Desinfektion unterzogen, um potenziell pathogene Mikroorganismen abzutöten. Es gibt verschiedene Desinfektionsmethoden, darunter die chemische und die thermische Desinfektion. Einige Instrumente können nach der Desinfektion einer Sterilisation unterzogen werden, um ein hohes Maß an Keimfreiheit zu erreichen.

3. Visuelle Inspektion :
   • Nach der Reinigung und Desinfektion wird eine gründliche visuelle Inspektion durchgeführt, um Rückstände, Schäden oder Abnutzungserscheinungen an den Instrumenten zu erkennen. So können Instrumente identifiziert werden, die repariert oder ausgetauscht werden müssen oder einen zusätzlichen Reinigungsschritt benötigen.

4. Verwendung von Lupen und Beleuchtung :
- Lupen und geeignete Beleuchtung werden bei der Sichtprüfung eingesetzt, um Restpartikel oder kleinere Probleme zu erkennen, die mit bloßem Auge möglicherweise nicht sichtbar sind.

5. Dokumentation :
- Jeder Schritt des Reinigungs- und Desinfektionsprozesses sowie der Sichtprüfung wird sorgfältig dokumentiert, um die Rückverfolgbarkeit und die Einhaltung der Sicherheitsstandards zu gewährleisten.

6. Verhinderung von Korrosion :
- Instrumente aus rostfreiem Stahl müssen nach der Reinigung und Desinfektion ordnungsgemäß getrocknet werden, um Korrosion zu vermeiden. Die Verwendung geeigneter Trocknungsmittel ist wichtig.

7. Reparatur und Ersatz :
- Instrumente, die beschädigt sind oder Anzeichen übermäßiger Abnutzung aufweisen, werden gemäß den festgelegten Protokollen repariert oder ausgetauscht. Die Instrumente müssen sich vor der erneuten Verwendung in einem einwandfreien Betriebszustand befinden.

8. Qualitätsüberwachung :
- Die Reinigungs-, Desinfektions- und Inspektionsprozesse werden regelmäßigen Qualitätskontrollen unterzogen, um sicherzustellen, dass sie wirksam sind und den Standards entsprechen.

Es ist von entscheidender Bedeutung, dass das OP-Team, einschließlich der Krankenschwestern und Sterilisationstechniker, die festgelegten Protokolle für die Reinigung, Desinfektion und Inspektion der Instrumente strikt befolgt. Diese Schritte sind entscheidend für die Aufrechterhaltung einer sterilen und sicheren Umgebung im Operationssaal, die Minimierung des Risikos nosokomialer Infektionen und die Gewährleistung optimaler chirurgischer Ergebnisse.

Die Verwendung von Autoklaven und anderen Sterilisationsgeräten ist ein entscheidender Schritt bei der

Vorbereitung von chirurgischen Instrumenten und Materialien, um eine sterile Umgebung im Operationssaal zu gewährleisten. Im Folgenden wird erläutert, wie diese Geräte im Sterilisationsprozess eingesetzt werden :

1. Autoklaven :
   - Autoklaven sind Sterilisationsgeräte, die mit Dampf unter Druck betrieben werden. Sie werden verwendet, um pathogene Mikroorganismen auf chirurgischen Instrumenten abzutöten. Hier sind die typischen Schritte bei der Verwendung von Autoklaven :

   - Beladen: Saubere und aufbereitete Instrumente werden zur Sterilisation in geeignete Siebe, Beutel oder Behälter gelegt.

   - Programmierung: Der Sterilisationszyklus wird entsprechend der Art der Instrumente und der verwendeten Materialien ausgewählt.

   - Vorheizen: Der Autoklav wird vorgeheizt, um die erforderliche Temperatur und den erforderlichen Druck zu erreichen.

   - Sterilisation: Die Instrumente werden für eine bestimmte Zeit unter Druck stehendem Dampf ausgesetzt. Durch die hohe Temperatur und den Dampf werden Mikroorganismen abgetötet.

   - Abkühlen: Nach Abschluss der Sterilisation kühlen die Instrumente ab, bevor sie aus dem Autoklaven genommen werden.

2. Andere Sterilisationsmethoden :
   - Neben Autoklaven gibt es noch weitere Sterilisationsmethoden, darunter :

   - Sterilisation mit Ethylenoxid: Ein Gas wird zur Sterilisation von Instrumenten verwendet, die empfindlich auf Hitze und Feuchtigkeit reagieren.

- Sterilisation durch Strahlung : Die Instrumente werden mit Gamma- oder Röntgenstrahlen bestrahlt, um Mikroorganismen abzutöten.

- Chemische Sterilisation: Chemische Wirkstoffe werden verwendet, um hitzeempfindliche Instrumente zu sterilisieren.

3. Überprüfung der Sterilität :
   - Nach Abschluss des Sterilisationsprozesses werden Autoklaven und andere Geräte mit Überwachungssystemen und chemischen Indikatoren ausgestattet, um zu überprüfen, ob die Sterilisation erfolgreich durchgeführt wurde. Biologische und chemische Tests werden ebenfalls regelmäßig eingesetzt, um die Wirksamkeit des Sterilisationsprozesses zu validieren.

4. Handhabung nach der Sterilisation :
   - Sterilisierte Instrumente müssen vorsichtig gehandhabt werden, um eine Kontamination zu vermeiden. Sie werden bis zu ihrer Verwendung im Operationssaal in speziellen Bereichen und sterilen Verpackungen gelagert.

5. Nachbereitung und Dokumentation :
   - Alle Schritte des Sterilisationsprozesses, einschließlich der Sterilisationsparameter, der Testergebnisse und der Sterilitätshaltedauer, werden sorgfältig dokumentiert, um die Rückverfolgbarkeit und die Einhaltung der Standards zu gewährleisten.

Die ordnungsgemäße Verwendung von Autoklaven und anderen Sterilisationsgeräten ist für die Aufrechterhaltung einer sicheren und sterilen Operationsumgebung von entscheidender Bedeutung. Angehörige der Gesundheitsberufe müssen in Sterilisationsprotokollen, im Umgang mit sterilisierten Instrumenten und in Nachsorgeverfahren geschult werden, um eine qualitativ hochwertige Versorgung zu gewährleisten und nosokomiale Infektionen zu verhindern.

Verwaltung von Implantaten und medizinischen Geräten

Die sichere Lagerung und Rückverfolgbarkeit von chirurgischen Implantaten ist ein kritischer Aspekt bei der Verwaltung von Instrumenten und Materialien im Operationssaal. Hier erfahren Sie, wie Sie eine effektive Verwaltung dieser Implantate sicherstellen können:

1. Sichere Aufbewahrung :
   - Chirurgische Implantate müssen in bestimmten, kontrollierten Umgebungen gelagert werden, um eine Kontamination oder Beschädigung zu vermeiden. Zu den Maßnahmen gehören :
   - Abgeschlossene Schränke : Verwenden Sie zur Aufbewahrung von Implantaten gesicherte Schränke, zu denen nur autorisierte Mitglieder des Operationsteams Zugang haben.

   - Dedizierte Lagerbereiche: Trennen Sie Implantate so, dass sie nicht in direktem Kontakt mit anderen Artikeln stehen.

   - Temperatur- und Feuchtigkeitskontrolle: Stellen Sie sicher, dass die Implantate unter geeigneten Umweltbedingungen gelagert werden, um eine Verschlechterung zu vermeiden.

2. Kennzeichnung und Rückverfolgbarkeit :
   - Jedes Implantat muss eindeutig mit den wichtigsten Informationen wie Produktname, Chargennummer, Verfallsdatum und Lieferant gekennzeichnet werden. Dies erleichtert die Rückverfolgbarkeit und die schnelle Identifizierung der Implantate.

3. Lagerverwaltungssysteme :
   - Verwenden Sie computergestützte Bestandsverwaltungssysteme, um Implantate elektronisch zu verfolgen. Mit diesen Systemen können Sie die Lagerbestände überwachen, Nachbestellungen verwalten und Berichte für eine effektive Verwaltung erstellen.

4. Rotation der Bestände :
   - Wenden Sie das Prinzip "First in, first out" an, um eine angemessene Rotation der Implantate zu gewährleisten und so das Risiko von Verfallszeiten zu minimieren.

5. Zugriffskontrolle :
   - Beschränken Sie den Zugang zum Lagerbereich der Implantate und verfolgen Sie die Ein- und Austrittsaktivitäten mithilfe von Zugangskontrollgeräten wie z. B. Schlüsselkartensystemen.

6. Ausbildung der Mitarbeiter :
   - Schulen Sie das OP-Team in der korrekten Identifizierung von Implantaten, ihrer Handhabung und der dazugehörigen Dokumentation. Sensibilisieren Sie das Personal auch für die Bedeutung der Aufrechterhaltung der Sterilität bei der Handhabung von Implantaten.

7. Nutzungsberichte :
   - Zeichnen Sie jedes Implantat auf, das bei einem chirurgischen Eingriff verwendet wird, indem Sie die Patienteninformationen mit dem spezifischen verwendeten Implantat verknüpfen. Dies gewährleistet eine vollständige und genaue Rückverfolgbarkeit.

8. Nachverfolgung von Produktrückrufen :
   - Bleiben Sie über registrierte Produktrückrufe auf dem Laufenden und stellen Sie sicher, dass die betroffenen Implantate aus dem Verkehr gezogen und ordnungsgemäß dokumentiert werden.

9. Datenintegration :
   - Integrieren Sie Informationen über Implantate in die elektronische Patientenakte, um eine nahtlose Kommunikation zwischen den Pflegeteams zu gewährleisten.

Die sichere Lagerung und genaue Rückverfolgbarkeit von Implantaten ist von entscheidender Bedeutung, um die Sicherheit der Patienten zu gewährleisten, die Effizienz der chirurgischen Verfahren aufrechtzuerhalten und die gesetzlichen Vorschriften einzuhalten. Eine angemessene Verwaltung von Implantaten trägt zur Qualität der Pflege und zur Vermeidung von medizinischen Fehlern bei.

Die genaue Dokumentation von Seriennummern und Implantatinformationen ist entscheidend für die Rückverfolgbarkeit, die Patientensicherheit und die Einhaltung von Vorschriften. Hier erfahren Sie, wie Sie eine sorgfältige Dokumentation sicherstellen können :

1. Erstaufnahme :
   - Registrieren Sie nach Erhalt der Implantate jedes Implantat in einem elektronischen oder manuellen Trackingsystem. Sammeln Sie Informationen wie den Namen des Herstellers, die Chargennummer, das Herstellungsdatum, das Ablaufdatum, die Produktspezifikationen und die Seriennummern.

2. Kennzeichnung :
   - Jedes Implantat muss deutlich mit allen relevanten Informationen, einschließlich der Seriennummern, beschriftet werden. Verwenden Sie wasser- und abriebfeste Etiketten, um zu verhindern, dass die Informationen verblassen.

3. Patientendokumentation :
   - Verknüpfen Sie jedes Implantat mit der elektronischen Krankenakte des Patienten. Speichern Sie die Seriennummern, die mit jedem chirurgischen Verfahren verbunden sind, sowie die Details des Eingriffs.

4. Zentrale Datenbank :
   - Verwenden Sie eine zentrale Datenbank, um die Informationen über die Implantate zu erfassen und zu speichern. Diese Datenbank sollte für das autorisierte medizinische Team leicht zugänglich sein.

5. Überwachung der Nutzung :
   - Erfassen Sie die Seriennummern der bei jedem chirurgischen Eingriff verwendeten Implantate. Verknüpfen Sie diese Nummern mit Patientenakten und Operationsberichten.

6. Aktualisierungen :
   - Führen Sie regelmäßige Aktualisierungen der Datenbank durch, um die Nutzung, den Bestandsstatus und mögliche Produktrückrufe widerzuspiegeln.

7. Einheitliches Nummerierungssystem :
   - Verwenden Sie ein eindeutiges Nummerierungssystem für die Seriennummern der Implantate. Dies erleichtert die Suche und das Abrufen von Informationen.

8. Ausbildung der Mitarbeiter :
   - Stellen Sie sicher, dass das Personal darin geschult ist, die Informationen zu den Implantaten, einschließlich der Seriennummern, nach Erhalt und während des gesamten chirurgischen Prozesses ordnungsgemäß zu dokumentieren.

9. Verwaltung von Mahnungen :
   - Überwachen Sie Produktrückrufe und stellen Sie sicher, dass alle betroffenen Implantate ordnungsgemäß dokumentiert und aus der Verwendung genommen werden.

10. Systemintegration :
   - Integrieren Sie, wenn möglich, die Informationen über Implantate in die bestehenden elektronischen Systeme des Krankenhauses, um eine optimale Zugänglichkeit und Kommunikation zu gewährleisten.

Die genaue Dokumentation von Seriennummern und Informationen über Implantate ist ein wesentlicher Aspekt der Patientensicherheit und der Verwaltung der chirurgischen Versorgung. Eine korrekte Rückverfolgbarkeit ermöglicht es, Implantate im Bedarfsfall schnell zu identifizieren, Fehler zu vermeiden und eine qualitativ hochwertige Versorgung zu gewährleisten.

Vorbereitung der spezifischen Ausrüstung für die Chirurgie

Die Überprüfung der Anästhesie-, Überwachungs- und Absauggeräte ist ein entscheidender Schritt vor Beginn eines jeden chirurgischen Eingriffs, um die Sicherheit des Patienten und einen reibungslosen Ablauf des Verfahrens zu gewährleisten. Hier erfahren Sie, wie Sie diese Überprüfungen durchführen:

1. Anästhesiegeräte :
   - Überprüfen Sie, ob der Anästhesiewagen funktionsfähig und ordnungsgemäß mit Medikamenten, Anästhetika und wichtigen Ausrüstungsgegenständen bestückt ist.

   - Stellen Sie sicher, dass der Anästhesieschlauch, die Gesichtsmasken, die Ballons und die Schläuche sauber, in gutem Zustand und einsatzbereit sind.

   - Überprüfen Sie, ob die Systeme zur Abgabe von Sauerstoff und Anästhetika ordnungsgemäß funktionieren.
   - Stellen Sie sicher, dass die mechanischen Beatmungsgeräte, wie z. B. das Anästhesie-Beatmungsgerät, kalibriert und einsatzbereit sind.

2. Überwachungsgeräte :
   - Überprüfen Sie die Monitore für Vitalzeichen wie Herzfrequenz, Blutdruck, Sauerstoffsättigung und Atemfrequenz. Vergewissern Sie sich, dass sie eingeschaltet sind, ordnungsgemäß funktionieren und kalibriert sind.
   - Bereiten Sie die Elektroden und Sensoren vor, die Sie zur Überwachung der Vitalzeichen des Patienten benötigen.

   - Überprüfen Sie, ob die Alarme der Monitore richtig eingestellt sind, um bei kritischen Veränderungen zu warnen.

3. Absaugvorrichtungen :
   - Stellen Sie sicher, dass die Absaugvorrichtungen funktionieren und dass die Drainageflaschen richtig installiert sind.

   - Vergewissern Sie sich, dass die Kanülen und Absaugkatheter gebrauchsfertig und steril sind.

   - Testen Sie das Vakuum des Staubsaugers, um seine Wirksamkeit zu gewährleisten.

4. Dokumentation :
   - Dokumentieren Sie alle durchgeführten Überprüfungen, einschließlich der Seriennummern der Geräte, der Funktionsprüfungen und der Kalibrierungen.

5. Ausbildung der Mitarbeiter :
   • Stellen Sie sicher, dass das Anästhesieteam in der korrekten Verwendung von Geräten, der Lösung gängiger Probleme und der Bewältigung von Notfallsituationen geschult ist.

6. Kommunikation :
   • Kommunizieren Sie deutlich mit dem Anästhesie- und dem Operationsteam über den Zustand und die Funktionalität der Geräte.

7. Verfahren zur Notabschaltung :
   • Stellen Sie sicher, dass das Anästhesieteam mit dem Verfahren zur Notabschaltung von Anästhesiegeräten vertraut ist, falls dies erforderlich sein sollte.

Die sorgfältige Überprüfung der Anästhesie-, Überwachungs- und Absauggeräte vor einem chirurgischen Eingriff trägt dazu bei, technische Probleme während des Eingriffs zu verhindern und die Sicherheit des Patienten zu gewährleisten. Dies ermöglicht es dem medizinischen Team auch, schnell auf Anomalien, Fehlfunktionen oder Notfälle zu reagieren.

   • Vorbereitung von elektrischen Instrumenten und Schneidewerkzeugen

Die Vorbereitung von elektrischen Instrumenten und Schneidwerkzeugen im Operationssaal ist ein entscheidender Schritt, um die Sicherheit des Patienten und den Erfolg des chirurgischen Verfahrens zu gewährleisten. Hier erfahren Sie, wie Sie diese Vorbereitung effektiv durchführen können :

1. Erstinspektion :
   • Überprüfen Sie vor dem Verfahren die elektrischen Instrumente und Schneidwerkzeuge visuell, um sicherzustellen, dass sie in gutem Zustand, sauber und einsatzbereit sind.

2. Korrekter Betrieb :
   • Testen Sie jedes elektrische Instrument, um sicherzustellen, dass es richtig funktioniert. Überprüfen Sie die Schalter, die Geschwindigkeitseinstellungen und die spezifischen Funktionen jedes Instruments.

3. Vorbeugende Wartung :
   • Stellen Sie sicher, dass elektrische Instrumente gemäß den Empfehlungen des Herstellers regelmäßig vorbeugend gewartet wurden.

4. Reinigung und Sterilisation :
   • Steller Sie vor dem Verfahren sicher, dass die elektrischen Instrumente und Schneidewerkzeuge gemäß den aseptischen Protokollen und den Sterilisationsstandards gereinigt, desinfiziert und sterilisiert wurden.

5. Vorbereitung des Operationsfeldes :
   • Bereiten Sie das Operationsfeld vor, indem Sie die erforderlichen elektrischen Instrumente und Schneidwerkzeuge in Reichweite des Chirurgen und des Teams platzieren.

6. Überprüfen des elektrischen Anschlusses :
   • Stellen Sie sicher, dass die elektrischen Instrumente richtig angeschlossen sind und die Stromkabel in gutem Zustand sind.

7. Elektrische Sicherheit :
   • Überprüfen Sie, ob die Steckdosen in gutem Zustand sind und den Sicherheitsstandards entsprechen. Verwenden Sie Erdungsvorrichtungen, um elektrische Gefahren zu vermeiden.

8. Bestimmungsgemäßer Gebrauch :
   • Stellen Sie sicher, dass die elektrischen Instrumente gemäß den Spezifikationen des Herstellers und den angemessenen chirurgischen Praktiken verwendet werden.

9. Informiertes Team :
   • Teilen Sie dem Operationsteam die spezifischen Details der elektrischen Instrumente mit, die verwendet werden sollen, einschließlich Name, Seriennummer und besondere Überlegungen.

10. Ausbildung der Mitarbeiter :
   • Stellen Sie sicher, dass das OP-Personal in der korrekten und sicheren Verwendung von elektrischen Instrumenten geschult ist, einschließlich der Handhabungstechniken und Sicherheitsmaßnahmen.

11. Dokumentation :
  • Dokumentieren Sie die Vorbereitung von elektrischen Instrumenten und Schneidwerkzeugen in den Krankenakten des Patienten und in den Aufzeichnungen des Operationssaals.

Die sorgfältige Vorbereitung der elektrischen Instrumente und Schneidwerkzeuge trägt dazu bei, das Fehlerrisiko zu minimieren, die Sicherheit des Patienten zu gewährleisten und den Ablauf des chirurgischen Verfahrens zu optimieren.

Vorbeugende Wartung und Behebung von Ausrüstungsproblemen

Die Planung der regelmäßigen Wartung von medizinischen Geräten im Operationssaal ist entscheidend, um deren ordnungsgemäße Funktion zu gewährleisten, Ausfälle zu verhindern und die Sicherheit der Patienten zu garantieren. Hier erfahren Sie, wie Sie einen effektiven Wartungsplan erstellen :

1. Inventarisierung der Ausrüstung :
  • Erstellen Sie eine vollständige Liste der medizinischen Geräte im Operationssaal, einschließlich der Instrumente, Anästhesiegeräte, Monitore, Elektrogeräte usw.

2. Identifikation des Wartungsbedarfs :
  • Ermitteln Sie den spezifischen Wartungsbedarf jedes Geräts anhand der Empfehlungen des Herstellers, der behördlichen Richtlinien und der Industriestandards.

3. Wartungskalender :
  • Erstellen Sie für jedes Gerät einen Zeitplan für die regelmäßige Wartung, indem Sie festlegen, wie oft Inspektionen, Reparaturen und Updates durchgeführt werden müssen.

4. Vorbeugende Wartung :
  • Integrieren Sie geplante vorbeugende Wartungsmaßnahmen, um Ausfälle zu vermeiden. Dazu können Reinigung, Schmierung, Kalibrierung und der Austausch von verschlissenen Teilen gehören.

5. Korrektive Wartung :
   - Treffen Sie Vorkehrungen für die korrektive Wartung im Falle eines Ausfalls oder einer Fehlfunktion. Stellen Sie sicher, dass die Mitarbeiter wissen, wie sie Probleme melden und an wen sie sich wenden können.

6. Verantwortlichkeiten der Mitarbeiter :
   - Legen Sie die Zuständigkeiten des Personals für die Wartung der Ausrüstung klar fest. Bestimmen Sie Einzelpersonen oder Teams, die für die Überwachung, Durchführung und Dokumentation der Wartung verantwortlich sind.

7. Ausbildung der Mitarbeiter :
   - Bieten Sie den Mitarbeitern kontinuierliche Schulungen zur Wartung der Geräte an, wobei der Schwerpunkt auf guten Praktiken bei der Handhabung, Wartung und Reparatur liegt.

8. Nachbereitung und Dokumentation :
   - Führen Sie ein detailliertes Verzeichnis aller Wartungsaktivitäten, einschließlich der Daten, der durchgeführten Maßnahmen, der ausgetauschten Teile und der gelösten Probleme.

9. Planung von Haltestellen :
   - Planen Sie die Ausfallzeiten, die für gründlichere Wartungsarbeiten erforderlich sind, ohne die geplanten chirurgischen Verfahren zu stören.

10. Qualitätskontrolle :
   - Richten Sie Qualitätskontrollprozesse ein, um die Wirksamkeit der durchgeführten Wartungsarbeiten zu überprüfen und sicherzustellen, dass die Geräte gemäß den erforderlichen Standards funktionieren.

11. Ressourcen und Lieferanten :
   - Ermitteln Sie die erforderlichen Ressourcen, einschließlich qualifizierter Wartungsanbieter und Ersatzteile, um den Wartungsplan zu unterstützen.

12. Regelmäßige Überprüfung :
- Überprüfen und passen Sie den Wartungsplan regelmäßig an, um neue Informationen, bewährte Verfahren und Aktualisierungen des Herstellers zu berücksichtigen.

Ein gut ausgearbeiteter Wartungsplan stellt sicher, dass die medizinischen Geräte im Operationssaal zuverlässig und sicher funktionieren, und trägt so zur Qualität der Pflege und zur Sicherheit der Patienten bei.

Die Behebung von Geräteausfällen während eines chirurgischen Eingriffs ist eine Kernkompetenz des Operationsteams, insbesondere der OP-Pflegekräfte. Hier sind die Schritte, die Sie unternehmen müssen, um einen Geräteausfall während eines chirurgischen Eingriffs effektiv zu bewältigen :

1. Ruhe bewahren :
- Bleiben Sie ruhig und bewahren Sie eine rationale Denkweise. Eine ruhige Reaktion wird es dem Team ermöglichen, die Situation effektiver zu lösen.

2. Team benachrichtigen :
- Informieren Sie sofort den Chirurgen, den Anästhesisten und andere Mitglieder des Operationsteams über den Ausfall der Ausrüstung.

3. Gewährleistung der Patientensicherheit :
- Wenn der Geräteausfall ein Sicherheitsrisiko für den Patienten darstellt, ergreifen Sie die notwendigen Maßnahmen, um die Sicherheit des Patienten zu gewährleisten, z. B. Abbruch des Verfahrens, wenn dies angemessen ist.

4. Isolieren Sie die Lötspitze :
- Ermitteln Sie die genaue Fehlerquelle, indem Sie das Gerät untersuchen und Anschlüsse, Drähte und Bauteile überprüfen.

5. Ausweichlösung :
- Wenn möglich, ziehen Sie eine Umgehung in Betracht, um die Stabilität des Verfahrens zu erhalten. Verwenden Sie z. B. eine andere Ausrüstung oder eine alternative Methode, wenn dies sicher ist.

6. Kontaktieren Sie den technischen Dienst :
   - Wenn der Fehler nicht schnell behoben werden kann, wenden Sie sich an die entsprechende technische Abteilung, um Hilfe zu erhalten. Einige Geräte erfordern möglicherweise den Einsatz eines qualifizierten Technikers.

7. Das Chirurgenteam benachrichtigen :
   - Halten Sie das OP-Team über den Stand der Dinge und die Maßnahmen zur Behebung der Störung auf dem Laufenden.

8. Einen Notfallplan vorsehen :
   - Wenn das Verfahren aufgrund des Ausfalls nicht fortgesetzt werden kann, stellen Sie sicher, dass ein Notfallplan vorhanden ist, um den Patienten zu stabilisieren und das Verfahren ggf. zu beenden.

9. Dokumentation :
   - Dokumentieren Sie den Fehler, die Maßnahmen zur Behebung des Fehlers und die Entscheidungen, die Sie zur Gewährleistung der Patientensicherheit getroffen haben, sorgfältig.

10. Neubewertung :
   - Wenn der Fehler behoben ist, vergewissern Sie sich, dass die Geräte ordnungsgemäß funktionieren, bevor Sie den Vorgang wieder aufnehmen.

11. Feedback :
   - Besprechen Sie nach der Operation im Team, ob es zu einem Geräteausfall gekommen ist, welche Maßnahmen ergriffen wurden und wie er in Zukunft vermieden werden kann.

Die effektive Bewältigung von Geräteausfällen erfordert eine schnelle Kommunikation, eine vernünftige Entscheidungsfindung und ein koordiniertes Vorgehen des Operationsteams. Die Sicherheit des Patienten hat dabei stets oberste Priorität.

Einsatz fortschrittlicher medizinischer Technologie

Schulungen zu hochmodernen Geräten wie Robotik und fortschrittlicher Bildgebung im Operationssaal sind für den sicheren und effektiven Einsatz dieser Technologien von entscheidender Bedeutung. Hier erfahren Sie, wie Sie eine angemessene Schulung planen und durchführen können :

1. Ermittlung des Lernbedarfs :
   - Ermitteln Sie spezielle hochmoderne Geräte, die im Operationssaal verwendet werden, wie z. B. chirurgische Robotersysteme, fortschrittliche Bildgebungsgeräte (CT, MRT usw.) und andere aufkommende Technologien.

2. Gestaltung des Lernprogramms :
   - Entwickeln Sie ein strukturiertes Schulungsprogramm, das alle Aspekte der Nutzung der Geräte abdeckt, einschließlich Handhabung, Programmierung, Kalibrierung, Sicherheitsprotokolle usw.

3. Grundbildung :
   - Bieten Sie den Mitgliedern des Operationsteams, einschließlich Chirurgen, Krankenschwestern und Technikern, eine umfassende Erstausbildung an, um ein gründliches Verständnis der Funktionen und Fähigkeiten der Geräte zu gewährleisten.

4. Praktische Ausbildung :
   - Integrieren Sie praktische Sitzungen, damit die Teilnehmer die Geräte praktisch handhaben können. Nutzen Sie Simulatoren oder Trainingsumgebungen, um realistische Operationsszenarien nachzustellen.

5. Weiterbildung :
   - Stellen Sie sicher, dass die Ausbildung kontinuierlich ist und regelmäßig aktualisiert wird, um mit technologischen Entwicklungen, neuen Funktionen und bewährten Verfahren Schritt zu halten.

6. Gruppen- und Einzelsitzungen :
   - Organisieren Sie Gruppensitzungen, um die Grundlagen abzudecken, sowie Einzelsitzungen, um den spezifischen Bedürfnissen der einzelnen Teilnehmer gerecht zu werden.

7. Zusammenarbeit mit Lieferanten :
   - Arbeiten Sie mit den Geräteanbietern zusammen, um deren Fachwissen bei der Gestaltung des Lehrplans einzuholen und um gerätespezifische Schulungen zu organisieren.

8. Dokumentation und Unterrichtsmaterial :
   - Stellen Sie Referenzmaterial, Benutzerhandbücher, Leitfäden zur Fehlerbehebung und andere Lernressourcen zur Verfügung, um die Ausbildung zu unterstützen.

9. Bewertung der Fähigkeiten :
   - Bewerten Sie regelmäßig die von den Teilnehmern erworbenen Fähigkeiten, indem Sie praktische Tests oder Simulationen einsetzen, um sicherzustellen, dass die Teilnehmer die Geräte beherrschen.

10. Ermutigung zu Experimenten :
    - Ermutigen Sie die Teilnehmer/innen, die Funktionen der Geräte sicher und kontrolliert unter Aufsicht zu erkunden, was ihr Selbstvertrauen und ihre Kompetenz stärkt.

11. Feedback :
    - Ermutigen Sie die Teilnehmer, ihre Erfahrungen und Fragen mit Gleichaltrigen zu teilen, was das gemeinsame Lernen und den Wissensaustausch fördert.

Die Ausbildung an hochmodernen Geräten erfordert ein kontinuierliches Engagement, um sicherzustellen, dass das Operationsteam kompetent im Umgang mit diesen fortschrittlichen Technologien ist, was wiederum zu besseren Operationsergebnissen und einer höheren Patientensicherheit beiträgt.

Die Integration von Technologie in chirurgische Verfahren hat sich in den letzten Jahren erheblich weiterentwickelt und zu erheblichen Verbesserungen in Bezug auf Genauigkeit, Effizienz und Patientenergebnisse geführt. Hier erfahren Sie, wie die Technologie in chirurgische Verfahren integriert wird :

1. Fortgeschrittene Bildgebung :
   - Durch den Einsatz fortschrittlicher medizinischer Bildgebung wie Computertomographie (CT), Magnetresonanztomographie (MRT) und 3D-Bilder erhalten Chirurgen eine detaillierte Echtzeitansicht des Arbeitsbereichs, was die Planung und Navigation während der Operation erleichtert.

2. Chirurgische Robotik :
   - Chirurgische Robotersysteme unterstützen Chirurgen mit einer höheren Präzision bei chirurgischen Eingriffen. Diese Roboter werden von den Chirurgen mithilfe von Konsolen gesteuert und ermöglichen feinere und stabilere Bewegungen.

3. Führung und Navigation :
   - Chirurgische Führungssysteme verwenden visuelle oder Infrarotmarkierungen, um die Position der Instrumente zu verfolgen und den Chirurgen während des Eingriffs zu führen.

4. Erweiterte und virtuelle Realität :
   - Augmented- und Virtual-Reality-Technologien bieten 3D-Visualisierungen der Anatomie des Patienten in Echtzeit und ermöglichen es Chirurgen, die Anordnung der inneren Strukturen besser zu verstehen.

5. Endoskopie und Miniaturisierung :
   - Miniaturisierte Endoskope und hochauflösende Kameras liefern klare und detaillierte innere Bilder und verringern die Notwendigkeit großer Inzisionen.

6. Intraoperative Bildgebung :
   - Intraoperative Bildgebungsgeräte ermöglichen es Chirurgen, den Zielbereich direkt und in Echtzeit zu betrachten, was besonders bei komplexen Verfahren hilfreich ist.

7. Laser und Energie :
   - Fortschrittliche Laser- und Energietechnologien werden eingesetzt, um das Gewebe während der Operation zu

schneiden, zu koagulieren oder zu verdampfen, wodurch Blutungen verringert und eine schnellere Genesung gefördert werden.

8. Robotische und ferngesteuerte Instrumente :
   • Mit robotergestützten oder ferngesteuerten Instrumenten können Chirurgen selbst in engen Räumen präzise und komplexe Bewegungen mit hoher Stabilität durchführen.

9. Telemedizin und Zusammenarbeit auf Distanz :
   • Telemedizinische Technologien ermöglichen es fachkundigen Chirurgen, Verfahren aus der Ferne anzuleiten und zu beraten, wodurch Lernen und Zusammenarbeit gefördert werden.

10. Echtzeitdaten :
   • Sensoren und Monitore liefern in Echtzeit Vitaldaten über die Lebenszeichen des Patienten und helfen dabei, schnelle und fundierte Entscheidungen zu treffen.

11. Elektronische Dokumentation :
   • Elektronische Patientenakten und Krankenhausinformationssysteme erleichtern die Verwaltung von Informationen über den Patienten, die Verfahren und die Ergebnisse.

Die Integration von Technologien in chirurgische Verfahren hat die Art und Weise, wie Operationen durchgeführt werden, verändert und ermöglicht präzisere, weniger invasive Eingriffe mit besseren Ergebnissen für die Patienten. Es ist jedoch von entscheidender Bedeutung, dass die Mitglieder des Operationsteams im Umgang mit diesen Technologien geschult werden, um die Vorteile zu maximieren und eine sichere Anwendung zu gewährleisten.

Nachhaltiger Umgang mit Instrumenten und Ausrüstung

Die Verlängerung der Lebensdauer von chirurgischen Instrumenten ist entscheidend, um ihre Nutzung zu optimieren und die Kosten zu senken, die mit ihrem häufigen Austausch verbunden sind. Hier sind einige Praktiken, um dies zu erreichen:

1. Geeignete Handhabung und Lagerung :
   - Behandeln Sie die Instrumente vorsichtig, um Stöße und Stürze zu vermeiden, die die scharfen Kanten beschädigen könnten.

   - Lagern Sie Instrumente in speziellen Fällen oder in geeigneten Behältern, um sie vor Staub, Feuchtigkeit und Verunreinigungen zu schützen.

2. Regelmäßige Pflege und Reinigung :
   - Reinigen Sie die Instrumente unmittelbar nach jedem Gebrauch gemäß den empfohlenen Verfahren.

   - Verwenden Sie geeignete Reinigungslösungen und vermeiden Sie ätzende oder scheuernde Mittel.

   - Überprüfen Sie die Instrumente nach der Reinigung auf Schäden oder Verschleiß.

3. Richtiges Sterilisieren :
   - Befolgen Sie die empfohlenen Sterilisationsrichtlinien für jede Art von Instrument.

   - Vermeiden Sie übermäßig lange Sterilisationszyklen, die die Instrumente beschädigen könnten.

4. Regelmäßiges Schärfen :
   - Stellen Sie sicher, dass die scharfen Instrumente regelmäßig geschärft werden, um ihre Wirksamkeit zu erhalten und aggressivere Handgriffe zu vermeiden, die sie beschädigen könnten.

5. Angemessene Verwendung :
   - Verwenden Sie jedes Instrument für seinen vorgesehenen Zweck. Vermeiden Sie es, ein Instrument zu einer Aufgabe zu zwingen, für die es nicht vorgesehen ist.

6. Längeres Eintauchen vermeiden :
   - Vermeiden Sie es, die Instrumente für längere Zeit in Wasser zu tauchen, da dies die Materialien und Mechanismen beschädigen kann.

7. Schmierung und Schutz :
 - Verwenden Sie bei gelenkigen oder mechanischen Instrumenten geeignete Schmiermittel, um den Verschleiß zu verringern und die Bewegung zu erleichtern.

 - Schützen Sie scharfe Instrumente mit Schutzkappen oder -hülsen, wenn sie nicht benutzt werden.

8. Regelmäßige Inspektion :
 - Führen Sie regelmäßige Inspektionsprozesse ein, um beschädigte oder abgenutzte Instrumente zu identifizieren, die repariert oder ausgetauscht werden müssen.

9. Ausbildung der Mitarbeiter :
 - Stellen Sie sicher, dass das gesamte OP-Personal in guten Praktiken für den Gebrauch und die Pflege von Instrumenten geschult ist.

10. Dokumentation :
 - Führen Sie Aufzeichnungen über die Lebensdauer, den Gebrauch und die Wartung jedes Instruments, um dabei zu helfen, den Zustand des Instruments zu verfolgen und fundierte Entscheidungen zu treffen.

Durch die Anwendung dieser Praktiken können die chirurgischen Instrumente in gutem Zustand gehalten werden, was effizientere und sicherere Eingriffe begünstigt. Wenn Sie auf die richtige Pflege und Verwendung der Instrumente achten, trägt dies dazu bei, ihre Lebensdauer zu verlängern und ihre optimale Funktion zu gewährleisten.

Die Entsorgung von medizinischen Abfällen hat aufgrund der potenziell gefährlichen Natur der in Gesundheitseinrichtungen anfallenden Abfälle erhebliche Auswirkungen auf die Umwelt. Im Folgenden wird erläutert, wie sich die Entsorgung von medizinischen Abfällen auf die Umwelt auswirken kann :

1. Verschmutzung von Luft, Wasser und Boden :
 - Bestimmte medizinische Abfälle wie Chemikalien, abgelaufene oder nicht verwendete Arzneimittel und Desinfektionsmittel können bei unsachgemäßer Entsorgung die Luft, das Wasser und den Boden verunreinigen.

2. Risiken für die Gesundheit von Mensch und Tier :
   - Die unsachgemäße Entsorgung von medizinischen Abfällen kann zu Gesundheitsrisiken für Mensch und Tier führen, da Chemikalien und Krankheitserreger Ökosysteme und Wasserquellen kontaminieren können.

3. Nutzung von Ressourcen :
   - Die Entsorgung von medizinischen Abfällen erfordert Ressourcen wie Wasser und Energie für die Behandlungs- und Entsorgungsprozesse, was zur Übernutzung der natürlichen Ressourcen beitragen kann.

4. Treibhausgasemissionen :
   - Die Prozesse der Behandlung und Verbrennung von medizinischen Abfällen können Treibhausgasemissionen verursachen und so zum Klimawandel beitragen.

5. Unsachgemäße Entsorgung von Nadeln und scharfen Gegenständen :
   - Die unsachgemäße Entsorgung von Nadeln und anderen scharfen Gegenständen kann zu lebensbedrohlichen Verletzungen von Personen führen, die mit der Abfallentsorgung befasst sind, sowie von Abfallsammlern.

6. Resistenz gegen Antibiotika :
   - Medizinische Abfälle, die Rückstände von Medikamenten, einschließlich Antibiotika, enthalten, können zur Antibiotikaresistenz beitragen, die ein wachsendes Problem der öffentlichen Gesundheit darstellt.

7. Auswirkungen auf die Biodiversität :
   - Die Kontamination von aquatischen und terrestrischen Ökosystemen mit Chemikalien und medizinischen Abfällen kann sich durch die Veränderung von Lebensräumen und die Gefährdung von Tier- und Pflanzenarten auf die biologische Vielfalt auswirken.

Um die Umweltauswirkungen der Entsorgung von medizinischen Abfällen zu mindern, ist es entscheidend, sichere, effiziente und umweltfreundliche Abfallentsorgungspraktiken zu implementieren. Dazu gehören das ordnungsgemäße Sortieren, Sammeln, Lagern, Behandeln und Entsorgen von medizinischen Abfällen sowie die Förderung des verantwortungsvollen Umgangs mit Chemikalien und Medikamenten. Die

Sensibilisierung und Aufklärung der Angehörigen der Gesundheitsberufe, des Personals der Einrichtung und der Öffentlichkeit ist ebenfalls von entscheidender Bedeutung für die Förderung umweltfreundlicher Praktiken bei der Entsorgung von medizinischen Abfällen.

Nachverfolgung und Dokumentation von Instrumenten und Ausrüstung

Die Verwendung elektronischer Tracking-Systeme für die Verwaltung chirurgischer Instrumente kann die Effizienz, Rückverfolgbarkeit und Sicherheit im Operationssaal erheblich verbessern. Diese Systeme können folgendermaßen eingesetzt werden:

1. Identifizierung und Verfolgung von Instrumenten :
   - Jedes Instrument kann mit einem RFID-Chip (Radio Frequency Identification) oder einem eindeutigen Strichcode versehen werden, sodass seine Verwendung, sein Standort und sein Status in Echtzeit verfolgt werden können.

2. Lagerverwaltung :
   - Elektronische Systeme können dabei helfen, die Lagerbestände in Echtzeit zu verwalten, indem sie automatisch signalisieren, wann es Zeit ist, neue Instrumente zu bestellen.

3. Planung von Interventionen :
   - Die für ein bestimmtes Verfahren benötigten Instrumente können im Voraus identifiziert und vorbereitet werden, wodurch unnötige Verzögerungen vermieden werden.

4. Verhinderung von Verlust und Diebstahl :
   - Elektronische Systeme können das Personal alarmieren, wenn ein Instrument den Operationssaal ohne Genehmigung verlässt, und so das Risiko von Verlust oder Diebstahl verringern.

5. Nachverfolgung von Wartung und Kalibrierung :
   - Die Systeme können aufzeichnen, wann die Instrumente gewartet, geschärft oder kalibriert werden müssen, und so

sicherstellen, dass sie einwandfrei funktionieren und sicher sind.

6. Dokumentation und Berichte :
   • Informationen über die Verwendung von Instrumenten können automatisch gespeichert und in elektronische Krankenakten integriert werden, was die Erstellung von Berichten und Analysen erleichtert.

7. Nachvollziehbarkeit und Einhaltung :
   • Elektronische Tracking-Systeme ermöglichen die vollständige Rückverfolgbarkeit jedes Instruments, was für die Einhaltung von Sicherheits- und Sterilisationsstandards von entscheidender Bedeutung ist.

8. Verwaltung von Mahnungen :
   • Elektronische Systeme können das Personal automatisch alarmieren, wenn ein Instrument aus Sicherheits- oder Qualitätsgründen zurückgerufen wird.

9. Verringerung menschlicher Fehler :
   • Durch die Automatisierung der Instrumentenverfolgung und -verwaltung wird das Risiko menschlicher Fehler, wie z. B. eine fehlerhafte Dokumentation oder die Verwendung nicht steriler Instrumente, verringert.

10. Verbesserung der Effizienz :
   • Elektronische Systeme ermöglichen einen schnellen Zugriff auf Informationen über Instrumente, was die Suchzeit verkürzt und zu einer effizienteren Nutzung der Ressourcen beiträgt.

Der Einsatz elektronischer Tracking-Systeme kann zu einer besseren Organisation, einer genaueren Verwaltung der Instrumente, einer höheren Sicherheit und einer allgemeinen Verbesserung der Abläufe im OP-Saal beitragen. Eine angemessene Schulung des Personals ist jedoch von entscheidender Bedeutung, um eine korrekte und optimale Nutzung dieser Systeme zu gewährleisten.

Das Führen genauer Aufzeichnungen ist für die Rückverfolgbarkeit, die Einhaltung von Vorschriften und die Sicherheit im Operationssaal von entscheidender Bedeutung.

Hier erfahren Sie, wie Sie effektive Aufzeichnungen für diese Zwecke pflegen können :

1. Identifizierung der Instrumente und Ausrüstungen :
   * Jedes Instrument und jede Ausrüstung muss eindeutig mit einer Seriennummer, einem Strichcode oder einem RFID-Chip gekennzeichnet sein, um eine genaue Nachverfolgung zu ermöglichen.

2. Verwendung von Instrumenten :
   * Zeichnen Sie die Einzelheiten jeder Instrumentenverwendung auf, einschließlich Patientenname, Art des Verfahrens, Datum und Uhrzeit.

3. Sterilisation und Desinfektion :
   * Dokumentieren Sie die Sterilisations- und Desinfektionszyklen für jedes Instrument mit Datum, verwendeten Methoden und Ergebnissen.

4. Wartung und Pflege :
   * Führen Sie ein Protokoll über die Wartung, das Schärfen und die Kalibrierung der Instrumente, einschließlich der Daten und Einzelheiten der Maßnahmen.

5. Lagerverwaltung :
   * Verfolgen Sie die Lagerbestände von Instrumenten und Ausrüstungsgegenständen, um Engpässe und Überschüsse zu vermeiden.

6. Einhaltung von Normen :
   * Stellen Sie sicher, dass die Aufzeichnungen den geltenden Normen und Vorschriften entsprechen, insbesondere in Bezug auf Sicherheit, Sterilisation und Abfallentsorgung.

7. Rückverfolgbarkeit der Patienten :
   * Ordnen Sie jedes verwendete Instrument einem bestimmten Patienten zu, um eine vollständige Rückverfolgbarkeit bei Problemen oder Rückrufen zu ermöglichen.

8. Berichte und Analysen :
   - Nutzen Sie die Aufzeichnungen zur Erstellung von Berichten und Analysen, um Trends, potenzielle Risiken und Bereiche für Verbesserungen zu ermitteln.

9. Elektronische Integration :
   - Wenn möglich, nutzen Sie computergestützte Systeme, um Informationen zu speichern und die Erstellung von Berichten zu automatisieren.

10. Ausbildung und Verantwortung :
   - Stellen Sie sicher, dass alle Mitarbeiter, die mit der Verwendung, Sterilisation und Wartung von Instrumenten befasst sind, angemessen geschult sind und sich der Bedeutung genauer Aufzeichnungen bewusst sind.

11. Haltbarkeitsdauer :
   - Halten Sie sich an die Richtlinien zur Aufbewahrungsdauer von Aufzeichnungen und stellen Sie sicher, dass diese nur so lange aufbewahrt werden, wie es für die Rückverfolgbarkeit und die Einhaltung von Vorschriften erforderlich ist.

Genaue Aufzeichnungen sind entscheidend für die Patientensicherheit, die effiziente Verwaltung von Ressourcen und die Einhaltung von Standards und Vorschriften. Wenn Sie diese Praktiken befolgen, tragen Sie zu einer sichereren, effizienteren und besser organisierten OP-Umgebung bei.

Kapitel 8

Nach der Operation und postoperative Pflege

Übergang des Patienten in den Aufwachraum

Die Vorbereitung des Patienten auf die Verlegung in den Aufwachraum ist ein wichtiger Schritt, um ein sanftes Erwachen und einen sicheren Übergang nach der Operation zu gewährleisten. Hier sind die wichtigsten Schritte dieser Vorbereitung :

1. Kontinuierliche Überwachung :
   • Vergewissern Sie sich vor dem Transfer, dass die Vitalzeichen des Patienten stabil sind, und achten Sie sorgfältig auf Veränderungen seines Gesundheitszustands.

2. Überprüfung der Atemwege :
   • Stellen Sie sicher, dass die Atemwege des Patienten frei sind und er frei atmen kann.

3. Extubation (falls erforderlich) :
   • Wenn der Patient während der Operation intubiert wird, bereiten Sie sich auf die Durchführung einer Extubation vor, indem Sie die entsprechenden Protokolle befolgen.

4. Schmerzmanagement :
   • Verabreichen Sie Schmerzmittel gemäß den ärztlichen Verordnungen, damit sich der Patient während des Transfers wohlfühlt.

5. Angemessene Bekleidung :
   • Stellen Sie sicher, dass der Pflegebedürftige für den Transfer bequem und korrekt gekleidet ist, und berücksichtigen Sie dabei medizinische und sicherheitsrelevante Überlegungen.

6. Dokumentation :
   • Dokumentieren Sie den Zustand des Patienten, die verabreichten Medikamente, die Vitalzeichen und alle anderen relevanten Details genau in der Krankenakte.

7. Vorbereitung der Materialien :
   • Stellen Sie alle für die Verlegung erforderlichen Ausrüstungsgegenstände und Dokumente zusammen, einschließlich der Krankenakte des Patienten, der Medikamente, der Überwachungsgeräte und der Sauerstoffausrüstung.

8. Kommunikation :
   * Kommunizieren Sie mit dem Team des Aufwachraums, um sie über die bevorstehende Verlegung zu informieren und alle relevanten Informationen über den Patienten auszutauschen.

9. Vorbereitung der Trage :
   * Achten Sie darauf, dass die Trage sauber und bequem ist und mit allem ausgestattet ist, was Sie für den Transfer benötigen, z. B. Decken und Stützen für Arme und Beine.

10. Informationen für den Patienten :
   * Informieren Sie den Patienten über die Verlegung in den Aufwachraum, beruhigen Sie ihn über das, was passieren wird, und beantworten Sie alle seine Fragen.

11. Informierte Zustimmung :
   * Holen Sie ggf. die informierte Zustimmung des Patienten oder seines gesetzlichen Vertreters zur Verlegung ein.

12. Unterstützung beim Transfer :
   * Wenn der Patient nicht in der Lage ist, sich selbst zu bewegen, sorgen Sie dafür, dass genügend Personal vorhanden ist, das ihm sicher helfen kann.

Sobald der Patient bereit ist, transferieren Sie ihn mit Sorgfalt und Aufmerksamkeit und halten Sie sich an die Protokolle der Einrichtung. Eine nahtlose Kommunikation zwischen dem OP-Team und dem Team des Aufwachraums ist entscheidend, um einen reibungslosen Übergang und eine kontinuierliche Versorgung des Patienten zu gewährleisten.

Die Weitergabe relevanter Informationen an das Aufwachteam ist entscheidend, um die Sicherheit und das Wohlbefinden des Patienten in der postoperativen Phase zu gewährleisten. Hier erfahren Sie, wie Sie effektiv mit dem Aufwachteam kommunizieren können :

1. Wortbericht :
   * Bevor der Patient in den Aufwachraum verlegt wird, geben Sie dem Krankenpfleger oder dem Anästhesisten im Aufwachraum einen mündlichen Bericht. Geben Sie

wesentliche Informationen über das Operationsverfahren, den aktuellen Zustand des Patienten, die verabreichten Medikamente, die Vitalzeichen, mögliche Probleme und andere relevante Informationen.

2. Krankenakte :
   - Stellen Sie sicher, dass die Krankenakte des Patienten, einschließlich Operationsnotizen, Rezepten, Testergebnissen und Anästhesieberichten, verfügbar ist und an das Aufwachteam weitergeleitet wird.

3. Schriftliche Berichte :
   - Wenn möglich, verfassen Sie einen schriftlichen Bericht oder verwenden Sie standardisierte Formulare, um wichtige Informationen an das Aufwachteam weiterzuleiten.

4. Patientenidentifikatoren :
   - Stellen Sie sicher, dass die Identität des Patienten eindeutig mitgeteilt wird, einschließlich des vollständigen Namens, des Geburtsdatums und anderer eindeutiger Identifikatoren.

5. Kurzzusammenfassung :
   - Geben Sie eine kurze Zusammenfassung des chirurgischen Eingriffs, der Dauer des Verfahrens, möglicher Komplikationen, die während der Operation aufgetreten sind, und aller besonderen Probleme, die aufgetreten sind.

6. Verabreichte Medikamente :
   - Informieren Sie das Aufwachteam über die während der Operation verabreichten Medikamente, einschließlich Schmerzmittel, Beruhigungsmittel und Anästhesiemittel.

7. Allergische Reaktionen :
   - Berichten Sie über bekannte Arzneimittelallergien oder allergische Reaktionen, die während der Operation aufgetreten sind.

8. Flüssigkeiten und Verluste :
   - Teilen Sie Einzelheiten über die während der Operation verabreichten Flüssigkeiten sowie über Blut- und Flüssigkeitsverluste mit.

9. Überwachung und Vitalzeichen :
   - Teilen Sie die zuletzt aufgezeichneten Vitalzeichen mit, einschließlich Herzfrequenz, Blutdruck, Sauerstoffsättigung, Temperatur usw.

10. Neurologischer Zustand :
    - Informieren Sie das Aufwachteam über den neurologischen Zustand des Patienten, insbesondere wenn es Veränderungen bei den Reflexen, dem Bewusstsein oder der Sensibilität gegeben hat.

11. Besondere Verfahren :
    - Wenn während der Operation spezielle Verfahren durchgeführt wurden (z. B. das Legen eines Harnkatheters), stellen Sie sicher, dass das Aufwachteam darüber informiert wird.

12. Besondere Erwägungen :
    - Wenn der Patient besondere Bedürfnisse, Ernährungsanforderungen, Einschränkungen oder andere spezifische Überlegungen hat, stellen Sie sicher, dass diese Informationen weitergegeben werden.

Die klare und prägnante Übermittlung relevanter Informationen zwischen dem Operationsteam und dem Aufwachteam gewährleistet einen reibungslosen Übergang und eine angemessene Betreuung des Patienten in der postoperativen Phase.

Die Vitalzeichen und den Zustand des Patienten überwachen

Die regelmäßige Überwachung der Vitalparameter ist eine wichtige Praxis, um die Sicherheit und das Wohlbefinden der Patienten im Aufwachraum und während der gesamten postoperativen Erholung zu gewährleisten. Hier erfahren Sie, wie Sie eine effektive Überwachung der Vitalparameter durchführen können :

1. Herzfrequenz (HF) :
   - Verwenden Sie einen Herzmonitor, um die Herzfrequenz des Patienten kontinuierlich zu überwachen. Ein deutlicher

Anstieg oder eine abnormale Abnahme der Herzfrequenz kann auf Herz-Kreislauf-Probleme oder Schmerzen hinweisen.

2. Arterieller Blutdruck (BD) :
   • Messen Sie den Blutdruck in regelmäßigen Abständen mit einem Blutdruckmessgerät. Starke Schwankungen des Blutdrucks können auf eine hämodynamische Instabilität hinweisen.

3. Sauerstoffsättigung (SaO2) :
   • Überwachen Sie die Sauerstoffsättigung des Patienten mithilfe eines Pulsoximeters. Ein Abfall der Sauerstoffsättigung kann eine Erhöhung der Sauerstoffzufuhr erforderlich machen.

4. Atemfrequenz (FR) :
   • Zählen Sie die Atemzüge pro Minute, um die Atemfrequenz des Patienten zu beurteilen. Abnormale Veränderungen können auf Atemprobleme hinweisen.

5. Körpertemperatur :
   • Achten Sie auf Ihre Körpertemperatur, um Anzeichen von postoperativem Fieber oder Unterkühlung zu erkennen.

6. Bewusstseinsstufe :
   • Beurteilen Sie regelmäßig das Bewusstseinsniveau des Patienten, indem Sie seine Reaktionsfähigkeit, seinen Wachheitszustand und seine Fähigkeit, auf Reize zu reagieren, beobachten.

7. Schmerzen :
   • Bitten Sie den Patienten, sein Schmerzniveau mithilfe einer Standard-Schmerzskala anzugeben. Passen Sie die Analgetika entsprechend an.

8. Luftwege :
   • Achten Sie auf die Atmung des Patienten und stellen Sie sicher, dass die Atemwege frei bleiben, um Atemprobleme zu vermeiden.

9. Volumen des Urins :
   • Zeichnen Sie das Urinvolumen auf, um die Nierenfunktion und die Hydratation des Patienten zu beurteilen.

10. Allergische oder unerwünschte Reaktionen :
- Achten Sie auf Anzeichen einer allergischen oder unerwünschten Reaktion auf Medikamente, die während der Operation verabreicht werden.

11. Reaktion auf Stimuli :
- Überprüfen Sie regelmäßig, wie der Patient auf Reize reagiert, indem Sie seine Fähigkeit, sich zu bewegen, verbal zu antworten und die Augen zu öffnen, beurteilen.

12. Genaue Dokumentation :
- Halten Sie alle Messungen genau in der Krankenakte des Patienten fest, einschließlich der Zeitpunkte der Messungen und spezifischer Beobachtungen.

13. Angemessene Antworten :
- Informieren Sie bei Anomalien oder starken Schwankungen der Vitalparameter sofort den Arzt oder das medizinische Team für schnelle Beurteilungen und Maßnahmen.

Eine regelmäßige und sorgfältige Überwachung der Vitalparameter ermöglicht es, Veränderungen im Zustand des Patienten frühzeitig zu erkennen und schnell zu handeln, um postoperative Komplikationen zu verhindern oder zu behandeln. Dies spielt eine entscheidende Rolle bei der umfassenden Betreuung des Patienten während seiner Erholungsphase.

Die Beurteilung der Schmerzen und der Reaktion des Patienten auf die Anästhesie ist ein wichtiger Schritt, um das Wohlbefinden und die Sicherheit des Patienten in der postoperativen Phase zu gewährleisten. Im Folgenden wird erläutert, wie Sie bei dieser Beurteilung vorgehen sollten:

1. Frühe Einschätzung :
- Sobald der Patient in den Aufwachraum verlegt wird, beginnen Sie mit einer ersten Einschätzung der Schmerzen und des Bewusstseinszustands des Patienten.

2. Verwendung einer Schmerzskala :
- Bitten Sie den Patienten, seine Schmerzen auf einer Skala von 0 bis 10 zu bewerten, wobei 0 für keine Schmerzen und 10 für die schlimmsten vorstellbaren Schmerzen steht.

Dies kann Ihnen einen Hinweis auf die Schwere der empfundenen Schmerzen geben.

3. Beobachtung von Schmerzzeichen :
   • Achten Sie auf nonverbale Anzeichen von Schmerzen wie Grimassen, Muskelspannung, schnelle oder flache Atmung und unruhige Bewegungen.

4. Verbale Kommunikation :
   • Ermutigen Sie den Patienten, seine Schmerzen verbal auszudrücken, und bitten Sie ihn, die Art, den Ort und die Intensität seiner Schmerzen zu beschreiben.

5. Beurteilung der Reaktion auf die Anästhesie :
   • Beobachten Sie die Reaktionen des Patienten auf die Narkose, wie z. B. Bewusstseinsgrad, Atmung und Sauerstoffsättigung. Achten Sie darauf, dass der Patient sanft und sicher aus der Narkose erwacht.

6. Kommunikation mit dem Anästhesisten :
   • Wenn Komplikationen im Zusammenhang mit der Anästhesie beobachtet werden (z. B. Atembeschwerden, allergische Reaktionen), wenden Sie sich sofort an den Anästhesisten, um Rat und Anweisungen zu erhalten.

7. Verabreichung von Analgetika :
   • Wenn der Patient über Schmerzen berichtet, verabreichen Sie die verschriebenen Schmerzmittel gemäß den ärztlichen Verordnungen.

8. Häufige Neubewertung :
   • Beurteilen Sie die Schmerzen des Patienten nach der Verabreichung von Schmerzmitteln regelmäßig neu, um deren Wirksamkeit zu überprüfen und die Dosierung ggf. anzupassen.

9. Fortlaufende Beobachtung :
   • Überwachen Sie während dieser kritischen Phase ständig die Vitalzeichen des Patienten und achten Sie dabei besonders auf Atmung, Sauerstoffsättigung und Blutdruck.

10. Emotionale Unterstützung :
   • Bieten Sie dem Patienten emotionale Unterstützung und beruhigende Erklärungen zu seiner Situation, indem Sie

seine Fragen beantworten und ihm helfen, mit seinen Sorgen umzugehen.

Die Beurteilung der Schmerzen und der Reaktion des Patienten auf die Anästhesie erfordert eine aufmerksame Kommunikation und eine kontinuierliche Überwachung, um sicherzustellen, dass der Patient nach der Operation bequem und sicher aufwacht.

Umgang mit postoperativen Schmerzen

Die protokollgemäße Verabreichung und Überwachung von Analgetika ist entscheidend, um die postoperativen Schmerzen des Patienten wirksam zu behandeln und sein Wohlbefinden zu gewährleisten. Hier sind die wichtigsten Schritte für eine angemessene Verabreichung und Überwachung von Analgetika :

1. Ärztliche Verschreibung :
   * Bevor Sie irgendwelche Schmerzmittel verabreichen, sollten Sie sich vergewissern, dass Sie ein genaues und aktuelles ärztliches Rezept haben, auf dem die Art des Schmerzmittels, die Dosis, der Verabreichungsweg und die Häufigkeit angegeben sind.

2. Wahl des Analgetikums :
   * Wählen Sie das geeignete Analgetikum je nach Schweregrad der Schmerzen, der Krankengeschichte des Patienten und etwaigen bekannten Allergien aus.

3. Wege der Verabreichung :
   * Analgetika können oral, intravenös, intramuskulär, subkutan oder epidural verabreicht werden, je nach Protokoll und Bedürfnissen des Patienten.

4. Patientenaufklärung :
   * Informieren Sie den Patienten über die Art des Schmerzmittels, das ihm verabreicht wird, seine Wirkungsweise, mögliche Nebenwirkungen und die Maßnahmen, die er ergreifen muss, um unerwünschte Reaktionen zu melden.

5. Genaue Verwaltung :
   * Halten Sie sich genau an die vorgeschriebene Dosierung und die Zeitabstände zwischen den einzelnen Dosen.

Verwenden Sie geeignete Messgeräte, um eine genaue Verabreichung zu gewährleisten.

6. Kontinuierliche Überwachung :
   - Überwachen Sie nach jeder Schmerzmittelgabe regelmäßig die Vitalzeichen des Patienten, insbesondere die Herzfrequenz, den Blutdruck, die Sauerstoffsättigung und die Atmung.

7. Bewertung von Schmerzen :
   - Befragen Sie den Patienten regelmäßig zu seinem Schmerzniveau und wie er sich nach der Verabreichung des Analgetikums fühlt. Verwenden Sie Schmerzskalen, um die Schmerzintensität zu quantifizieren und zu verfolgen.

8. Neubewertung und Anpassung :
   - Je nachdem, wie der Patient auf das Analgetikum anspricht, passen Sie die Dosierung gegebenenfalls an, um die Schmerzen besser zu kontrollieren und gleichzeitig die Nebenwirkungen zu minimieren.

9. Vermeidung von Nebenwirkungen :
   - Achten Sie auf mögliche Nebenwirkungen wie Sedierung, Übelkeit, Erbrechen, Juckreiz, Schwindel und handeln Sie entsprechend.

10. Genaue Dokumentation :
    - Halten Sie systematisch die verabreichten Zeiten und Dosen, die Reaktionen des Patienten, die ergriffenen Maßnahmen und die beobachteten Nebenwirkungen in der Krankenakte des Patienten fest.

11. Interdisziplinäre Kommunikation :
    - Kommunizieren Sie mit dem medizinischen Team, einschließlich Ärzten, Krankenschwestern und Apothekern, um die Wirksamkeit der Schmerzbehandlung zu besprechen und die Behandlungspläne ggf. anzupassen.

Die Verabreichung und Überwachung von Analgetika muss sorgfältig und aufmerksam durchgeführt werden, um eine angemessene Schmerzlinderung zu gewährleisten, das Risiko von Nebenwirkungen zu minimieren und eine angenehme Erholung des Patienten nach der Operation zu fördern.

Zusätzlich zu Analgetika gibt es mehrere wirksame nicht-pharmakologische Techniken, die postoperative Schmerzen lindern und das Wohlbefinden der Patienten fördern können. Diese Techniken können je nach den Bedürfnissen und Vorlieben des Patienten allein oder in Kombination mit Medikamenten eingesetzt werden. Im Folgenden werden einige dieser nicht-pharmakologischen Techniken vorgestellt:

1. Entspannung und tiefe Atmung :
   • Unterrichten Sie den Patienten in Techniken der progressiven Muskelentspannung und der Tiefenatmung, um Angst und Muskelspannung zu reduzieren, was zur Schmerzlinderung beitragen kann.

2. Ablenkungstechniken :
   • Bieten Sie ablenkende Aktivitäten wie Lesen, das Hören beruhigender Musik, das Ansehen von Videos oder das Spielen von Gedankenspielen an, um die Aufmerksamkeit des Patienten vom Schmerz abzulenken.

3. Guided imagery (geführte Bildgebung) :
   • Leiten Sie den Patienten an, seine Vorstellungskraft zu nutzen, um positive und entspannende mentale Bilder zu schaffen, was dazu beitragen kann, die Schmerzwahrnehmung zu reduzieren.

4. Therapeutische Massage :
   • Verwenden Sie sanfte Massagetechniken, um die Muskeln zu entspannen und die Freisetzung von Endorphinen, den natürlichen Schmerzmitteln des Körpers, anzuregen.

5. Akupunktur und Akupressur :
   • Üben Sie Druck aus oder verwenden Sie Nadeln an bestimmten Punkten des Körpers, um den Energiefluss anzuregen und Schmerzen zu lindern.

6. TENS (Transkutane Elektrische Nervenstimulation) :
   • Verwenden Sie Elektroden, um schwache elektrische Ströme durch die Haut zu schicken, was helfen kann, Schmerzsignale zu blockieren.

7. Hitze und Kälte :
   - Legen Sie warme oder kalte Kompressen auf die schmerzende Stelle, um den Schmerz zu lindern und die Entzündung zu hemmen.

8. Yoga und Meditation :
   - Unterrichten Sie den Patienten in sanften Yogaübungen und Meditationstechniken, um die Entspannung und das Selbstbewusstsein zu fördern, was zur Schmerzlinderung beitragen kann.
   -

9. Hypnose :
   - Führen Sie den Patienten in einen veränderten Bewusstseinszustand, um eine tiefe Entspannung zu fördern und die Schmerzwahrnehmung zu dämpfen.

10. Massagetherapie :
   - Bieten Sie professionelle Massagen an, um die Muskeln zu entspannen und die Blutzirkulation anzuregen, was die Schmerzen verringern kann.

Es ist wichtig, mit dem Patienten zu sprechen und eng mit dem medizinischen Team zusammenzuarbeiten, um je nach Zustand des Patienten, der Art der Operation und seinen persönlichen Vorlieben geeignete nichtpharmakologische Techniken auszuwählen. Diese komplementären Ansätze können eine bedeutende Rolle bei der Bewältigung von postoperativen Schmerzen spielen und das allgemeine Wohlbefinden des Patienten verbessern.

Pflege von Einschnitten und Verbänden

Die Inspektion und Reinigung von chirurgischen Einschnitten ist ein wesentlicher Bestandteil der postoperativen Pflege, um Infektionen zu verhindern und eine optimale Heilung zu fördern. Hier sind die Schritte, die Sie befolgen sollten, um chirurgische Schnitte richtig zu inspizieren und zu reinigen :

1. Vorbereitung :
   - Bevor Sie beginnen, vergewissern Sie sich, dass Sie saubere Hände haben, indem Sie sich gründlich mit Wasser und Seife waschen oder ein Handdesinfektionsmittel verwenden.

2. Schaffung einer sauberen Umgebung :
   - Wählen Sie einen sauberen und gut beleuchteten Bereich, um die Inspektion und Reinigung durchzuführen. Verwenden Sie sterile Handschuhe und tragen Sie ggf. eine Maske.

3. Visuelle Inspektion :
   - Untersuchen Sie die Inzision sorgfältig auf Anzeichen einer Infektion, Entzündung, Dehiszenz (Öffnung der Inzision) oder abnormalen Drainage. Achten Sie auf Rötungen, Schwellungen, übermäßige Hitze oder Eiter.

4. Reinigen des Einschnitts :
   - Wenn der Einschnitt gereinigt werden muss, verwenden Sie eine milde antiseptische Lösung, die von der medizinischen Fachkraft empfohlen wird. Tauchen Sie eine sterile Kompresse in die Lösung und reinigen Sie vorsichtig um den Einschnitt herum, wobei Sie übermäßige Reibung vermeiden sollten.

5. Verwendung von Asepsis :
   - Behandeln Sie den Einschnitt sorgfältig, um eine Kontamination zu vermeiden. Verwenden Sie für jeden Durchgang eine saubere Kompresse, um die Verbreitung von Keimen zu verhindern.
   -

6. Trocknen :
   - Lassen Sie den Einschnitt an der Luft trocknen oder klopfen Sie ihn vorsichtig mit einer sauberen sterilen Kompresse ab. Reiben Sie den Bereich nicht.

7. Anlegen eines sterilen Verbands :
   - Wenn nötig, legen Sie einen sterilen Verband an, der von der medizinischen Fachkraft empfohlen wird, um den Einschnitt zu schützen. Achten Sie darauf, dass er gut sitzt und nicht zu eng ist.

8. Dokumentation :
   - Machen Sie sich genaue Notizen über den Zustand des Einschnitts, alle ungewöhnlichen Beobachtungen und die getroffenen Maßnahmen. Diese Informationen sollten in die Krankenakte des Patienten aufgenommen werden.

9. Kontinuierliche Überwachung :
- Beobachten Sie den Einschnitt regelmäßig auf Veränderungen des Aussehens oder des Zustands. Melden Sie Anzeichen einer Infektion oder von Komplikationen sofort dem medizinischen Team.

10. Patientenbildung :
- Instruieren Sie den Patienten darüber, auf welche Anzeichen einer Infektion er zu Hause achten sollte, wie er den Einschnitt ggf. reinigen sollte und wie oft er dem medizinischen Team Bericht erstatten sollte.

Die Inspektion und Reinigung der chirurgischen Inzisionen sind entscheidende Schritte, um die Gesundheit des Patienten zu erhalten und Komplikationen zu verhindern. Achten Sie darauf, dass Sie die vom Ärzteteam empfohlenen Protokolle befolgen und alle Bedenken oder beobachteten Veränderungen an der Inzision mitteilen.

Das Anlegen steriler Verbände und die Überwachung der Wundheilung sind wichtige Schritte, um eine optimale Heilung von chirurgischen Einschnitten zu gewährleisten. Hier sind die Schritte, die Sie befolgen sollten, um sterile Verbände anzulegen und die Wundheilung angemessen zu überwachen :

1. Vorbereitung :
- Bevor Sie beginnen, vergewissern Sie sich, dass Sie saubere Hände haben, indem Sie sich gründlich mit Wasser und Seife waschen oder ein Handdesinfektionsmittel verwenden.

2. Schaffung einer sauberen Umgebung :
- Wählen Sie einen sauberen und gut beleuchteten Bereich, um das Anlegen des Verbands durchzuführen. Verwenden Sie sterile Handschuhe und tragen Sie ggf. einen Mundschutz.

3. Entfernen des alten Verbands :
- Wenn ein früherer Verband vorhanden ist, entfernen Sie ihn vorsichtig und vermeiden Sie ruckartige Bewegungen, die die Narbe beschädigen oder Schmerzen verursachen könnten.

4. Säuberung des Gebiets :
   - Reinigen Sie den Bereich um die Narbe vorsichtig mit einer milden antiseptischen Lösung, die von der medizinischen Fachkraft empfohlen wird. Verwenden Sie eine sterile Kompresse, um eine Kontamination zu vermeiden.

5. Trocknen :
   - Lassen Sie den Bereich an der Luft trocknen oder klopfen Sie ihn vorsichtig mit einer sauberen sterilen Kompresse ab. Reiben Sie nicht an der Narbe.

6. Anlegen des sterilen Verbands :
   - Legen Sie einen sterilen Verband, der vom Ärzteteam empfohlen wird, auf die Narbe. Achten Sie darauf, dass er eng anliegt und den Bereich vollständig bedeckt.

7. Nachverfolgung der Wundheilung :
   - Beobachten Sie die Narbe regelmäßig auf Anzeichen von Infektionen, Dehiszenzen oder Wundheilungsstörungen. Achten Sie auf Rötungen, Schwellungen, abnormale Flüssigkeitsabsonderung oder Eiteraustritt.

8. Dokumentation :
   - Machen Sie sich genaue Notizen über den Zustand der Narbe, alle ungewöhnlichen Beobachtungen und die getroffenen Maßnahmen. Diese Informationen sollten in die Krankenakte des Patienten aufgenommen werden.

9. Patientenbildung :
   - Instruieren Sie den Patienten, wie er die Narbe zu Hause pflegen kann, auf welche Anzeichen einer Infektion er achten sollte und wie oft er dem Ärzteteam Bericht erstatten sollte.

10. Wechseln von Verbänden :
    - Befolgen Sie die Anweisungen des medizinischen Teams, wie oft und wie der Verband gewechselt werden soll. Achten Sie beim Wechsel auf strikte Hygiene.

11. Förderung der Wundheilung :
    - Ermutigen Sie den Patienten, sich ausgewogen zu ernähren, ausreichend Flüssigkeit zu sich zu nehmen und das Rauchen zu vermeiden, da dies eine optimale Wundheilung fördern kann.

12. Medizinische Beratung :
  • Wenn Probleme mit der Wundheilung festgestellt werden,
    wenden Sie sich sofort an das medizinische Team, um
    weitere Beratung und Pflege zu erhalten.
  •

Das Anlegen steriler Verbände und die sorgfältige Überwachung
der Wundheilung sind entscheidend, um Komplikationen zu
vermeiden und eine erfolgreiche Heilung zu fördern. Die enge
Zusammenarbeit mit dem medizinischen Team und die
Einhaltung der empfohlenen Protokolle wird ein effektives
Management der postoperativen Wundheilung gewährleisten.

Vorbeugung von Komplikationen nach der Operation

Um Infektionen, Blutgerinnsel und andere postoperative
Komplikationen zu vermeiden, müssen verschiedene
vorbeugende Maßnahmen ergriffen werden. Hier sind einige
wichtige Strategien, um die Risiken zu minimieren und eine
problemlose Genesung der Patienten zu fördern:

Verhinderung von Infektionen :
  • **Handhygiene:** Praktizieren Sie eine strenge Handhygiene,
    indem Sie vor und nach dem Kontakt mit dem Patienten
    oder den Instrumenten Seife und Wasser oder ein
    Händedesinfektionsmittel verwenden.

  • **Asepsis:** Halten Sie sich bei der Vorbereitung, der
    Handhabung von Instrumenten und dem Anlegen von
    Verbänden strikt an die aseptischen Protokolle, um eine
    Kontamination zu vermeiden.

  • **Prophylaktische Antibiotika:** Verabreichen Sie vor der
    Operation prophylaktische Antibiotika gemäß den
    medizinischen Richtlinien, um Infektionen zu verhindern.

  • **Kontrolle der Umgebung :** Achten Sie darauf, dass der
    Operationssaal sauber und steril ist. Kontrollieren Sie die
    Temperatur, die Luftfeuchtigkeit und die Luftfilterung, um
    das Infektionsrisiko zu verringern.

- **Angemessene Verwendung der Ausrüstung :** Stellen Sie sicher, dass alle Ausrüstungsgegenstände sauber und steril sind und ordnungsgemäß funktionieren. Vermeiden Sie verunreinigte oder schlecht gewartete Ausrüstungen.

Vorbeugung von Blutgerinnseln (tiefe Venenthrombose - DVT) :

- **Frühe Mobilität:** Ermutigen Sie die Patienten, sich nach der Operation so bald wie möglich zu bewegen und zu gehen, um die Bildung von Blutgerinnseln zu verhindern.

- **Stützstrümpfe:** Verwenden Sie Stützstrümpfe, um d e Blutzirkulation zu verbessern und das Risiko der Bildung von Blutgerinnseln zu verringern.

- **Thromboprophylaxe:** Verabreichen Sie prophylaktisch gerinnungshemmende Medikamente gemäß den medizinischen Richtlinien, um das Risiko von Blutgerinnseln zu verringern.

- **Übungen:** Bringen Sie den Patienten einfache Übungen bei, z. B. Knöchelbeugen, um die Durchblutung anzuregen, wenn sie bettlägerig sind.

Vermeidung weiterer Komplikationen :

- **Medizinische Nachsorge:** Führen Sie regelmäßige medizinische Kontrollen durch, um den Zustand des Patienten zu überwachen und Komplikationen frühzeitig zu erkennen.

- **Dekubitusprophylaxe:** Wechseln Sie regelmäßig die Position des Patienten und verwenden Sie spezielle Matratzen, um Dekubitus vorzubeugen.

- **Schmerzmanagement:** Stellen Sie sicher, dass der Patient ein angemessenes Schmerzmanagement erhält, um schmerzbedingte Komplikationen wie Atemverhaltung zu vermeiden.

- **Vorbeugung von Lungenentzündung:** Ermutigen Sie zu tiefen Atem- und Hustenübungen, um einer postoperativen Lungenentzündung vorzubeugen.

- **Hydratation:** Behalten Sie eine ausreichende Hydratation bei, um die Durchblutung und die Heilung zu fördern.

- **Patientenaufklärung:** Instruieren Sie die Patienten darüber, auf welche Anzeichen von Komplikationen sie achten sollten und was sie im Falle von Problemen tun können.

- **Vermeidung von** Verwirrung: **Setzen Sie bei** älteren Patienten Maßnahmen zur Vermeidung von Verwirrung und Delirium nach der Operation ein.

Es ist von entscheidender Bedeutung, dass das medizinische Team bei der Umsetzung dieser vorbeugenden Maßnahmen eng zusammenarbeitet. Da jeder Patient einzigartig ist, können die Protokolle je nach Gesundheitszustand, Art der Operation und anderen individuellen Faktoren variieren. Durch die strikte Einhaltung dieser Maßnahmen kann das Risiko postoperativer Komplikationen erheblich gesenkt werden.

Frühe Mobilisierung und Atemübungen sind wichtige Maßnahmen, um das Risiko von Komplikationen nach einer Operation zu verringern. Sie fördern die Durchblutung, beugen Infektionen vor, senken das Risiko von Blutgerinnseln und verbessern die Lungenfunktion. Hier erfahren Sie, wie Sie sie effektiv einsetzen können:

Frühe Mobilisierung :
- **Frühzeitige Beurteilung:** Sobald der Patient medizinisch stabil ist, beurteilen Sie seine Fähigkeit, sich zu bewegen und aufzustehen. Stellen Sie fest, welche besonderen Bedürfnisse der Patient je nach Gesundheitszustand und Art der Operation hat.

- **Mobilisierungsplan:** Erstellen Sie für jeden Patienten einen individuellen Mobilisierungsplan und berücksichtigen Sie dabei die Belastungstoleranz und die Körperkraft des Patienten. Ermutigen Sie zu einer schrittweisen Mobilisierung, indem Sie mit einfachen Bewegungen beginnen.

- **Hilfe bei der Mobilisierung:** Geben Sie dem Patienten ggf. Unterstützung beim Aufstehen, beim Sitzen auf der Bettkante und beim Gehen, ggf. unter Verwendung von Hilfsmitteln.

- **Häufigkeit:** Ermutigen Sie die Patienten, mehrmals täglich aufzustehen und zu gehen. Die regelmäßige Mobilisierung fördert die Blutzirkulation und beugt Stagnation vor.

- **Vorbeugung von Stürzen :** Sorgen Sie für die Sicherheit des Patienten, indem Sie angemessene Unterstützung leisten und Vorrichtungen wie Haltegriffe verwenden.

Atemübungen :
- **Tiefatmungsübungen:** Unterrichten Sie den Patienten in Tiefatmungsübungen, um Lungenkomplikationen vorzubeugen. Die Übungen bestehen darin, langsam durch die Nase einzuatmen, die Luft einige Sekunden lang anzuhalten und dann langsam durch den Mund auszuatmen.

- **Hustenhilfe:** Zeigen Sie dem Patienten, wie er effektiv husten kann, um Sekrete abzutransportieren und einer Lungenentzündung vorzubeugen. Ermutigen Sie ihn, eine assistierte Hustentechnik anzuwenden, bei der die Hände auf den Bauch gelegt werden, um beim Abhusten des Sekrets zu helfen.

- **Übungen zum tiefen Einatmen in verschiedenen Positionen:** Ermutigen Sie den Patienten, tiefe Atemübungen zu machen, während er die Position wechselt (sitzend, stehend), um die Atemmuskulatur zu stärken.

- **Anreizspirometrie:** Verwenden Sie ein Anreizspirometer, um dem Patienten zu helfen, seine Lungenkapazität sichtbar zu machen und den Fortschritt zu verfolgen.

- **Fortlaufende Aufklärung: Stellen Sie** sicher, dass der Patient die Bedeutung von Atemübungen versteht, und ermutigen Sie ihn zu regelmäßigem Üben, auch nach der Entlassung aus dem Krankenhaus.

Frühmobilisation und Atemübungen müssen auf den Zustand des Patienten und die Art der Operation abgestimmt sein. Sie sind ein wesentlicher Bestandteil des postoperativen Managements, um Komplikationen zu verringern und den Genesungsprozess zu beschleunigen. Das medizinische Team, einschließlich des OP-Pflegepersonals, spielt eine entscheidende Rolle bei der Förderung und Überwachung dieser vorteilhaften Praktiken.

Umgang mit Nebenwirkungen der Anästhesie

Die Überwachung und Behandlung von Übelkeit, Erbrechen und anderen Nebenwirkungen nach einer Operation ist für das Wohlbefinden des Patienten und zur Vermeidung von Komplikationen von entscheidender Bedeutung. Postoperative Übelkeit und Erbrechen (PONV) sind häufige Reaktionen auf Anästhesie und Operationen. Hier erfahren Sie, wie Sie sie überwachen und wirksam behandeln können :

Überwachung :
- **Frühzeitige Beurteilung:** Sobald der Patient beginnt, aus der Narkose zu erwachen, achten Sie sorgfältig auf Anzeichen von Übelkeit, Erbrechen oder Unwohlsein.

- **Risikofaktoren:** Ermitteln Sie Risikofaktoren, die die Wahrscheinlichkeit von PONV erhöhen, wie z. B. frühere postoperative Übelkeit in der Anamnese, größere Bauchoperationen, die Dauer der Operation und die Art der verwendeten Narkose.

- **Kommunikation mit dem Patienten:** Informieren Sie den Patienten darüber, dass Übelkeit und Erbrechen nach der Operation möglich sind. Ermutigen Sie ihn, jedes Symptom zu melden, sobald es auftritt.

- **Kontinuierliche Beurteilung:** Überwachen Sie kontinuierlich die Vitalzeichen des Patienten und achten Sie auf Veränderungen seines Zustands, einschließlich verbaler oder nonverbaler Anzeichen von Unwohlsein.

Behandlung :

- **Vorbeugung:** Wenn der Patient hohe Risikofaktoren aufweist, erwägen Sie die prophylaktische Verabreichung von Medikamenten gegen Übelkeit vor oder während der Operation gemäß den medizinischen Protokollen.

- **Verabreichung von Medikamenten :** Wenn Übelkeit oder Erbrechen auftreten, verabreichen Sie Medikamente gegen Übelkeit gemäß den ärztlichen Anweisungen. Diese Medikamente können Serotoninrezeptorantagonisten, Dopaminrezeptorantagonisten oder andere Wirkstoffe umfassen.

- **Hydratation:** Stellen Sie sicher, dass der Patient angemessen hydriert bleibt. Die intravenöse Verabreichung von Flüssigkeiten kann dazu beitragen, eine Dehydrierung durch Erbrechen zu verhindern.

- **Leichte Kost:** Bieten Sie dem Patienten leichte, nicht reizende Speisen an, sobald sich die Symptome beruhigt haben. Vermeiden Sie fettige oder scharfe Speisen, die die Übelkeit verschlimmern könnten.

- **Neupositionierung:** Helfen Sie dem Patienten, sich in eine bequemere Position zu bringen, z. B. indem Sie das Kopfende des Bettes höher stellen, um die Übelkeit zu lindern.

- **Ablenkung: Bieten Sie** Ablenkungstechniken an, z. B. sanfte Musik oder Visualisierung, die helfen, Angst und Übelkeit zu reduzieren.

- **Kontinuierliche Überwachung:** Nach der Verabreichung von Medikamenten gegen Übelkeit sollten Sie die Wirksamkeit der Behandlung überwachen und entsprechend reagieren. Achten Sie darauf, dass sich der Patient wohlfühlt und ausreichend hydriert ist.

- **Aufklärung:** Instruieren Sie den Patienten über die Selbsthilfemaßnahmen, die er berücksichtigen sollte, um das Risiko von Übelkeit und Erbrechen zu verringern, z. B. langsame Bewegungen, Flüssigkeitszufuhr und das Einnehmen kleiner Mahlzeiten.

Als OP-Pflegekraft ist Ihre Rolle bei der Überwachung und Bewältigung der Symptome von Übelkeit, Erbrechen und anderen postoperativen Nebenwirkungen von entscheidender Bedeutung. Die Kommunikation mit dem medizinischen Team und die Aufklärung des Patienten sind Schlüsselelemente, um eine reibungslose Genesung zu gewährleisten und die mit diesen Symptomen verbundenen Komplikationen zu minimieren.

Den Patienten zu trösten und ihm beruhigende Informationen zu geben, sind entscheidende Aspekte der Rolle der Krankenschwester im Operationssaal. Patienten können vor einer Operation ängstlich und unsicher sein, und Ihre mitfühlende Präsenz kann einen erheblichen Einfluss auf ihre Erfahrung haben. Hier erfahren Sie, wie Sie diese Aufgabe effektiv erfüllen können:

Vor der Operation :
- **Verbindung herstellen:** Nehmen Sie sich Zeit, mit dem Patienten zu sprechen und eine Vertrauensbasis zu schaffen. Hören Sie sich seine Bedenken aufmerksam an und beantworten Sie seine Fragen.

- **Präoperative Aufklärung:** Erklären Sie die Schritte des chirurgischen Verfahrens, die Empfindungen, die das Kind unter Narkose haben könnte, die Maßnahmen, die zu seiner Sicherheit ergriffen wurden, und die Anwesenheit des zuständigen medizinischen Teams.

- **Aktives Zuhören: Achten Sie auf** die Sorgen des Patienten und ermutigen Sie ihn, seine Gefühle auszudrücken. Hören Sie zu, ohne zu urteilen, und bieten Sie einfühlsame Unterstützung.

- **Detaillierte Informationen: Machen** Sie genaue Angaben zu den Vorbereitungen vor der Operation, zur Nachsorge und zu den Maßnahmen, die zur Minimierung von Schmerzen und Komplikationen ergriffen wurden.

Im Operationssaal :
- **Beruhigende Präsenz :** Seien Sie an der Seite des Patienten, wenn er auf die Operation vorbereitet wird, und

halten Sie gegebenenfalls seine Hand. Beruhigen Sie ihn über den Ablauf des Eingriffs.

• **Beruhigende Kommunikation :** Verwenden Sie einen ruhigen und beruhigenden Tonfall, um mit dem Patienten zu sprechen, während er unter Narkose steht. Erklären Sie, dass das Team da ist, um sich um ihn zu kümmern.

• **Begleitung bei der Narkose:** Wenn der Patient bei der Verabreichung der Narkose bei Bewusstsein ist, bleiben Sie an seiner Seite, um ihn zu beruhigen. Erklären Sie den Vorgang und ermutigen Sie ihn, sich auf seine Atmung zu konzentrieren.

Nach der Operation :
• **Sanftes Erwachen: Wenn die** Operation beendet ist, seien Sie präsent, wenn der Patient das Bewusstsein wiedererlangt. Erklären Sie kurz, dass der Eingriff abgeschlossen ist und dass alles gut verlaufen ist.

• **Physischer Trost:** Verwenden Sie sanfte Gesten, um den Patienten zu trösten, z. B. das Kissen zurechtzurücken oder ihm zu helfen, sich bequem zu positionieren.

• **Einfühlsame Kommunikation:** Sobald der Patient wach ist, beginnen Sie ein sanftes und beruhigendes Gespräch. Informieren Sie ihn über die Ergebnisse der Operation, wenn dies angemessen ist.
• **Schmerzvermeidung:** Erklären Sie die Maßnahmen, die zur Bewältigung postoperativer Schmerzen ergriffen werden, und versichern Sie dem Patienten, dass sein Wohlbefinden an erster Stelle steht.

• **Verfügbarkeit:** Stellen Sie sicher, dass der Patient weiß, dass er Sie bei Bedarf anrufen kann und dass Sie da sind, um auf seine Fragen und Anliegen einzugehen.

Ihre Rolle als Krankenpfleger im Operationssaal geht über technische Aspekte hinaus. Die Bereitstellung von emotionaler Unterstützung und beruhigenden Informationen schafft eine Umgebung, die das Vertrauen und die Genesung des Patienten fördert. Ihr Mitgefühl und Ihre tröstende Präsenz können erheblich dazu beitragen, das Gesamterlebnis des Patienten zu verbessern.

Aufklärung des Patienten und der Familie

Nach einem chirurgischen Eingriff spielt die postoperative Pflege eine entscheidende Rolle für die Genesung des Patienten. Als OP-Pfleger spielen Sie eine entscheidende Rolle bei der Bereitstellung von Informationen über die Pflege, die einzunehmenden Medikamente und die zu beachtenden Einschränkungen. Hier sind einige Dinge, die Sie beachten sollten:

Postoperative Pflege :
- **Kontinuierliche Überwachung:** Erklären Sie dem Patienten, dass er im Aufwachraum und auf der Station nach der Narkose überwacht wird, um sicherzustellen, dass sich sein Zustand stabilisiert.

- **Positionierung :** Geben Sie Richtlinien für die beste Position zum Ausruhen, je nach durchgeführter Operation. Ermutigen Sie zu regelmäßigen Positionswechseln, um Komplikationen vorzubeugen.

- **Ernährung und Flüssigkeitszufuhr:** Erklären Sie die Anweisungen für die Ernährung und Flüssigkeitszufuhr nach der Operation. In manchen Fällen kann dem Patienten erlaubt werden, zunächst klare Flüssigkeiten zu trinken, bevor er allmählich auf feste Nahrung umgestellt wird.

- **Tiefes Atmen und Husten:** Ermutigen Sie zu tiefen Atem- und Hustenübungen, um Lungenkomplikationen vorzubeugen und beim Entfernen von Sekreten zu helfen.

Medikamente :
- **Analgetika:** Erklären Sie dem Patienten, welche Medikamente zur Linderung der Schmerzen nach der Operation verschrieben werden. Geben Sie Anweisungen, wie oft und in welcher Dosis sie eingenommen werden müssen und wie mit möglichen Nebenwirkungen umzugehen ist.

- **Antibiotika:** Wenn Antibiotika verschrieben werden, informieren Sie den Patienten darüber, wie wichtig es ist, das vollständige Dosierungsschema einzuhalten, um Infektionen zu verhindern.

- **Antikoagulantien:** Erklären Sie bei Patienten mit einem Risiko für Blutgerinnsel die Anwendung von Antikoagulanzien, die Warnzeichen für übermäßige Blutungen und die zu ergreifenden Maßnahmen.

Einschränkungen und Vorsichtsmaßnahmen :
- **Körperliche Aktivitäten:** Geben Sie klare Richtlinien für Einschränkungen bei körperlichen Aktivitäten, insbesondere beim Heben schwerer Gegenstände und bei abrupten Bewegungen.

- **Persönliche Hygiene:** Erklären Sie, wie man duscht oder badet und dabei vermeidet, dass Einschnitte oder Verbände nass werden.

- **Vermeidung von Infektionen:** Geben Sie Tipps zur Pflege von chirurgischen Schnitten, zur Vermeidung der Exposition gegenüber stehendem Wasser und zur Erkennung von Anzeichen einer potenziellen Infektion.

- **Medizinische Nachsorge:** Informieren Sie den Patienten über die Nachsorgetermine mit dem Arzt und die Notwendigkeit, Veränderungen oder Komplikationen zu melden.

- **Ernährung und Medikamente :** Wenn Einschränkungen bei der Ernährung oder Wechselwirkungen mit Medikamenten notwendig sind, erklären Sie diese Richtlinien deutlich.

- **Anzeichen für einen Notfall: Klären** Sie den Patienten über Symptome auf, die sofortige ärztliche Hilfe erfordern, wie z. B. übermäßige Blutungen, hohes Fieber oder starke Schmerzen.

Die effektive Vermittlung dieser Informationen ist entscheidend, um eine sichere Genesung des Patienten nach der Operation zu gewährleisten. Indem Sie klare Anweisungen geben, Fragen des

Patienten beantworten und kontinuierliche Unterstützung anbieten, tragen Sie dazu bei, dass sich der Patient in dieser kritischen Zeit wohlfühlt.

Die Vorbereitung des Patienten und seiner Familie auf den Übergang nach einer Operation in die häusliche Umgebung ist ein wesentlicher Schritt für eine erfolgreiche Genesung. Als OP-Pflegekraft spielen Sie in diesem Prozess eine entscheidende Rolle. Hier erfahren Sie, wie Sie dabei helfen können, den Patienten und seine Familie auf diesen Übergang vorzubereiten:

- **Frühzeitige Aufklärung:** Sobald der Patient nach der Operation bei Bewusstsein ist, beginnen Sie mit der Bereitstellung von Informationen über die häusliche Pflege und die Maßnahmen, die zur Unterstützung einer optimalen Genesung ergriffen werden können.

- **Pflege von Einschnitten :** Geben Sie detaillierte Anweisungen zur Pflege von chirurgischen Einschnitten, einschließlich der Reinigung, des Verbandswechsels und der Überwachung auf Anzeichen einer Infektion.

- **Medikamente: Gehen Sie** die verschriebenen Medikamente durch und erklären Sie, wie man sie richtig einnimmt, einschließlich der Dosierung, des Zeitpunkts und möglicher Nebenwirkungen, auf die man achten sollte.

- **Körperliche Aktivitäten:** Geben Sie Richtlinien, welche körperlichen Aktivitäten erlaubt sind und welche Einschränkungen beachtet werden müssen. Erklären Sie, wie wichtig ein Gleichgewicht zwischen Ruhe und Mobilität ist.

- **Ernährung und Flüssigkeitszufuhr:** Geben Sie Ratschläge zu den Arten von Lebensmitteln, die Sie zu sich nehmen sollten, zur angemessenen Flüssigkeitszufuhr und zu möglichen Einschränkungen bei der Ernährung.

- **Schmerzen und Bequemlichkeit:** Besprechen Sie Maßnahmen zur Schmerzbewältigung zu Hause, einschließlich verschriebener Analgetika und nicht-pharmakologischer Techniken.

- **Warnzeichen:** Informieren Sie den Patienten und seine Familie über Anzeichen, die eine sofortige ärztliche Behandlung erfordern, wie z. B. übermäßige Blutungen, Anzeichen einer Infektion oder Komplikationen der Atmung.

- **Nachsorge:** Planen Sie Nachsorgetermine mit dem Arzt und stellen Sie sicher, dass der Patient und seine Familie die Bedeutung dieser Besuche verstehen, um den Heilungsprozess zu überwachen und die Pflege ggf. anzupassen.

- **Häusliche Unterstützung:** Wenn der Patient häusliche Unterstützung oder kontinuierliche Pflege benötigt, informieren Sie über die verfügbaren Optionen und helfen Sie bei der Koordination der notwendigen Vorkehrungen.

- **Emotionale Unterstützung:** Bieten Sie dem Patienten und seiner Familie emotionale Unterstützung an und ermutigen Sie sie, ihre Sorgen und Bedürfnisse zu äußern.

- **Koordination mit der Nachsorge: Stellen Sie** sicher, dass alle relevanten Informationen an die Gesundheitsfachkräfte weitergeleitet werden, die den Patienten weiter betreuen werden.

- **Dokumentation:** Stellen Sie schriftliche Anweisungen zur Verfügung, damit der Patient zu Hause auf die Informationen zurückgreifen kann. Stellen Sie sicher, dass der Patient über alle notwendigen Kontakte verfügt, wenn er Fragen oder Bedenken hat.

Die Vorbereitung des Patienten und seiner Familie auf den Übergang nach Hause ist ein wichtiger Schritt, um eine sichere Genesung und eine kontinuierliche Pflege zu gewährleisten. Ihre Rolle als OP-Pflegekraft in diesem Prozess besteht darin, klare Informationen und emotionale Unterstützung zu geben und die Pflege zu koordinieren, die erforderlich ist, um das Wohlergehen des Patienten nach der Entlassung aus dem Krankenhaus zu gewährleisten.

Verlegung des Patienten auf die Station

Die Vorbereitung des Patienten auf die Verlegung aus dem Aufwachraum ist ein entscheidender Schritt, um eine sichere Genesung zu gewährleisten. Als OP-Pflegekraft können Sie folgendermaßen zu dieser Vorbereitung beitragen :

- **Stabilität des Patienten : Vergewissern** Sie sich vor dem Transfer, dass der Patient hämodynamisch, respiratorisch und neurologisch stabil ist. Alle Vitalparameter sollten überwacht werden und sich in akzeptablen Bereichen befinden.

- **Postanästhesiologische Beurteilung:** Stellen Sie sicher, dass sich der Patient ausreichend von der Anästhesie erholt hat, um einen sicheren Transfer zu ermöglichen. Stellen Sie sicher, dass die Kriterien für eine Verlegung erfüllt sind.

- **Vorbereitung der Ausrüstung :** Stellen Sie sicher, dass der Patient für den Transfer angemessen ausgestattet ist, insbesondere mit Geräten zur kontinuierlichen Überwachung wie Herzmonitoren, Sauerstoffsättigung und Blutdruck.

- **Auskünfte an das Personal:** Geben Sie dem Personal der Abteilung für die Behandlung nach der Narkose einen ausführlichen Bericht über den aktuellen Zustand des Patienten, die verabreichten Medikamente, die durchgeführten Maßnahmen und die Reaktionen des Patienten.

- **Aufwach-Stimulation:** Falls nötig, ermutigen Sie den Patienten, vor dem Transfer langsam das Bewusstsein zu erlangen, die Augen zu öffnen und verbal zu antworten.

- **Emotionale Unterstützung:** Sorgen Sie dafür, dass sich der Patient vor dem Transfer sicher und wohl fühlt. Erklären Sie kurz das Verlegungsprozedere und beantworten Sie eventuelle Fragen.

- **Überprüfung der Atemwege:** Vergewissern Sie sich, dass die Atemwege des Patienten frei sind und seine Atmung stabil ist.

- **Hämodynamische Stabilität:** Wenn der Patient Flüssigkeiten oder Medikamente zur Aufrechterhaltung des Blutdrucks erhalten hat, stellen Sie sicher, dass der Blutdruck stabil ist und der Patient keine Anzeichen einer übermäßigen Blutung aufweist.

- **Bequemlichkeit:** Stellen Sie sicher, dass der Patient bequem auf einer Trage oder einem Transferbett liegt, mit Kissen zur Unterstützung der benötigten Körperteile.

- **Koordination: Arbeiten** Sie mit dem Team für die Pflege nach der Narkose zusammen, um einen reibungslosen Transfer zu gewährleisten. Stellen Sie sicher, dass alle notwendigen Geräte für den Transfer bereitstehen.

- **Schriftlicher Bericht:** Stellen Sie einen ausführlichen schriftlichen Bericht über den aktuellen Zustand des Patienten, die durchgeführten Eingriffe, die verabreichten Medikamente und die Reaktionen des Patienten bereit. Achten Sie darauf, dass alle wesentlichen Informationen mitgeteilt werden.

- **Anweisungen für den Patienten:** Wenn möglich, geben Sie dem Patienten Anweisungen, was ihn bei seiner Ankunft auf der Station für die Behandlung nach der Narkose erwartet und wie er sich an seiner Genesung beteiligen kann.

Die Vorbereitung des Patienten auf die Verlegung aus dem Aufwachraum erfordert eine effektive Kommunikation, eine sorgfältige Beurteilung und die Koordination zwischen den Mitgliedern des Pflegeteams. Ihre Aufgabe ist es, dafür zu sorgen, dass der Patient körperlich und emotional für diese wichtige Verlegung in die nächste Phase seiner Genesung bereit ist.

Die Weitergabe entscheidender Informationen an das Team der Post-Anästhesie-Station ist ein entscheidender Schritt, um die Kontinuität der Pflege und die sichere Genesung des Patienten zu gewährleisten. Als OP-Pflegekraft können Sie diese Informationen folgendermaßen effektiv weitergeben :

- **Mündlicher Bericht:** Geben Sie vor der Verlegung des Patienten einen ausführlichen mündlichen Bericht an die Pflegekraft auf der Station für die Behandlung nach der Anästhesie ab. Sprechen Sie über den aktuellen Zustand des Patienten, die verabreichten Medikamente, die erhaltene Anästhesie, die Reaktionen des Patienten und alle Ereignisse oder Komplikationen, die während der Operation aufgetreten sind.

- **Schriftliche Dokumentation:** Erstellen Sie einen vollständigen schriftlichen Bericht in der Krankenakte des Patienten. Fügen Sie Einzelheiten zu Eingriffen, Medikamenten, Dosierungen, Reaktionen des Patienten, verwendeten Geräten, möglichen Komplikationen und anderen relevanten Elementen bei.

- **Vitalparameter:** Übertragen Sie die letzten Vitalparameter des Patienten, einschließlich Herzfrequenz, Blutdruck, Sauerstoffsättigung und Atemfrequenz.

- **Krankengeschichte:** Informieren Sie das Team für die Nachsorge nach der Narkose über die Krankengeschichte des Patienten, einschließlich Allergien, Vorerkrankungen, aktuelle Medikamente und alle medizinischen Zustände, die die Nachsorge nach der Operation beeinflussen könnten.

- **Laboruntersuchungen:** Wenn Laboruntersuchungen durchgeführt wurden, übermitteln Sie die relevanten Ergebnisse, z. B. Hämoglobinwerte, Elektrolyte, Blutgase etc.

- **Flüssigkeiten und Medikamente :** Machen Sie Angaben zu den intravenös verabreichten Flüssigkeiten, den Medikamenten und der Dosis, die während der Operation verabreicht wurden.

- **Spezielle Geräte:** Wenn während der Operation spezielle Geräte wie Drainagen oder Überwachungsgeräte verwendet wurden, vergewissern Sie sich, dass das Team auf der Station für die Behandlung nach der Narkose darüber informiert ist und weiß, wie damit umzugehen ist.

- **Pflegeplan:** Erläutern Sie kurz den geplanten Pflegeplan nach der Operation, einschließlich des Bedarfs an Schmerzmitteln, der erlaubten Aktivitäten, der Einschränkungen und der nächsten Schritte zur Genesung.

- **Reaktionen des Patienten:** Informieren Sie das Team über jede ungewöhnliche Reaktion oder Veränderung des Zustands des Patienten während der Operation oder beim Aufwachen.
- **Fragen und Anliegen :** Stellen Sie sicher, dass das Team der Post-Anästhesie-Station weiß, wo es Sie bei Fragen oder Anliegen kontaktieren kann.

- **Koordination:** Arbeiten Sie eng mit der Pflegekraft auf der Station nach der Narkose zusammen, um einen reibungslosen Transfer zu ermöglichen und eine reibungslose Kommunikation zu gewährleisten.

- **Einfühlungsvermögen und Unterstützung:** Zeigen Sie Einfühlungsvermögen gegenüber dem Patienten und dem Team der Post-Anästhesie-Station und stellen Sie sicher, dass sich das Team bei der Betreuung des Patienten unterstützt fühlt.

Die genaue und vollständige Übermittlung entscheidender Informationen stellt sicher, dass das Team der Post-Anästhesie-Station über alle notwendigen Informationen verfügt, um dem Patienten während der Aufwachphase und darüber hinaus eine qualitativ hochwertige Versorgung zu bieten. Ihre effektive Kommunikation trägt zu einer einheitlichen und sicheren Versorgung während des gesamten Patientenverlaufs bei.

Postoperative Nachsorge und Nachsorgetermine

Die Planung von Nachsorgeterminen mit Ärzten und Fachärzten ist ein wichtiger Schritt, um eine kontinuierliche und vollständige Genesung des Patienten nach der Operation zu gewährleisten.

Als OP-Krankenschwester oder -Krankenpfleger können Sie wie folgt zu diesem Prozess beitragen:

- **Frühzeitige Koordination:** Sobald der Termin für die Operation feststeht, beginnen Sie mit der Koordination mit den Ärzten und Spezialisten, die an der postoperativen Versorgung beteiligt sind. Stellen Sie fest, welche besonderen Bedürfnisse der Patient in Bezug auf die medizinische Nachsorge hat.

- **Kommunikation mit Ärzten: Kommunizieren Sie** mit den Ärzten, die für die Nachsorge des Patienten zuständig sind, um die Operation, die Ergebnisse, Empfehlungen nach der Operation und den Bedarf an Spezialuntersuchungen zu besprechen.

- **Planung von Terminen :** Helfen Sie bei der Planung von Folgeterminen mit Ärzten und Fachärzten und berücksichtigen Sie dabei die medizinischen Anforderungen und die Verfügbarkeit des Patienten.

- **Vorbereitung der Informationen:** Bereiten Sie eine vollständige Krankenakte des Patienten vor, einschließlich Testergebnissen, Operationsberichten, verschriebenen Medikamenten und anderen relevanten Informationen, die Sie mit den nachfolgenden Ärzten teilen können.

- **Informationsübermittlung:** Versorgen Sie die nachbehandelnden Ärzte mit allen notwendigen Informationen über die Operation, mögliche Komplikationen, durchgeführte Verfahren und verabreichte Medikamente.

- **Interdisziplinäre Zusammenarbeit: Arbeiten Sie** eng mit den Pflegekräften der Abteilung für die Behandlung nach der Narkose und dem Pflegeteam der chirurgischen Abteilung zusammen, um einen fließenden Übergang zur medizinischen Nachsorge zu gewährleisten.

- **Nachverfolgung von Terminen :** Stellen Sie sicher, dass der Patient über seine Folgetermine informiert wird und dass ihm alle notwendigen Informationen zur Verfügung stehen, einschließlich der Kontaktdaten der Ärzte und der Details der Termine.

- **Koordination der Ergebnisse:** Wenn die Ergebnisse der Nachsorgeuntersuchungen vorliegen, stellen Sie sicher, dass sie in der Krankenakte des Patienten ordnungsgemäß dokumentiert und mit den betreffenden Mitgliedern des medizinischen Teams geteilt werden.

- **Beantwortung von Fragen:** Beantworten Sie die Fragen des Patienten zu Nachsorgeterminen, medizinischen Empfehlungen und postoperativer Versorgung.
- **Patientenaufklärung:** Informieren Sie den Patienten über die Bedeutung der Nachsorgeuntersuchungen, die Ziele der einzelnen Untersuchungen und die Vorteile einer regelmäßigen medizinischen Betreuung.

- **Kontinuierliche Nachsorge:** Bleiben Sie auch nach der Operation mit dem Patienten in Kontakt, um sicherzustellen, dass er die medizinischen Empfehlungen befolgt und die Nachsorgeuntersuchungen wie geplant durchführt.

- **Bidirektionale Kommunikation:** Stellen Sie sicher, dass Ärzte und Spezialisten auch mit Ihnen über die Ergebnisse der Nachsorgeuntersuchungen und zusätzliche Empfehlungen kommunizieren.

Die effektive Planung und Koordination von Nachsorgeterminen ist entscheidend, um sicherzustellen, dass der Patient nach der Operation die richtige medizinische Versorgung erhält. Ihre Rolle bei der Kommunikation, Dokumentation und Koordination trägt zu einem reibungslosen Übergang in die postoperative Versorgung und zum Gesamterfolg der Genesung des Patienten bei.

Die Überwachung des Patientenfortschritts und die Lösung von Bedenken sind entscheidende Aspekte Ihrer Rolle als OP-Schwester. Hier erfahren Sie, wie Sie diese Aufgaben effektiv erfüllen können:

- **Regelmäßige Kommunikation:** Halten Sie eine regelmäßige Kommunikation mit dem Patienten und seinen Angehörigen aufrecht, um den Fortschritt zu überwachen und Bedenken auszuräumen. Hören Sie sich ihre Rückmeldungen und Fragen aufmerksam an.

- **Aufmerksame Beobachtung: Achten Sie in** der Zeit nach der Operation auf Vitalzeichen, Schmerzpegel, Reaktionen auf Medikamente und andere Veränderungen im Zustand des Patienten.

- **Genaue Dokumentation:** Dokumentieren Sie sorgfältig alle Einzelheiten über den Zustand des Patienten, die durchgeführte Pflege, die verabreichten Medikamente und die Antworten des Patienten in der Krankenakte.

- **Systematische Bewertung:** Führen Sie regelmäßige Bewertungen des Zustands des Patienten gemäß den festgelegten Protokollen durch und halten Sie Verbesserungen, Herausforderungen und Bedenken fest.

- **Auf Bedenken reagieren :** Wenn der Patient oder die Familie Bedenken äußert, hören Sie aufmerksam zu, klären Sie die Bedenken und stellen Sie sicher, dass Sie geeignete Maßnahmen ergreifen, um die Bedenken auszuräumen.

- **Kommunikation mit dem medizinischen Team: Kommunizieren Sie** mit Ärzten und anderen Mitgliedern des medizinischen Teams, um die Bedenken des Patienten zu besprechen und einen geeigneten Aktionsplan zu entwickeln.

- **Fortlaufende Aufklärung:** Versorgen Sie den Patienten und seine Familie fortlaufend mit Informationen über die Schritte der Genesung, erlaubte Aktivitäten, häusliche Pflege, Anzeichen von Komplikationen und Vorsichtsmaßnahmen.

- **Notwendige Überweisungen:** Wenn spezifische medizinische Bedürfnisse auftreten, stellen Sie sicher, dass der Patient zur weiteren Beurteilung an die entsprechenden Spezialisten überwiesen wird.

- **Einfühlungsvermögen und Unterstützung:** Zeigen Sie Einfühlungsvermögen gegenüber dem Patienten und seiner Familie, bieten Sie emotionale Unterstützung und gehen Sie auf ihre Informations- und Pflegebedürfnisse ein.

- **Interdisziplinäre Zusammenarbeit:** Arbeiten Sie eng mit den Pflegekräften der Post-Anästhesie-Station und anderen Mitgliedern des Pflegeteams zusammen, um eine umfassende und koordinierte Patientenversorgung zu gewährleisten.

- **Langfristige Nachsorge:** Die Überwachung der Fortschritte des Patienten kann auch nach der Entlassung aus dem Krankenhaus fortgesetzt werden. Stellen Sie sicher, dass Sie klare Anweisungen für die häusliche Pflege geben und ggf. Folgetermine einplanen.

- **Gesamtbeurteilung:** Wenn sich der Patient erholt, beurteilen Sie seinen Gesamtzustand, sein physisches und psychisches Wohlbefinden und stellen Sie sicher, dass er seine Genesungsziele erreicht.

Als Krankenschwester im Operationssaal endet Ihre Rolle nicht mit dem Ende der Operation. Die sorgfältige Überwachung der Fortschritte des Patienten und die schnelle Lösung von Bedenken tragen wesentlich zu einer reibungslosen Genesung und zur Zufriedenheit des Patienten bei. Ihr fortgesetztes Engagement und Ihre aufmerksame Pflege spielen eine wesentliche Rolle im Genesungsprozess.

Kapitel 9

Berufliche Entwicklung und Ethik

Engagement für Weiterbildung

Mit medizinischen Fortschritten und neuen Praktiken auf dem Laufenden zu bleiben, ist für OP-Krankenschwestern und -pfleger von entscheidender Bedeutung. Dies gewährleistet eine qualitativ hochwertige Pflege, die Sicherheit der Patienten und eine effektive Berufspraxis. Hier sind die Gründe, warum dies so wichtig ist

- **Sicherheit der Patienten :** Medizinische Fortschritte führen zu besseren Operationstechniken, wirksameren Medikamenten und verbesserten Sicherheitsprotokollen, wodurch die Risiken für die Patienten verringert werden.

- **Bewährte Verfahren:** Neue Verfahren basieren oft auf aktuellen wissenschaftlichen Erkenntnissen, d. h. Sie wenden die wirksamsten Methoden zur Patientenversorgung an.

- **Fehlerreduzierung:** Wenn Sie sich über neue Methoden und Technologien auf dem Laufenden halten, können Sie potenzielle medizinische Fehler vermeiden und geeignete Präventionsmaßnahmen einleiten.

- **Optimierte Pflege:** Der Zugriff auf die neuesten Informationen ermöglicht es Ihnen, die Pflege zu optimieren, die Interventionszeit zu verkürzen und eine schnellere Genesung der Patienten zu fördern.

- **Anpassung an neue Technologien :** Medizinische Fortschritte beinhalten oft den Einsatz modernster Technologien. Informiert zu sein hilft Ihnen, sich mit diesen Hilfsmitteln vertraut zu machen und sie kompetent einzusetzen.

- **Entwicklung von Standards:** Protokolle und Pflegestandards entwickeln sich mit der Zeit weiter. Wenn Sie auf dem neuesten Stand bleiben, können Sie die aktuellen Standards einhalten und eine ethische Praxis gewährleisten.

- **Kontinuierliche Verbesserung:** Indem Sie neue Erkenntnisse in Ihre Praxis einfließen lassen, fördern Sie die kontinuierliche Verbesserung Ihrer Fähigkeiten und der Qualität der Pflege.

- **Berufliche Führung:** Da Sie bei medizinischen Fortschritten auf dem neuesten Stand sind, können Sie Ihr Wissen mit Gleichaltrigen teilen und so zu einer Führungspersönlichkeit in Ihrem Fachgebiet werden.

- **Vertrauen der Patienten :** Patienten haben tendenziell mehr Vertrauen in informierte und aktuelle Angehörige der Gesundheitsberufe.

- **Berufliche Entwicklung:** Die ständige Suche nach neuen Kenntnissen und Fähigkeiten trägt zu Ihrer eigenen beruflichen Entwicklung und Ihrer Arbeitszufriedenheit bei.

- **Antworten auf Herausforderungen :** Die Medizin entwickelt sich ständig weiter, und auf dem neuesten Stand zu sein, bereitet Sie auf neue Herausforderungen vor und hilft Ihnen, fundierte Entscheidungen zu treffen.

- **Berufsethik:** Indem Sie informiert bleiben, erfüllen Sie die ethische Verpflichtung, eine Versorgung auf der Grundlage der besten verfügbaren Beweise anzubieten.

Um auf dem neuesten Stand zu bleiben, nehmen Sie regelmäßig an Fortbildungen teil, besuchen Sie Konferenzen, lesen Sie medizinische Fachzeitschriften, verfolgen Sie neue Richtlinien und arbeiten Sie mit Ihren Kollegen zusammen, um Wissen auszutauschen. Ihr Engagement, auf dem Laufenden zu bleiben, trägt wesentlich dazu bei, die Patientenversorgung zu verbessern und den Beruf des OP-Pflegepersonals voranzubringen.

Die Teilnahme an Konferenzen, Workshops und Schulungsprogrammen ist für OP-Krankenschwestern und -pfleger von entscheidender Bedeutung. Dadurch bleiben sie auf dem neuesten Stand der medizinischen Entwicklungen, verbessern ihre Fähigkeiten und stärken ihre Berufspraxis. Im Folgenden wird erläutert, wie diese Aktivitäten für OP-Krankenschwestern von Nutzen sein können :

- **Aktuelles Wissen:** Konferenzen, Workshops und Schulungsprogramme halten Sie über neue Forschungsergebnisse, medizinische Entdeckungen und bewährte Verfahren auf dem Laufenden und ermöglichen es Ihnen, Ihr Wissen auf den neuesten Stand zu bringen.

- **Kontinuierliches Lernen:** Diese Veranstaltungen bieten Möglichkeiten zum kontinuierlichen Lernen und helfen Ihnen dabei, neue Fähigkeiten zu erwerben und Ihre Berufspraxis zu verbessern.

- **Neue Techniken:** In den praktischen Workshops können Sie neue Operationstechniken erlernen, Ihre Fähigkeiten im Umgang mit Instrumenten verbessern und innovative Ansätze kennenlernen.

- **Networking:** Konferenzen und Workshops sind hervorragende Gelegenheiten, andere Gesundheitsfachkräfte zu treffen, Ideen auszutauschen und Kooperationen zu entwickeln.

- **Neueste Technologien :** In den Lernprogrammen werden Sie mit der neuesten medizinischen Technologie und den modernsten Geräten, die im Operationssaal verwendet werden, konfrontiert.

- **Erfahrungsaustausch:** Konferenzen bieten die Möglichkeit, Erfahrungen und klinische Fälle mit anderen Fachleuten auszutauschen, was zu einem besseren Verständnis und neuen Ideen beitragen kann.

- **Berufliche Entwicklung:** Die Teilnahme an diesen Veranstaltungen zeigt Ihr Engagement für die berufliche Entwicklung und kann Ihren Lebenslauf und Ihre Aufstiegschancen stärken.

- **Erwerb von Fortbildungspunkten:** Viele Ausbildungsprogramme bieten Fortbildungspunkte an, die zur Aufrechterhaltung Ihrer Lizenz und Zertifizierung erforderlich sind.
- **Sofortige Umsetzung in die Praxis:** Die bei diesen Veranstaltungen erworbenen Fähigkeiten und Kenntnisse

können sofort in Ihrer täglichen Praxis angewendet werden.

- **Entwicklung der Praxis:** Indem Sie sich über die neuesten Trends und Praktiken auf dem Laufenden halten, können Sie zur Entwicklung der Praxis im Operationssaal beitragen.

Es ist wichtig, aktiv nach Möglichkeiten zur Teilnahme an Konferenzen, Workshops und Schulungsprogrammen zu suchen, die für Ihren Bereich relevant sind. Verfolgen Sie unbedingt regelmäßig die Ankündigungen solcher Veranstaltungen, bitten Sie Ihre Gesundheitseinrichtung um Unterstützung für die Teilnahme und nutzen Sie diese Gelegenheiten, um Ihre Fähigkeiten zu erweitern und die Qualität der Patientenversorgung zu verbessern.

Fortführung von Zertifizierungen und Spezialisierungen

OP-Pflegekräfte haben verschiedene Zertifizierungsmöglichkeiten, mit denen sie ihre Fachkenntnisse und ihr Engagement für Spitzenleistungen in ihrem Bereich unter Beweis stellen können. Hier sind einige der anerkanntesten und relevantesten Zertifizierungen für OP-Krankenschwestern und -pfleger :

- **Certified Perioperative Nurse (CNOR):** Diese Zertifizierung wird von der Association of periOperative Registered Nurses (AORN) ausgestellt und bescheinigt die Fähigkeiten und Kenntnisse im Operationssaal. Sie deckt verschiedene Aspekte der Praxis im Operationssaal ab, u. a. Vorbereitung, Risikomanagement, Patientenpflege und chirurgische Fertigkeiten.

- **Certified Surgical Services Manager (CSSM):** Diese Zertifizierung, die ebenfalls von der AORN vergeben wird, richtet sich an OP-Pflegekräfte, die Management- oder Führungspositionen innehaben. Sie erkennt Management-, Führungs- und Verwaltungskompetenzen im Kontext von Operationsdiensten an.

- **Certified Registered Nurse First Assistant (CRNFA):** Diese Zertifizierung richtet sich an OP-Krankenschwestern und -Pfleger, die als führende Assistenten für Chirurgen arbeiten. Sie bescheinigt fortgeschrittene Fähigkeiten in der chirurgischen Assistenz, in Nahttechniken und in der perioperativen Pflege.

- **Certified Nurse Educator (CNE):** Wenn Sie an der Ausbildung und Schulung von angehenden OP-Pflegekräften beteiligt sind, kann diese Zertifizierung relevant sein. Sie belegt Ihre Lehr- und Ausbildungskompetenzen.

- **Advanced Cardiac Life Support (ACLS):** Obwohl sie nicht speziell auf den Operationssaal ausgerichtet ist, kann diese Zertifizierung in fortgeschrittener kardiopulmonaler Reanimation entscheidend für die Bewältigung von Notfällen im Operationssaal sein.

- **Pediatric Advanced Life Support (PALS):** Wenn Sie häufig mit Kindern im Operationssaal arbeiten, kann diese Zertifizierung in pädiatrischer Advanced Life Support sehr nützlich sein.

- **Certified Nurse Operating Room (CNOR):** Diese Zertifizierung, die vom Competency & Credentialing Institute (CCI) ausgestellt wird, bestätigt die spezifischen Fähigkeiten und Kenntnisse im Operationssaal.

- **Certified Surgical Services Manager (CSSM):** Diese Zertifizierung, die ebenfalls von der ICC vergeben wird, richtet sich an Manager und Führungskräfte in chirurgischen Abteilungen.

- **Certified Surgical First Assistant (CSFA):** Für Krankenschwestern und Krankenpfleger, die chirurgische Assistenten werden möchten, kann diese Zertifizierung relevant sein. Sie erkennt die Fähigkeiten in der chirurgischen Assistenz und der Unterstützung von Chirurgen an.

Stellen Sie sicher, dass Sie die spezifischen Anforderungen jeder Zertifizierung überprüfen, einschließlich der Zulassungskriterien, der erforderlichen Prüfungen und der Anforderungen an die

Weiterbildung. Zertifizierungen bieten zahlreiche Vorteile, darunter berufliche Anerkennung, bessere Beschäftigungs- und Aufstiegschancen sowie mehr Vertrauen in Ihre Praxis im Operationssaal.

Das Erlangen von Zertifizierungen als OP-Krankenschwester oder OP-Krankenpfleger kann verschiedene berufliche Vorteile haben und sich erheblich auf Ihre Karriere auswirken. Hier sind einige der Vorteile und Auswirkungen, die Sie erwarten können :

Berufliche Vorteile :
- **Anerkennung von Fachwissen:** Zertifizierungen belegen Ihr Engagement für Spitzenleistungen und zeigen, dass Sie in Ihrem Fachgebiet ein hohes Maß an Fähigkeiten und Kenntnissen erworben haben.

- **Beschäftigungsmöglichkeiten:** Zertifizierungen können Ihre Chancen auf eine Anstellung erhöhen, da Arbeitgeber Bewerber mit spezifischen und anerkannten Fähigkeiten wertschätzen.

- **Beruflicher Aufstieg:** Zertifizierungen können Türen zu Führungs-, Aufsichts- und Managementpositionen in chirurgischen Abteilungen öffnen.

- **Wettbewerbsfähiges Gehalt:** Zertifizierungen können oft mit Gehaltserhöhungen verbunden sein, die den erhöhten Wert widerspiegeln, den Sie für Ihr Team und die Organisation erbringen.

- **Berufliches Selbstvertrauen:** Durch eine Zertifizierung gewinnen Sie Vertrauen in Ihre Kompetenzen und Fähigkeiten, was Ihnen helfen kann, fundierte Entscheidungen zu treffen und eine qualitativ hochwertige Pflege zu leisten.

- **Networking:** Durch Zertifizierungen können Sie sich mit anderen zertifizierten Fachkräften vernetzen, was zu Möglichkeiten für Mentoring, kontinuierliches Lernen und Zusammenarbeit führen kann.

Auswirkungen auf den Steinbruch :

- **Entwicklung zu spezialisierten Rollen :** Zertifizierungen können Sie auf spezialisierte Rollen vorbereiten, z. B. auf die erweiterte chirurgische Assistenz, die Leitung chirurgischer Dienste oder die Ausbildung.

- **Größere Verantwortung:** Durch Zertifizierungen können Sie möglicherweise mehr Verantwortung übernehmen, z. B. die Beaufsichtigung anderer Pflegekräfte, die Koordination von Operationsteams oder das Treffen komplexerer klinischer Entscheidungen.

- **Berufliches Prestige:** Zertifizierungen erhöhen Ihre Glaubwürdigkeit und Ihr Prestige als Experte in Ihrem Fachgebiet, was Ihnen Möglichkeiten eröffnen kann, zu Gremien, Forschungsprojekten oder klinischen Initiativen beizutragen.

- **Berufliche Mobilität:** Zertifizierungen können Ihre beruflichen Optionen erweitern und es Ihnen ermöglichen, in verschiedenen Gesundheitseinrichtungen, Regionen oder Ländern zu arbeiten.

- **Berufliche Zufriedenheit:** Der Erwerb neuer Fähigkeiten und das Erreichen von Zertifizierungen können als Beweis für Ihr Engagement und Ihr kontinuierliches Wachstum zu einer hohen persönlichen und beruflichen Zufriedenheit führen.

- **Verbesserung der Patientenversorgung :** Durch den Erwerb fundierter Kenntnisse und die Anwendung bewährter Verfahren tragen Sie dazu bei, die Patientensicherheit und die chirurgischen Ergebnisse zu verbessern.

Zusammenfassend lässt sich sagen, dass Zertifizierungen als OP-Pfleger greifbare Vorteile in Bezug auf Berufschancen, Karriereentwicklung und Anerkennung bieten können. Sie zeigen Ihr Engagement für klinische Spitzenleistungen und können sich positiv auf die von Ihnen angebotene Patientenversorgung auswirken.

Entwicklung von Führungskompetenzen

Als OP-Schwester gibt es viele Möglichkeiten, Führungsrollen zu übernehmen und Managementaufgaben im OP zu übernehmen. Hier sind einige der Führungsmöglichkeiten, die Sie in Betracht ziehen könnten:

- **Supervisor oder Teamleiter im Operationssaal:** Als Supervisor könnten Sie für die Koordination der täglichen Aktivitäten, die Verteilung von Aufgaben, die Verwaltung von Zeitplänen und die Beaufsichtigung des Operationsteams verantwortlich sein.

- **Manager/in für chirurgische Dienste:** In dieser Rolle wären Sie für das gesamte Management der chirurgischen Dienste verantwortlich, einschließlich Planung, Budgetierung, Personalbeschaffung, Ressourcenmanagement und Umsetzung von Richtlinien und Protokollen.

- **Qualitäts- und Sicherheitskoordinator/in:** Sie könnten für die Überwachung und Verbesserung der Qualität der chirurgischen Versorgung, die Überwachung der Sicherheitsprotokolle, die Einhaltung gesetzlicher Vorschriften und die Umsetzung von Initiativen zur kontinuierlichen Verbesserung zuständig sein.

- **Klinischer Erzieher:** Wenn Sie ein Interesse an Ausbildung und beruflicher Weiterentwicklung haben, könnten Sie als klinischer Erzieher im Operationssaal tätig werden, indem Sie neue Krankenschwestern und Krankenpfleger ausbilden, Fortbildungsveranstaltungen organisieren und Bildungsworkshops moderieren.

- **Berater für chirurgische Praktiken:** Einige OP-Pfleger werden zu externen oder internen Beratern, die ihr Fachwissen zur Verbesserung der chirurgischen Praktiken, der Patientensicherheit und der betrieblichen Effizienz anbieten.

- **Manager für Pflegequalität:** In dieser Rolle könnten Sie Initiativen zur Sicherung der Qualität der Patientenversorgung beaufsichtigen, Daten analysieren,

Verbesserungsbereiche identifizieren und Lösungen zur Verbesserung der klinischen Ergebnisse umsetzen.

- **Spezialist/in für Risikomanagement:** Sie könnten eine Schlüsselrolle bei der Identifizierung, Bewertung und dem Management von Risiken im Zusammenhang mit chirurgischen Verfahren spielen, indem Sie Protokolle zur Minimierung von Fehlern und Komplikationen umsetzen.

- **Ausbildungskoordinator/in:** Als Ausbildungskoordinator/in könnten Sie für die Planung und Koordination von Weiterbildungsmaßnahmen für das OP-Team verantwortlich sein und sicherstellen, dass die Teammitglieder ihre Fähigkeiten auf dem neuesten Stand halten.

- **Director of Surgery Operations:** In großen Krankenhäusern umfasst diese Rolle die Überwachung aller chirurgischen Aktivitäten, einschließlich der Planung von Zeitplänen, der Steuerung von Arbeitsabläufen, der Koordination von Teams und der Umsetzung von Qualitätsprotokollen.

- **Direktor für Personalmanagement:** Sie könnten für das Personalmanagement im OP zuständig sein, einschließlich Einstellung, Schulung, Leistungsbewertung und Lösung von Personalproblemen.

Diese Führungsrollen erfordern häufig eine Kombination aus klinischen Fähigkeiten, Managementfähigkeiten und Kommunikationsfähigkeiten. Sie bieten die Möglichkeit, chirurgische Eingriffe zu gestalten, die Patientenversorgung zu verbessern und einen wesentlichen Beitrag zur Effizienz und Sicherheit des Operationssaals zu leisten.

Teammanagement und Konfliktlösung sind wichtige Fähigkeiten für OP-Pflegekräfte, da sie in einem multidisziplinären Team arbeiten und mit stressigen Situationen konfrontiert werden können. Hier sind einige Techniken für ein effektives Teammanagement und Konfliktlösung :

Teammanagement :

- **Offene Kommunikation:** Fördern Sie eine offene und transparente Kommunikation innerhalb des Teams. Ermutigen Sie die Teammitglieder, ihre Ideen, Bedenken und Vorschläge mitzuteilen.

- **Klare Rollen und Zuständigkeiten: Legen Sie** die Rollen und Zuständigkeiten jedes Teammitglieds klar fest. Das vermeidet Missverständnisse und trägt zu einer effektiven Arbeitsverteilung bei.

- **Berufliche Entwicklung:** Fördern Sie die berufliche Entwicklung, indem Sie dem Team Möglichkeiten zur Fortbildung und zum lebenslangen Lernen bieten. Dies stärkt die Kompetenzen und das Vertrauen.

- **Positive Führung:** Gehen Sie mit gutem Beispiel voran, indem Sie positive Führung zeigen, die Zusammenarbeit fördern und den Teammitgliedern Unterstützung bieten.

- Regelmäßige **Treffen:** Halten Sie regelmäßige Treffen ab, um Fragen, Herausforderungen und mögliche Verbesserungen zu besprechen. Dies fördert die Kommunikation und ermöglicht es, Probleme schnell zu lösen.

Konfliktlösung :

- **Aktives Zuhören: Hören Sie** allen am Konflikt beteiligten Parteien aufmerksam zu. Geben Sie ihnen die Möglichkeit, sich zu äußern und ihre Ansichten zu teilen.

- **Gegenseitiges Verständnis:** Ermutigen Sie die Konfliktparteien, sich in die Lage des anderen zu versetzen und die Perspektiven und Anliegen des jeweils anderen zu verstehen.

- **Lösungssuche:** Arbeiten Sie zusammen, um für beide Seiten akzeptable Lösungen zu finden. Fördern Sie Kreativität und Offenheit, um Kompromisse zu finden.

- **Gewaltfreie Kommunikation :** Verwenden Sie bei der Lösung von Konflikten eine respektvolle und nicht aggressive Kommunikation. Vermeiden Sie Anschuldigungen und Kritik.

- **Mediation: Ziehen Sie** ggf. eine neutrale dritte Partei in Betracht, die die Mediation erleichtert und hilft, den Konflikt unparteiisch zu lösen.

- **Fokus auf gemeinsame Interessen: Legen Sie den Schwerpunkt** auf gemeinsame Ziele und erwünschte Ergebnisse und nicht auf persönliche Unterschiede. `

- **Stressbewältigung:** Helfen Sie den Teammitgliedern, ihren Stress zu bewältigen, da Stress Konflikte oft verschlimmern kann. Fördern Sie Techniken zur Stressbewältigung wie tiefes Atmen und Entspannung.

- **Kontinuierliches Lernen:** Nutzen Sie Konflikte als Lern- und Wachstumschancen für das Team. Identifizieren Sie gelernte Lektionen und Verbesserungsmöglichkeiten.

Durch die Entwicklung von Teammanagement- und Konfliktlösungsfähigkeiten tragen Sie dazu bei, ein positives Arbeitsumfeld aufrechtzuerhalten, die Zusammenarbeit zu stärken und eine qualitativ hochwertige Versorgung im Operationssaal zu gewährleisten.

Umgang mit Stress und Burnout

Der Umgang mit Stress und Druck im Operationssaal ist entscheidend, um optimale Leistungen aufrechtzuerhalten und die Sicherheit der Patienten zu gewährleisten. Hier sind einige Techniken, um effektiv mit Stress und Druck umzugehen :

- **Tiefe Atmung:** Üben Sie tiefe Atemtechniken, um sich zu beruhigen und Ängste abzubauen. Machen Sie langsame, tiefe Atemzüge, um die Entspannung zu fördern.

- **Achtsamkeit und Meditation:** Das Praktizieren von Achtsamkeit und Meditation kann Ihnen helfen, im Moment präsent zu sein und Stress abzubauen. Ein paar Minuten Meditation vor oder nach einer Operation können von Vorteil sein.

- **Angemessene Vorbereitung:** Vertrauen entsteht durch Vorbereitung. Stellen Sie sicher, dass Sie für jeden chirurgischen Eingriff gut vorbereitet sind, indem Sie die Unterlagen, die Ausrüstung und die Verfahren im Voraus überprüfen.

- **Pausen und Erholung: Legen** Sie kurze Pausen ein, um sich zu entspannen und aufzuladen. Schon wenige Minuten können helfen, angestauten Stress abzubauen.

- **Zeitmanagement:** Erstellen Sie eine realistische Planung, damit Sie nicht überfordert werden. Organisieren Sie sich effektiv und weisen Sie jeder Aufgabe ausreichend Zeit zu.

- **Solidarisches Team:** Schaffen Sie ein unterstützendes Umfeld mit Ihren Kollegen im Operationssaal. Der Austausch von Erfahrungen, Sorgen und Strategien kann dazu beitragen, Stress zu reduzieren.

- **Körperliche Betätigung:** Regelmäßige Bewegung kann Stress abbauen, indem sie Endorphine freisetzt, die als Wohlfühlhormone gelten. Finden Sie außerhalb der Arbeit Zeit für regelmäßige körperliche Betätigung.

- **Schlafmanagement:** Sorgen Sie für ausreichend Schlaf, um einen optimalen Gesundheitszustand zu erhalten und Stress zu bewältigen. Ein guter Schlaf kann Ihre Resilienz stärken.

- **Humor und Perspektive:** Finden Sie Momente, in denen Sie lachen und eine positive Perspektive aufrechterhalten können. Humor kann ein hervorragendes Mittel sein, um Spannungen abzubauen.

- **Entspannungstechniken:** Üben Sie Entspannungstechniken wie Yoga, Tai-Chi oder Selbsthypnose, um Stress abzubauen und Ihr allgemeines Wohlbefinden zu steigern.

- **Mit einem Mentor oder Vorgesetzten sprechen:** Wenn der Stress übermächtig wird, zögern Sie nicht, mit einem Mentor, einem Vorgesetzten oder einer Fachkraft für psychische Gesundheit zu sprechen. Sie können Unterstützung und Ratschläge geben.

- **Lebenslanges Lernen:** Investieren Sie in Ihre berufliche Entwicklung, indem Sie an Workshops zur Stressbewältigung teilnehmen und neue Strategien erlernen, um mit Druck umzugehen.

- **Abschalten:** Wenn Sie den Operationssaal verlassen, versuchen Sie, sich geistig und emotional von der Arbeit abzuschalten. Gönnen Sie sich Zeit für Hobbys, Freizeitaktivitäten und Ihre Familie.

- **Soziale Unterstützung: Pflegen** Sie auch außerhalb der Arbeit positive soziale Beziehungen. Zeit mit Freunden und Verwandten zu verbringen, kann dazu beitragen, Ihre Resilienz zu stärken.

Es ist wichtig, dass Sie die Techniken auswählen, die für Sie am besten funktionieren, und sie in Ihre tägliche Routine integrieren. Durch die Anwendung von Strategien zur Stressbewältigung können Sie Ihr hohes Leistungsniveau aufrechterhalten, Ihr Wohlbefinden sichern und zur Sicherheit der Patienten im Operationssaal beitragen.

Die Vermeidung von Burnout und die Aufrechterhaltung des Wohlbefindens sind für OP-Pflegekräfte angesichts der anspruchsvollen und stressigen Umgebung von entscheidender Bedeutung. Hier sind einige Strategien, um Burnout zu vermeiden und Ihr Wohlbefinden zu fördern :

- **Work-Life-Balance:** Ziehen Sie klare Grenzen zwischen Ihrem Berufs- und Privatleben. Gönnen Sie sich Zeit für Hobbys, Familie und Freunde, um Ihre Batterien wieder aufzuladen.

- **Regelmäßige Selbstfürsorge:** Achten Sie vorrangig auf sich selbst. Treiben Sie regelmäßig Sport, ernähren Sie sich gesund und sorgen Sie für ausreichend Schlaf. Diese Gewohnheiten fördern die körperliche und geistige Widerstandsfähigkeit.

- **Stressbewältigung:** Lernen und üben Sie Methoden zur Stressbewältigung, z. B. Meditation, tiefes Atmen und Yoga. Diese Methoden können Ihnen helfen, in Stresssituationen ruhig zu bleiben.

- **Soziale Unterstützung:** Umgeben Sie sich mit positiven Kollegen, Freunden und Verwandten, die Sie emotional unterstützen können. Ihre Erfahrungen mit anderen zu teilen kann Ihnen helfen, sich verstanden und unterstützt zu fühlen.

- **Persönliche Entwicklung:** Investieren Sie in Ihre persönliche Entwicklung, indem Sie außerhalb der Arbeit Aktivitäten nachgehen, die Sie begeistern. Pflegen Sie Ihre Interessen und Hobbys, um sich zu entspannen.

- **Kontinuierliches Lernen:** Bleiben Sie neugierig und lernen Sie immer wieder neue Dinge. Das kann Ihnen helfen, Ihre Begeisterung für Ihre Arbeit aufrechtzuerhalten und Monotonie zu vermeiden.

- **Zeitmanagement:** Organisieren Sie Ihre Zeit effektiv, damit Sie sich nicht überfordert fühlen. Ermitteln Sie, welche Aufgaben Priorität haben, und nutzen Sie Zeitmanagement-Tools, um organisiert zu bleiben.

- **Dankbarkeitspraxis:** Nehmen Sie sich jeden Tag Zeit, um darüber nachzudenken, wofür Sie dankbar sind. Dies kann ein Gefühl des Wohlbefindens und der Positivität fördern.

- **Digitale Abschaltung:** Vermeiden Sie es, ständig Ihre beruflichen E-Mails oder Nachrichten außerhalb der Arbeitszeit zu überprüfen. Gönnen Sie sich digitale Auszeiten, um neue Energie zu tanken.

- **Professionelle Unterstützung:** Wenn Sie Anzeichen von Burnout verspüren, zögern Sie nicht, sich Hilfe zu holen. Sprechen Sie mit einem Mentor, einem Vorgesetzten oder einer Fachkraft für psychische Gesundheit, um Unterstützung zu erhalten.

- **Entspannende Aktivitäten :** Bauen Sie entspannende Aktivitäten in Ihre tägliche Routine ein, z. B. ein heißes Bad nehmen, ein Buch lesen, beruhigende Musik hören oder sich künstlerisch betätigen.

- **Vermeidung von Überforderung:** Achten Sie auf Ihre Grenzen und vermeiden Sie es, zu viel Verantwortung zu übernehmen. Lernen Sie, "Nein" zu sagen, wenn Sie überlastet sind.

- **Urlaub und Pausen:** Nutzen Sie Ihre freien Tage und machen Sie während des Arbeitstages regelmäßig Pausen, um sich zu erholen und neue Kraft zu schöpfen.
- **Professionelle Beratung:** Wenn Stress oder Burnout anhalten, sollten Sie erwägen, eine Fachkraft für psychische Gesundheit aufzusuchen, um sich angemessen beraten und unterstützen zu lassen.

Wenn Sie diese Strategien anwenden und sich um Ihr körperliches und emotionales Wohlbefinden kümmern, können Sie das Risiko eines Burn-outs verringern und eine positive und belastbare Einstellung im Operationssaal aufrechterhalten.

Einhaltung ethischer und beruflicher Standards

Die Anwendung der ethischen Grundsätze Autonomie, Wohltätigkeit, Nicht-Schaden und Gerechtigkeit ist für OP-Pflegekräfte von entscheidender Bedeutung, um eine qualitativ hochwertige Pflege zu gewährleisten und die Rechte und die Würde der Patienten zu respektieren. Diese Prinzipien können folgendermaßen angewendet werden:

- **Autonomie:** Die Autonomie des Patienten zu respektieren bedeutet, sein Recht anzuerkennen und zu respektieren, fundierte Entscheidungen über seine eigene Behandlung zu treffen. Pflegekräfte sollten Patienten über Behandlungsmöglichkeiten, Risiken und Vorteile aufklären und vor jeder Operation die informierte Zustimmung des Patienten einholen. Außerdem sollten sie die Entscheidungen des Patienten respektieren, auch wenn sie von den empfohlenen Entscheidungen abweichen.

- **Wohltätigkeit:** Das Prinzip der Wohltätigkeit beinhaltet, Gutes zu tun und das Wohlergehen des Patienten anzustreben. Pflegekräfte sollten sich während des gesamten Aufenthalts des Patienten im Operationssaal um eine qualitativ hochwertige Pflege bemühen und das Wohlergehen des Patienten fördern. Dazu gehören auch die Schmerzbehandlung, die Vermeidung von Infektionen und die Gewährleistung der Patientensicherheit.

- **Nicht-Schaden:** Dieser Grundsatz verlangt, dass dem Patienten nicht absichtlich Schaden zugefügt wird und dass potenzielle Risiken minimiert werden. Pflegekräfte müssen sicherstellen, dass alle Verfahren kompetent und sicher durchgeführt werden, und dabei medizinische Fehler und unnötige Komplikationen vermeiden. Außerdem müssen sie dem medizinischen Team alle Bedenken bezüglich der Patientensicherheit mitteilen.

- **Gerechtigkeit:** Das Prinzip der Gerechtigkeit anzuwenden bedeutet, eine gerechte Verteilung von Pflege, Ressourcen und Behandlungen zu gewährleisten. Pflegekräfte müssen dafür sorgen, dass alle Patienten unabhängig von ihrer sozialen Herkunft, ihrem wirtschaftlichen Status oder anderen Merkmalen eine qualitativ hochwertige Versorgung erhalten. Außerdem sollten sie sich bemühen, Ungleichheiten beim Zugang zur Pflege zu verhindern und Gerechtigkeit zu fördern.

Die Anwendung dieser ethischen Grundsätze kann dem OP-Pflegepersonal helfen, ethisch und moralisch richtige Entscheidungen zu treffen, eine qualitativ hochwertige Pflege zu leisten und das Vertrauen der Patienten und ihrer Familien zu erhalten. Dies trägt auch dazu bei, ein respektvolles, sicheres und mitfühlendes Pflegeumfeld im Operationssaal zu schaffen.

In einem chirurgischen Umfeld können Krankenschwestern und Krankenpfleger mit potenziellen Interessenkonflikten konfrontiert werden, die eine überlegte ethische Entscheidungsfindung erfordern. Im Folgenden werden einige häufige Situationen und Ansätze für einen ethischen Umgang mit ihnen vorgestellt :

- **Beziehungen zu Anbietern:** Pflegekräfte können von Vertretern der Pharmaindustrie oder von Anbietern medizinischer Geräte gebeten werden, für deren Produkte zu werben oder sie zu verwenden. Es ist entscheidend,

Entscheidungen auf der Grundlage dessen zu treffen, was für den Patienten am besten ist, und nicht aufgrund finanzieller Anreize. Achten Sie darauf, dass Entscheidungen über die Verwendung von Produkten auf wissenschaftlichen Erkenntnissen und den Bedürfnissen des Patienten beruhen.

- **Persönliche und berufliche Interessen :** Pflegekräfte können in Situationen geraten, in denen ihre persönlichen Interessen (z. B. persönliche Beziehungen zu Patienten) mit ihren beruflichen Verantwortlichkeiten kollidieren. In solchen Situationen muss den Bedürfnissen und der Sicherheit des Patienten Vorrang eingeräumt werden. Vermeiden Sie Situationen, die die Objektivität oder die Qualität der Pflege beeinträchtigen könnten.

- **Zuweisung begrenzter Ressourcen:** In einem chirurgischen Umfeld kann es zu Einschränkungen bei den Ressourcen wie Zeit, Material oder Personal kommen. Das Pflegepersonal muss faire Entscheidungen treffen, die auf den klinischen Bedürfnissen der Patienten basieren. Die Zuweisung von Ressourcen muss vom Prinzip der Gerechtigkeit geleitet werden, um eine gerechte Verteilung zu gewährleisten.

- **Interprofessionelle Zusammenarbeit:** Krankenschwestern und Krankenpfleger arbeiten im Team mit anderen Angehörigen der Gesundheitsberufe zusammen, was manchmal zu Meinungsverschiedenheiten über den besten Weg für den Patienten führen kann. Offene Kommunikation, gegenseitiger Respekt und kollaborative Entscheidungsfindung sind entscheidend, um potenzielle Interessenkonflikte zu bewältigen und die besten Ergebnisse für den Patienten zu gewährleisten.

- **Vertraulichkeit und Weitergabe von Informationen :** Pflegekräfte müssen die Vertraulichkeit der medizinischen Informationen von Patienten schützen. Es kann jedoch Situationen geben, in denen die Weitergabe von Informationen notwendig ist, um die Sicherheit des Patienten zu gewährleisten oder die Pflege zu koordinieren. Finden Sie ein Gleichgewicht zwischen der Wahrung der Vertraulichkeit und dem Treffen ethischer Entscheidungen, um das Wohl des Patienten zu gewährleisten.

- **Verteidigung der Patientenrechte:** Als Patientenanwälte müssen Krankenpfleger bereit sein, die Rechte und Interessen des Patienten zu verteidigen, auch wenn dies mit den Präferenzen anderer Mitglieder des medizinischen Teams kollidiert. Stellen Sie sicher, dass Sie die Patientenrechte kennen und mit anderen Gesundheitsfachkräften zusammenarbeiten, um ethisch vertretbare und patientenzentrierte Entscheidungen zu treffen.

Der Umgang mit potenziellen Interessenkonflikten in einem chirurgischen Umfeld erfordert eine solide ethische Grundlage, offene Kommunikation und eine Entscheidungsfindung, die auf beruflichen Werten und ethischen Grundsätzen beruht. Indem sie stets das Wohl und die Sicherheit des Patienten in den Vordergrund stellen, können Pflegekräfte erfolgreich durch diese komplexen Situationen navigieren.

Vertraulichkeit und Datenschutz

Die Einhaltung der Regeln für die Vertraulichkeit medizinischer Patientendaten ist im chirurgischen Bereich, wo täglich sensible Informationen ausgetauscht und verarbeitet werden, von entscheidender Bedeutung. Hier sind einige wichtige Richtlinien, um die Einhaltung der Vertraulichkeit zu gewährleisten :

- **Kenntnis der Vorschriften: Machen** Sie sich mit den Gesetzen und Vorschriften zum Schutz von Gesundheitsinformationen in Ihrer Rechtsordnung vertraut. In den USA legt z. B. der Health Insurance Portability and Accountability Act (HIPAA) strenge Standards für den Schutz von Gesundheitsinformationen fest.

- **Eingeschränkter Zugriff: Stellen Sie** sicher, dass nur befugte Personen Zugang zu den medizinischen Informationen der Patienten haben. Schützen Sie Krankenakten, Computer und elektronische Geräte durch Sicherheitsmaßnahmen wie starke Passwörter und physische Schutzvorrichtungen.

- **Sichere Kommunikation:** Wenn Sie Patientenfälle besprechen, achten Sie darauf, dass Sie sich in einer privaten und sicheren Umgebung befinden. Vermeiden Sie es, sensible Details in öffentlichen Räumen oder vor nicht autorisierten Personen zu besprechen.

- **Informierte Zustimmung:** Bevor Sie medizinische Informationen an andere Mitglieder des Behandlungsteams weitergeben, sollten Sie sich vergewissern, dass Sie die informierte Zustimmung des Patienten einholen. Erklären Sie dem Patienten, warum diese Weitergabe notwendig ist, und holen Sie seine Zustimmung ein.

- **Angemessene Nutzung von Aufzeichnungen:** Verwenden Sie medizinische Aufzeichnungen nur für professionelle und rechtmäßige Zwecke im Zusammenhang mit der Behandlung des Patienten. Vermeiden Sie es, ohne triftigen Grund auf Patientendaten zuzugreifen.

- **Anonymisierung von Daten :** Achten Sie bei Bildungspräsentationen oder Fallbesprechungen darauf, dass Sie die Patienteninformationen anonymisieren, indem Sie alle persönlich identifizierbaren Identitäten entfernen.

- **Sichere Entsorgung:** Wenn Sie mit Papierdokumenten oder elektronischen Medien arbeiten, die medizinische Informationen enthalten, stellen Sie sicher, dass Sie diese auf sichere Weise entsorgen, z. B. durch Schreddern oder mithilfe von Methoden zur Datenlöschung.

- **Weiterbildung:** Halten Sie sich durch die Teilnahme an regelmäßigen Schulungen und Workshops über die neuesten Praktiken und Vorschriften zum Schutz medizinischer Informationen auf dem Laufenden.

- **Teamsensibilisierung: Sensibilisieren** Sie andere Mitglieder des Operationsteams **für** die Bedeutung der Vertraulichkeit medizinischer Informationen und fördern Sie eine Kultur des Respekts vor der Privatsphäre.

- **Reaktion auf Verstöße:** Melden Sie bei einem potenziellen Verstoß gegen den Datenschutz den Vorfall sofort Ihrem

Vorgesetzten oder der für die Einhaltung der Vorschriften zuständigen Person, damit Abhilfemaßnahmen ergriffen werden können.

Die Einhaltung der Regeln für die Vertraulichkeit medizinischer Informationen ist entscheidend, um Vertrauen zwischen Patienten und Angehörigen der Gesundheitsberufe aufzubauen, die Sicherheit sensibler Daten zu gewährleisten und hohe ethische Standards im Bereich der Chirurgie aufrechtzuerhalten.

Die Verwaltung von Krankenakten und sensiblen Informationen ist eine kritische Verantwortung für das Pflegepersonal im Operationssaal. Hier sind einige Schlüsselpraktiken, um eine effektive und sichere Verwaltung von Krankenakten und sensiblen Informationen zu gewährleisten :

- **Eingeschränkter Zugriff: Beschränken** Sie den Zugriff auf Krankenakten nur auf autorisiertes Gesundheitspersonal, das die Informationen für die Behandlung des Patienten benötigt. Verwenden Sie IT-Sicherheitssysteme, um den elektronischen Zugriff auf Akten zu kontrollieren.
- **Physischer Schutz: Bewahren** Sie Papierkrankenakten in verschlossenen Schränken oder sicheren Lagerräumen auf. Lassen Sie Akten niemals unbeaufsichtigt in öffentlichen Räumen liegen.

- **Online-Datenschutz:** Wenn Sie mit elektronischen Gesundheitsakten arbeiten, stellen Sie sicher, dass Sie sich in sichere Netzwerke einloggen und starke Passwörter verwenden. Vermeiden Sie es, medizinische Informationen auf unbeaufsichtigten Computerbildschirmen sichtbar zu machen.

- **Datenverschlüsselung:** Wenn Sie medizinische Informationen elektronisch versenden, stellen Sie sicher, dass sie verschlüsselt sind, um ihre Vertraulichkeit während der Übertragung zu schützen.

- **Zugriffsprüfung:** Führen Sie ein Verzeichnis der Personen, die auf die Krankenakten zugreifen, einschließlich Datum, Uhrzeit und Grund des Zugriffs. Dies kann dabei helfen, die angemessene Verwendung der Informationen zu überwachen.

- **Sichere Vernichtung:** Wenn die Akten nicht mehr benötigt werden, vernichten Sie sie auf sichere Weise gemäß den geltenden Vorschriften. Dies kann das Schreddern von Papierdokumenten oder das sichere Löschen von elektronischen Dateien umfassen.

- **Sichere Übertragung:** Wenn medizinische Informationen an eine andere Abteilung oder einen anderen Angehörigen der Gesundheitsberufe übertragen werden müssen, stellen Sie sicher, dass die Übertragung sicher und autorisiert ist.

- **Sensibilisierung des Teams: Klären** Sie die Mitglieder des Operationsteams über die Bedeutung der Vertraulichkeit medizinischer Informationen und angemessener Managementpraktiken auf.

- **Persönliche Verantwortung:** Seien Sie sich Ihrer eigenen Handlungen bewusst und achten Sie darauf, dass Sie medizinische Informationen stets vertraulich behandeln.

- **Einhaltung von Vorschriften: Machen** Sie sich mit den lokalen und nationalen Gesetzen und Vorschriften für die Verwaltung von Patientenakten vertraut und stellen Sie sicher, dass Sie diese jederzeit einhalten.

Der richtige Umgang mit Krankenakten und sensiblen Informationen ist entscheidend, um den Schutz der Privatsphäre der Patienten zu gewährleisten, Verletzungen der Vertraulichkeit zu verhindern und hohe ethische Standards in der Pflegepraxis im Operationssaal aufrechtzuerhalten.

Advocacy für Patienten und qualitativ hochwertige Pflege

Die Förderung der Patientenrechte und der informierten Entscheidungsfindung ist ein wesentlicher Aspekt der Pflegepraxis im Operationssaal. Hier sind einige Strategien, um sicherzustellen, dass die Patienten umfassend informiert und in ihre eigene chirurgische Versorgung einbezogen werden :

- **Umfassende Information: Stellen Sie** den Patienten umfassende und verständliche Informationen über ihren Gesundheitszustand, die Behandlungsmöglichkeiten, geplante chirurgische Eingriffe sowie die damit verbundenen Risiken und Vorteile zur Verfügung. Verwenden Sie eine einfache Sprache und vermeiden Sie komplexe medizinische Fachbegriffe.

- **Informierte Zustimmung:** Vergewissern Sie sich vor jeder Operation, dass die Patienten ihre informierte Zustimmung gegeben haben. Erklären Sie ihnen ausführlich die Einzelheiten des Verfahrens, mögliche Alternativen und mögliche Risiken. Beantworten Sie alle ihre Fragen.

- **Geben Sie Zeit für Entscheidungen :** Erlauben Sie den Patienten die nötige Zeit, um nachzudenken und eine Entscheidung zu treffen. Vermeiden Sie es, sie zu überstürzen, und ermutigen Sie sie, Fragen zu stellen und ihre Bedenken zu besprechen.

- **Einbeziehung der Familie:** Wenn der Patient es wünscht, beziehen Sie auch seine Familie in den Entscheidungsprozess mit ein. Die Unterstützung durch die Familie kann helfen, Ängste abzubauen und fundierte Entscheidungen zu treffen.

- **Dokumentation:** Stellen Sie sicher, dass Sie die Gespräche mit den Patienten sorgfältig dokumentieren, einschließlich der bereitgestellten Informationen, der gestellten Fragen und der getroffenen Entscheidungen. Dies schafft eine schriftliche Aufzeichnung der informierten Entscheidungsfindung.

- **Bildungsmaterial:** Verwenden Sie visuelles Material wie Broschüren, Erklärvideos oder Diagramme, um den Patienten zu helfen, komplexe medizinische Informationen besser zu verstehen.

- **Aktives Zuhören:** Seien Sie ein aufmerksamer Zuhörer, wenn Patienten ihre Bedenken, Ängste oder Fragen äußern. Antworten Sie einfühlsam und achten Sie darauf, dass sie sich gehört fühlen.

- **Respektieren Sie** Entscheidungen : **Respektieren Sie** die Entscheidungen von Patienten, auch wenn Sie diese nicht persönlich teilen. Patienten haben das Recht, Entscheidungen zu treffen, die ihren Werten und Vorlieben entsprechen.

- **Rücksprache mit Ärzten: Arbeiten Sie** eng mit Ärzten zusammen, um sicherzustellen, dass medizinische Informationen korrekt an die Patienten weitergegeben werden und alle Behandlungsmöglichkeiten klar dargestellt werden.

- **Fortlaufende Fortbildung:** Halten Sie sich über neue medizinische Informationen und Fortschritte bei chirurgischen Verfahren auf dem Laufenden, um den Patienten genaue und aktuelle Informationen geben zu können.

Die Förderung der Patientenrechte und der informierten Entscheidungsfindung stärkt das Vertrauen zwischen Patienten und Angehörigen der Gesundheitsberufe, verbessert die Qualität der Gesundheitsversorgung und ermöglicht es den Patienten, aktiv an ihrem eigenen Heilungsprozess teilzunehmen.

Die Verteidigung der Patientensicherheit und die Verbesserung der Praktiken sind grundlegende Aspekte der Rolle der OP-Schwester. Hier erfahren Sie, wie Sie zu diesen Bereichen beitragen können :

- **Melden von Zwischenfällen:** Melden Sie potenzielle Vorfälle oder Fehler proaktiv an das Führungsteam oder den Beauftragten für Patientensicherheit. So können Probleme erkannt und Präventivmaßnahmen ergriffen werden.

- **Teilnahme an Sicherheitsbewertungen: Arbeiten** Sie mit dem Team zusammen, um an regelmäßigen Sicherheitsbewertungen von Verfahren und Protokollen teilzunehmen. Schlagen Sie Ideen für Verbesserungen vor und tragen Sie zu Aktionsplänen bei.

- **Verfolgung von Qualitätsindikatoren:** Überwachen und dokumentieren Sie Qualitätsindikatoren wie postoperative

Infektionsraten, Komplikationen und Wiederaufnahmeraten. Erkennen Sie Trends und arbeiten Sie mit dem Team zusammen, um Korrekturmaßnahmen zu ergreifen.

- **Weiterbildung: Bilden Sie sich** selbst weiter, um über die besten Praktiken im Bereich der Patientensicherheit auf dem Laufenden zu bleiben. Nehmen Sie an Kursen, Seminaren und Workshops zum Thema Sicherheit in der chirurgischen Versorgung teil.

- **Sensibilisierung des Teams: Klären** Sie die Teammitglieder über Sicherheitsfragen, Protokolle und neue Empfehlungen auf. Fördern Sie eine offene Sicherheitskultur, in der sich alle wohl fühlen, wenn sie potenzielle Probleme melden.

- **Einsatz von Instrumenten zur kontinuierlichen Verbesserung: Wenden Sie** Methoden zur kontinuierlichen Verbesserung wie Lean oder Six Sigma an, um Engpässe zu erkennen, Prozesse zu optimieren und Risiken zu verringern.

- **Ursachenanalyse:** Wenn ein Vorfall auftritt, nehmen Sie an einer gründlichen Analyse teil, um die Ursachen zu verstehen und Abhilfemaßnahmen zu ergreifen, um ein erneutes Auftreten zu verhindern.

- **Implementierung standardisierter Protokolle:** Verwenden Sie standardisierte Protokolle und Checklisten für chirurgische Verfahren. Dies kann helfen, Fehler zu vermeiden und eine einheitliche Pflege zu gewährleisten.

- **Effektive Kommunikation:** Fördern Sie eine offene und transparente Kommunikation innerhalb des Operationsteams. Fördern Sie die Diskussion von Sicherheitsproblemen und Verbesserungsideen.

- **Sicherheitsführerschaft:** Seien Sie eine Sicherheitsführerschaft, indem Sie aktiv eine Sicherheitskultur fördern, die Meldung von Vorfällen unterstützen und Verbesserungsinitiativen umsetzen.

Die Verteidigung der Patientensicherheit und die Verbesserung der Praktiken erfordern ein ständiges Engagement für die Qualität der Pflege. Durch einen proaktiven Ansatz und die enge Zusammenarbeit mit dem Team tragen Sie dazu bei, ein sicheres Pflegeumfeld zu schaffen und die Qualität der chirurgischen Dienstleistungen kontinuierlich zu verbessern.

Berufliche Integrität und ethisches Verhalten

Die Aufrechterhaltung eines professionellen und ethischen Verhaltens gegenüber Patienten und Kollegen ist entscheidend, um die Qualität der Pflege und das Vertrauen innerhalb des medizinischen Teams zu gewährleisten. Wie Sie dies als OP-Pfleger erreichen können, erfahren Sie hier :

- **Respekt und Wohlwollen:** Behandeln Sie jeden Patienten mit Respekt, Mitgefühl und Würde. Achten Sie auf ihre emotionalen Bedürfnisse und sorgen Sie für ein respektvolles und nicht diskriminierendes Umfeld.

- **Vertraulichkeit:** Behandeln Sie die medizinischen Informationen von Patienten vertraulich. Geben Sie keine persönlichen oder medizinischen Informationen ohne die entsprechende Zustimmung weiter.

- **Transparente Kommunikation :** Fördern Sie eine offene und transparente Kommunikation mit Patienten und Kollegen. Hören Sie aufmerksam zu, seien Sie ehrlich und teilen Sie Informationen auf klare und verständliche Weise mit.

- **Interdisziplinäre Zusammenarbeit:** Arbeiten Sie eng mit den Mitgliedern des Operationsteams zusammen, einschließlich Chirurgen, Anästhesisten und Operationsassistenten. Tragen Sie aktiv und respektvoll zur interdisziplinären Entscheidungsfindung bei.

- **Wahrung der beruflichen Grenzen:** Vermeiden Sie unangemessene persönliche Beziehungen zu Patienten oder Kollegen. Bewahren Sie eine professionelle Distanz, während Sie empathisch und verständnisvoll sind.

- **Ehrlichkeit:** Seien Sie bei all Ihren Interaktionen ehrlich. Wenn Sie die Antwort auf eine Frage nicht wissen, sagen Sie es und suchen Sie dann nach den nötigen Informationen.

- **Konfliktmanagement:** Gehen Sie Meinungsverschiedenheiten oder Konflikte professionell und respektvoll an. Hören Sie sich die verschiedenen Perspektiven an und arbeiten Sie gemeinsam an Lösungen.

- **Integrität:** Halten Sie sich an die höchsten ethischen und beruflichen Standards. Vermeiden Sie unlauteres oder betrügerisches Verhalten.

- **Ethische Reflexion: Zeigen Sie** bei der Beurteilung komplexer Situationen ethisches Urteilsvermögen. Wenn Sie mit ethischen Dilemmas konfrontiert sind, konsultieren Sie Ihre Kollegen, berufsethische Kodizes und verfügbare ethische Ressourcen.

- **Weiterbildung:** Halten Sie sich über ethische Standards und bewährte Verfahren auf dem Laufenden, indem Sie an Fortbildungen teilnehmen und sich über Aktualisierungen im Gesundheitswesen informieren.

- **Selbstfürsorge:** Achten Sie auf Ihr eigenes körperliches und emotionales Wohlbefinden, um Burnout zu vermeiden. Wenn Sie Ihre eigenen Bedürfnisse erkennen, können Sie Patienten optimal versorgen und positive Beziehungen zu Kollegen aufrechterhalten.
- **Verhaltensmuster:** Als Krankenpfleger fungieren Sie als Verhaltensmuster für andere Teammitglieder. Gehen Sie mit gutem Beispiel voran, indem Sie ständig professionelles und ethisches Verhalten demonstrieren.

Die Aufrechterhaltung eines professionellen und ethischen Verhaltens trägt nicht nur dazu bei, die Sicherheit und das Wohlergehen der Patienten zu gewährleisten, sondern stärkt auch die Glaubwürdigkeit und das Vertrauen innerhalb des medizinischen Teams. Dies ist ein entscheidender Aspekt der Pflegepraxis im Operationssaal und hat einen direkten Einfluss auf die Qualität der geleisteten Pflege.

Als OP-Pflegekraft tragen Sie eine große persönliche Verantwortung dafür, das Ansehen des Berufsstandes zu erhalten und zu verbessern. Sie können dazu wie folgt beitragen

- **Vorbildliche Professionalität:** Handeln Sie zu jeder Zeit professionell. Halten Sie sich an die ethischen Normen, Werte und erwarteten Verhaltensweisen des Berufsstandes. Ihr Verhalten sollte den Pflegeberuf positiv widerspiegeln.

- **Kompetenz und Weiterbildung:** Behalten Sie Ihre beruflichen Fähigkeiten bei und verbessern Sie sie ständig. Bleiben Sie auf dem neuesten Stand der medizinischen Entwicklungen und bewährten Verfahren. Kompetenz stärkt das Vertrauen in die Pflegekräfte und die Qualität der Pflege.

- **Transparente Kommunikation : Zeigen** Sie eine offene und transparente Kommunikation mit Patienten, Kollegen und anderen Mitgliedern des Pflegeteams. Eine effektive Kommunikation trägt zur Patientensicherheit und zum gegenseitigen Verständnis bei.

- **Achtung der Patientenrechte :** Respektieren Sie die Rechte der Patienten auf Selbstbestimmung, Vertraulichkeit und Information. Beziehen Sie sie in den Entscheidungsprozess ein und informieren Sie sie auf klare und ehrliche Weise.

- **Zusammenarbeit und Teamarbeit: Arbeiten** Sie effektiv mit den anderen Mitgliedern des Pflegeteams zusammen. Teamarbeit fördert optimale Ergebnisse für die Patienten und stärkt das Vertrauen in den Beruf.

- **Vermeidung von Interessenkonflikten:** Vermeiden Sie Situationen, in denen Ihre persönlichen Interessen mit den Interessen der Patienten oder der Berufsethik in Konflikt geraten könnten. Zeigen Sie Integrität und Transparenz in Ihrem Handeln.

- **Förderung der Patientensicherheit :** Tragen Sie aktiv zur Patientensicherheit bei, indem Sie Protokolle befolgen, Sicherheitsprobleme melden und sich an der Verbesserung von Praktiken beteiligen.

- **Einhaltung von Richtlinien und Vorschriften: Halten Sie sich an die** Richtlinien und Vorschriften, die in Ihrer Gesundheitseinrichtung gelten. Dies zeigt, dass Sie sich für hohe Pflegestandards einsetzen.

- **Beteiligung an der kontinuierlichen Verbesserung:** Tragen Sie zu Initiativen zur kontinuierlichen Qualitätsverbesserung bei, indem Sie Ideen einbringen, Vorfälle melden und sich an der Bewertung von Praktiken beteiligen.

- **Engagement für den Beruf:** Seien Sie ein positiver Botschafter des Pflegeberufs, indem Sie die Öffentlichkeit über die Rolle von OP-Pflegekräften aufklären, an Fachveranstaltungen teilnehmen und Ihr Fachwissen weitergeben.

- **Ethische Reflexion:** Zeigen Sie bei allen Entscheidungen und Handlungen, die Sie treffen, eine gründliche ethische Reflexion. Halten Sie sich an grundlegende ethische Prinzipien, um die Integrität des Berufsstandes zu wahren.

- **Selbstkorrektur und Verantwortung:** Wenn Sie einen Fehler machen, geben Sie ihn zu, informieren Sie Ihren Vorgesetzten oder Ihr Team und arbeiten Sie an der Einführung von Korrekturmaßnahmen. Verantwortung zu übernehmen stärkt das Vertrauen in die Gesundheitsfachkräfte.

Ihr Verhalten und Ihre Handlungen als Krankenpfleger haben einen direkten Einfluss darauf, wie der Pflegeberuf von Patienten, Kollegen und der Gesellschaft insgesamt wahrgenommen wird. Indem Sie verantwortungsvoll und professionell handeln, tragen Sie dazu bei, den positiven Ruf des Pflegeberufs im Operationssaal zu erhalten und zu stärken.

Karriereperspektiven und berufliche Möglichkeiten

OP-Pflegekräfte haben die Möglichkeit, verschiedene Karrierepfade zu erkunden, die es ihnen ermöglichen, sich beruflich weiterzuentwickeln und ihre Fähigkeiten zu erweitern. Hier sind einige der möglichen Karrierepfade für OP-Krankenschwestern und -pfleger :

- **Spezialisierte OP-Schwester:** Sie können sich dafür entscheiden, sich weiter auf einen bestimmten Bereich der Chirurgie zu spezialisieren, z. B. Herz-Kreislauf-Chirurgie, Orthopädie, Neurochirurgie oder Pädiatrie. Dadurch können Sie ein umfassendes Fachwissen in diesem Bereich entwickeln und an komplexen chirurgischen Eingriffen mitwirken.

- **Diplomierter Anästhesiepfleger (DAC):** Durch eine zusätzliche Ausbildung können Sie ein Diplomierter Anästhesiepfleger (DAC) werden und dafür verantwortlich sein, Patienten vor einem chirurgischen Eingriff eine Anästhesie zu verabreichen. DIAs arbeiten eng mit Anästhesisten zusammen, um die Sicherheit der Patienten zu gewährleisten.

- **Krankenpfleger für klinische Forschung:** Wenn Sie Interesse an der Forschung haben, können Sie als Krankenpfleger für klinische Forschung arbeiten. Sie nehmen an klinischen Studien teil und tragen zum Fortschritt des medizinischen Wissens bei, indem Sie Daten sammeln und mit Forschern und Ärzten zusammenarbeiten.

- **Krankenschwester/-pfleger im Bereich Operationsmanagement:** Sie könnten sich zu einer Führungsrolle entwickeln, in der Sie die täglichen Abläufe im Operationssaal überwachen, einschließlich der Personalverwaltung, der Planung von Operationen und der Qualitätssicherung der Pflege.

- **Krankenschwester/-pfleger im Unterricht:** Wenn Sie Interesse am Unterrichten haben, könnten Sie als Ausbilder in der Chirurgie für Krankenschwestern/-pfleger in der Ausbildung oder für neue Mitglieder des Operationsteams tätig werden. Sie könnten in Krankenpflegeschulen, Weiterbildungsprogrammen oder Gesundheitseinrichtungen arbeiten.

- **Berater für medizinische Geräte:** Wenn Sie über Fachwissen im Umgang mit Instrumenten und Geräten im

Operationssaal verfügen, könnten Sie als Berater für medizinische Unternehmen arbeiten, um bei der Entwicklung, Erprobung und Implementierung neuer chirurgischer Instrumente zu helfen.

- **Gesundheits- und Krankenpfleger/in:** Sie könnten sich auf Rollen im Bereich des öffentlichen Gesundheitswesens konzentrieren, wo Sie zur Prävention von nosokomialen Infektionen, zur Förderung der Patientensicherheit und zur Umsetzung von Gesundheitspolitiken beitragen könnten.

- **Krankenschwester/-pfleger für Qualitätsmanagement:** Sie könnten als Krankenschwester/-pfleger für Qualitätsmanagement arbeiten und sich auf die kontinuierliche Verbesserung der chirurgischen Praxis und die Patientensicherheit in der gesamten Gesundheitseinrichtung konzentrieren.

- **Klinischer Forscher:** Wenn Sie sich für Forschung und Innovation begeistern, könnten Sie als klinischer Forscher im Bereich der Chirurgie arbeiten. Sie könnten an der Entwicklung neuer chirurgischer Techniken, Technologien und Protokolle mitwirken.

- **Krankenpfleger/in für Palliativmedizin und Sterbebegleitung:** Wenn Sie gerne mit todkranken Patienten arbeiten möchten, könnten Sie sich auf die Palliativmedizin und Sterbebegleitung im Operationssaal spezialisieren. Sie würden bei der Schmerzbehandlung helfen und den Patienten und ihren Familien emotionale Unterstützung bieten.

Diese Karrierewege sind nur einige von vielen Optionen. Es ist wichtig, sich ständig weiterzubilden, nach Möglichkeiten zur beruflichen Weiterentwicklung zu suchen und die Bereiche zu erkunden, die Sie begeistern, um Ihren beruflichen Werdegang als OP-Schwester zu gestalten.

Der Übergang zu Management-, Bildungs- oder Forschungsrollen als OP-Schwester kann ein lohnender Schritt für diejenigen sein, die ihren Einflussbereich erweitern und einen bedeutenden Beitrag zur Verbesserung der Gesundheitsfürsorge leisten möchten. Sie könnten sich diese Übergänge wie folgt vorstellen:

- Managementrollen :
  - **OP-Manager/in:** Als OP-Manager/in wären Sie für die Überwachung der täglichen Arbeitsabläufe, die Verwaltung der Personal- und Materialressourcen und die Einhaltung der Protokolle und Sicherheitsstandards verantwortlich.
  - **Leiter der chirurgischen Versorgung:** Diese Rolle beinhaltet die Beaufsichtigung der gesamten chirurgischen Abteilung der Gesundheitseinrichtung und arbeitet mit anderen Abteilungen zusammen, um eine optimale Koordination der chirurgischen Versorgung zu gewährleisten.

  - **Qualitäts- und Sicherheitsmanager/in:** Als Qualitätsmanager/in wären Sie für die Umsetzung von Initiativen zur Verbesserung der Patientensicherheit, der Einhaltung von Standards und der Qualität der chirurgischen Versorgung verantwortlich.

- Bildungsrollen :
  - **Ausbilder für Chirurgie:** Sie könnten in einer Krankenpflegeschule oder einem Ausbildungszentrum arbeiten, um auszubildenden Krankenschwestern und Mitgliedern des Operationsteams chirurgische Fertigkeiten zu vermitteln.

  - **Koordinator für chirurgische Ausbildung:** Diese Rolle beinhaltet die Planung und Koordination von Weiterbildungsprogrammen für das chirurgische Personal und stellt sicher, dass sie über die neuesten Entwicklungen und bewährten Verfahren informiert sind.

- Suchrollen :
  - **Pflegeforscher:** Sie könnten an Forschungsprojekten zur Verbesserung der chirurgischen Praxis, der Patientensicherheit oder der Qualität der Pflege mitwirken. Dies könnte die

Sammlung und Analyse von Daten sowie die Veröffentlichung von Forschungsartikeln beinhalten.

- **Berater/in für klinische Forschung:** In dieser Rolle könnten Sie mit medizinischen Forschern zusammenarbeiten, um klinische Studien zu entwerfen und durchzuführen, wobei Sie sicherstellen, dass Protokolle eingehalten und Daten sorgfältig gesammelt werden.

Um den Übergang zu diesen Rollen zu schaffen, könnten Sie folgende Schritte in Betracht ziehen:

- **Zusätzliche Ausbildung:** Für bestimmte Management-, Bildungs- oder Forschungsaufgaben sind möglicherweise fortgeschrittene Abschlüsse erforderlich, z. B. ein Masterabschluss in Verwaltung des Gesundheitswesens, Pflegeausbildung oder klinischer Forschung. Achten Sie darauf, dass Sie die erforderliche Ausbildung erwerben, um in Ihrer neuen Rolle kompetent zu sein.

- **Einschlägige Erfahrungen :** Suchen Sie in Ihrer derzeitigen Gesundheitseinrichtung nach Möglichkeiten, Verantwortung in den Bereichen Management, Bildung oder Forschung zu übernehmen. Sie könnten auch befristete oder Teilzeitstellen in diesen Bereichen in Betracht ziehen, um Erfahrungen zu sammeln.

- **Networking:** Knüpfen Sie Kontakte zu Berufstätigen, die bereits in diesen Bereichen arbeiten, und suchen Sie nach Mentoren, die Sie bei Ihrem Übergang begleiten können.

- **Kompetenzentwicklung:** Ermitteln Sie die spezifischen Fähigkeiten, die für die von Ihnen angestrebte Rolle erforderlich sind, und suchen Sie nach Möglichkeiten, diese Fähigkeiten weiterzuentwickeln. Dazu könnten Workshops, Online-Kurse, Zertifizierungen und andere Möglichkeiten zur beruflichen Weiterentwicklung gehören.

- **Hervorhebung Ihrer aktuellen Fähigkeiten: Stellen Sie** sicher, dass Ihre Erfahrung als OP-Schwester übertragbare Fähigkeiten wie effektive Kommunikation, Zeitmanagement, schnelle Entscheidungsfindung und Problemlösung hervorhebt.

Es ist wichtig zu beachten, dass jeder Karriereübergang seine eigenen Herausforderungen und Anforderungen mit sich bringt. Nehmen Sie sich die Zeit, über Ihre Interessen, Stärken und Ziele nachzudenken, und scheuen Sie sich nicht, Rat bei Berufstätigen zu suchen, die diese Karrierewege bereits eingeschlagen haben.

Kapitel 10

Erfahrungsberichte von erfahrenen Pflegekräften

Verschiedene Werdegänge und Erfahrungen im Operationssaal

Krankenschwestern und Krankenpfleger haben die Möglichkeit, je nach ihren Interessen, Fähigkeiten und Ambitionen verschiedene Berufswege einzuschlagen. Im Folgenden finden Sie einen Rückblick auf einige der gängigen Berufswege, die Krankenpfleger im Laufe ihrer Karriere einschlagen :

- **Klinischer Krankenpfleger:** Dies ist der traditionelle Weg, bei dem der Krankenpfleger direkt mit Patienten in Umgebungen wie Krankenhäusern, Kliniken, Pflegeheimen usw. arbeitet. Klinische Krankenpfleger leisten direkte Patientenpflege, verabreichen Medikamente, überwachen die Vitalzeichen, beraten und koordinieren die Pflege.

- **Spezialisierte Pflegekraft:** Einige Pflegekräfte entscheiden sich dafür, sich auf bestimmte Fachgebiete wie Pädiatrie, Kardiologie, Onkologie, Chirurgie usw. zu spezialisieren. Sie erwerben umfassende Fachkenntnisse in ihrem Spezialgebiet und arbeiten häufig an der Seite von Fachärzten, um eine qualitativ hochwertige Versorgung zu gewährleisten.

- **Anästhesieschwestern und - p fl e g e r :** Anästhesieschwestern und -pfleger sind Angehörige der Gesundheitsberufe, die eine fortgeschrittene Ausbildung absolviert haben, um während chirurgischer Eingriffe Anästhesie zu verabreichen und Patienten zu überwachen. Sie spielen eine entscheidende Rolle bei der Schmerzbehandlung und der Sicherheit während chirurgischer Eingriffe.

- **Advanced Practice Nurse (APN):** Advanced Practice Nurses, z. B. praktizierende Krankenschwestern und Krankenpfleger, die auf psychische Gesundheit spezialisiert sind, verfügen über erweiterte Kompetenzen und können diagnostische Beurteilungen vornehmen, Medikamente verschreiben, bestimmte medizinische Zustände behandeln und in ihrem Spezialgebiet selbstständig Pflegeleistungen erbringen.

- **OP-Schwester:** OP-Schwestern sind für die Vorbereitung des Patienten und des Operationssaals, die Unterstützung von Chirurgen und Anästhesisten sowie die Koordination der Pflege während der Operation verantwortlich.

- **Clinical Research Nurse:** Diese Krankenschwestern und Krankenpfleger arbeiten an klinischen Forschungsprojekten, indem sie Daten sammeln, Patienten, die an klinischen Studien teilnehmen, überwachen und die Einhaltung von Forschungsprotokollen sicherstellen.

- **Krankenpfleger/in im Bildungswesen:** Krankenpfleger/innen im Bildungswesen arbeiten in Krankenpflegeschulen, Ausbildungszentren oder Gesundheitseinrichtungen, um die nächste Generation von Krankenpflegern auszubilden. Sie entwerfen Lehrpläne, erteilen Unterricht und bewerten die Leistungen der Schüler.

- **Krankenpfleger/in für Qualitäts- und Sicherheitsmanagement:** Diese Krankenpfleger/innen konzentrieren sich auf die kontinuierliche Verbesserung der Gesundheitsversorgung, indem sie dafür sorgen, dass Qualitäts- und Sicherheitsstandards eingehalten werden. Sie können eine Schlüsselrolle im Risikomanagement und in der Qualitätssicherung spielen.

- **Beratender Krankenpfleger :** Beratende Krankenschwestern und Krankenpfleger stellen ihr Fachwissen in Bereichen wie Gesundheitsmanagement, Analyse medizinischer Daten, Einhaltung gesetzlicher Vorschriften usw. zur Verfügung. Sie arbeiten häufig als unabhängige Dienstleister für Gesundheitseinrichtungen.

- **Entrepreneur Nurse:** Einige Krankenschwestern und **Krankenpfleger** entscheiden sich dafür, ihr eigenes Unternehmen zu gründen, z. B. eine Klinik für häusliche Krankenpflege, eine Gesundheitsagentur oder ein Gesundheitsberatungsunternehmen.

Es ist wichtig zu beachten, dass diese Berufswege nicht erschöpfend sind und dass es viele weitere Möglichkeiten für Krankenpfleger gibt. Die Schönheit des Pflegeberufs liegt in seiner Vielfalt und Flexibilität, die den Pflegekräften die Möglichkeit bietet, sich weiterzuentwickeln und ihre Karriere entsprechend ihren Interessen und Leidenschaften zu gestalten.

Die bisherige Erfahrung und die Spezialisierungen einer Pflegekraft spielen eine bedeutende Rolle für ihre Rolle im Operationssaal. Diese Faktoren können sich darauf auswirken, wie die Pflegekraft mit dem OP-Team interagiert, welche Fähigkeiten sie mit an den Tisch bringt und welche Verantwortung ihr übertragen wird. Im Folgenden wird erläutert, wie frühere Erfahrungen und Spezialisierungen die Rolle im Operationssaal beeinflussen können:

- **Erfahrung in klinischer Pflege:** Pflegekräfte mit umfangreicher Erfahrung in klinischer Pflege werden ein besseres Verständnis der Bedürfnisse des Patienten, der medizinischen Protokolle und der chirurgischen Eingriffe haben. Ihre Fähigkeit, Veränderungen im Zustand des Patienten schnell zu beurteilen und informierte Entscheidungen zu treffen, wird zu einer reibungslosen Koordination während der Operation beitragen.

- **Medizinische Spezialisierungen:** Krankenschwestern und Krankenpfleger mit speziellen medizinischen Spezialisierungen wie Kardiologie, orthopädische Chirurgie oder Neurochirurgie bringen bei Operationen, die mit ihrem Fachgebiet zu tun haben, wertvolles Fachwissen ein. Ihre umfassenden Kenntnisse der spezifischen Verfahren und Geräte können die Qualität der Pflege und die Sicherheit der Patienten verbessern.

- **Ausbildung in Anästhesie:** Krankenschwestern und Krankenpfleger, die eine Ausbildung in Anästhesie absolviert haben, verfügen über ein umfassendes Verständnis der Anästhesiemedikamente, Überwachungstechniken und des Atemwegsmanagements. Sie können eine Schlüsselrolle bei der Verabreichung und Überwachung der Anästhesie während einer Operation spielen.

- **Erfahrung in der kritischen Pflege:** Krankenschwestern und Krankenpfleger, die auf Intensiv- oder Koronarstationen gearbeitet haben, bringen Fähigkeiten im

Umgang mit kritischen Patienten mit, was in Situationen, in denen sich Patienten komplexen oder risikoreichen Operationen unterziehen müssen, von entscheidender Bedeutung sein kann.

• **Ausbildung in Chirurgie:** Krankenschwestern und Krankenpfleger mit einer Ausbildung in Chirurgie können über Fachkenntnisse in der Handhabung von Instrumenten, der Vorbereitung von Operationsbereichen und dem Schließen von Einschnitten verfügen. Ihre Fachkenntnisse können zu einer präzisen und effizienten Durchführung von chirurgischen Verfahren beitragen.

• **Erfahrung im Notfallmanagement:** Pflegekräfte mit Erfahrung im Notfallmanagement können schnell und effektiv auf unerwartete Komplikationen während der Operation reagieren und so dazu beitragen, das Risiko für den Patienten zu minimieren.

• **Erfahrung im Risikomanagement:** Krankenschwestern und Krankenpfleger mit Erfahrung im Risikomanagement können dazu beitragen, medizinische Fehler zu vermeiden und die Patientensicherheit zu verbessern, indem sie potenzielle Risiken erkennen und abschwächen.

• **Spezialisierungen in der Kinderkrankenpflege:** Krankenpfleger, die sich auf die Kinderkrankenpflege spezialisiert haben, bringen besondere Sensibilität und Fähigkeiten mit, wenn sie mit Kindern in der Chirurgie arbeiten. Sie wissen, wie man Kinder beruhigt, effektiv mit ihnen kommuniziert und die Pflege auf ihre einzigartigen Bedürfnisse abstimmt.

Insgesamt bereichern die bisherige Erfahrung und die Spezialisierungen eines Krankenpflegers seinen Beitrag zum Operationsteam und zur Qualität der Pflege. Diese Elemente ermöglichen es Krankenschwestern und Krankenpflegern, verschiedene Rollen im Operationssaal zu übernehmen und einen wesentlichen Beitrag zur Sicherheit und Genesung der Patienten zu leisten.

Herausforderungen und gelernte Lektionen im Operationssaal

- **Unerwartete Komplikationen:** Während einer Bauchoperation entwickelte der Patient plötzlich eine schwere innere Blutung. Das Operationsteam musste schnell handeln, um die Blutung unter Kontrolle zu bringen. Der OP-Krankenpfleger koordinierte die Verabreichung von Blutprodukten, überwachte die Vitalzeichen und hielt eine klare Kommunikation zwischen dem Team aufrecht. Seine Reaktionsfähigkeit und sein effektiver Umgang mit der Situation trugen zur Stabilisierung des Patienten bei.

- **Allergische Reaktion:** Während einer orthopädischen Operation entwickelte der Patient eine schwere allergische Reaktion auf die Anästhesie. Der Pfleger musste den Anästhesisten und das Operationsteam schnell alarmieren und gleichzeitig Maßnahmen zur Behandlung der allergischen Reaktion ergreifen. Dank seiner schnellen Kommunikation und seiner Fähigkeit, die Situation zu bewältigen, konnte der Patient stabilisiert und die Operation sicher fortgesetzt werden.

- **Notfallentscheidung:** Bei einer Herzoperation entdeckte das Team eine schwerwiegende Anomalie, die bei den präoperativen Beurteilungen nicht erkannt worden war. Eine schnelle Entscheidung war erforderlich, um den Operationsplan anzupassen und gleichzeitig die Sicherheit des Patienten zu gewährleisten. Die Krankenschwester spielte eine entscheidende Rolle, indem sie neue Informationen effektiv vermittelte und bei der Koordinierung der notwendigen Anpassungen half.

- **Pädiatrischer Patient:** Während eines neurochirurgischen Eingriffs an einem Kind musste sich das Team mit besonderen Herausforderungen auseinandersetzen, die mit der Empfindlichkeit des Hirngewebes und der Hirnstrukturen zusammenhingen. Die Krankenschwester arbeitete eng mit den Chirurgen zusammen, um sterile Bedingungen aufrechtzuerhalten, die empfindlichen Vitalzeichen des Patienten zu überwachen und die besorgten Eltern zu beruhigen.

- **Ethisches Dilemma:** Während eines Organtransplantationsverfahrens sah sich das Team mit einem ethischen Dilemma bezüglich der Zuteilung eines seltenen Organs konfrontiert. Die Pflegekraft nahm an den ethischen Diskussionen teil, wobei sie die Grundsätze der Fairness und Wohltätigkeit berücksichtigte und gleichzeitg sicherstellte, dass die endgültige Entscheidung im besten Interesse des Patienten getroffen wurde.

- **Management von postoperativen Komplikationen:** Nach einer Gefäßoperation entwickelte der Patient eine Lungenembolie. Die Pflegekraft im Aufwachraum überwachte den Patienten genau, passte die Behandlung an und kommunizierte mit dem medizinischen Team, um schnell eingreifen zu können. Durch sein Eingreifen konnte der Patient stabilisiert und weitere Komplikationen vermieden werden.

Diese Geschichten verdeutlichen die Vielfalt der Herausforderungen, denen sich OP-Pflegekräfte gegenübersehen, und die Vielzahl der Fähigkeiten, die erforderlich sind, um schnelle und fundierte Entscheidungen zu treffen. Diese Situationen verdeutlichen auch die entscheidende Rolle, die Krankenpfleger spielen, indem sie zu positiven Ergebnissen für die Patienten beitragen und die Sicherheit und das Wohlbefinden während chirurgischer Eingriffe gewährleisten.

Die Lehren aus den Fehlern und Erfolgen, die im Laufe der Zeit im Operationssaal gemacht werden, sind wertvoll für die Verbesserung der Praktiken und die Gewährleistung einer optimalen Patientenversorgung. Hier sind einige wichtige Lektionen, die OP-Pflegekräfte lernen können:

Fehler :
- **Klare Kommunikation:** Fehler entstehen oft durch eine unzureichende oder verwirrende Kommunikation. Die Förderung einer offenen und transparenten Kommunikation zwischen den Mitgliedern des Operationsteams ist von entscheidender Bedeutung, um Missverständnisse und Fehler zu vermeiden.

- **Doppelte Überprüfung:** Fehler bei der Medikation oder bei der Ausrüstung können durch die Einführung von

Protokollen zur doppelten Überprüfung vermieden werden. Wenn Sie vor der Verwendung sicherstellen, dass die Dosis und die Instrumente korrekt sind, trägt dies zur Vermeidung von Fehlern bei.

- **Weiterbildung:** Fehler können auf Kompetenzlücken zurückzuführen sein. Durch die Investition in Weiterbildung können Krankenschwestern und Krankenpfleger mit neuen Techniken, Technologien und Verfahren auf dem Laufenden bleiben und so das Fehlerrisiko senken.

- **Stressbewältigung:** Fehler können auftreten, wenn der Stress hoch ist. Zu lernen, wie man mit Stress umgeht und in kritischen Momenten die Konzentration aufrechterhält, ist entscheidend für die Vermeidung von Fehlern.

Erfolge :
- **Effektive Zusammenarbeit:** Erfolge sind oft das Ergebnis einer harmonischen Zusammenarbeit zwischen den Teammitgliedern. Zusammenzuarbeiten, Informationen auszutauschen und sich gegenseitig zu unterstützen, verbessert die Ergebnisse.

- **Gründliche Vorbereitung:** Erfolge sind oft das Ergebnis einer gründlichen Vorbereitung. Sicherzustellen, dass alle Geräte in Ordnung sind, dass die Krankenakten vollständig sind und dass das Team gut informiert ist, führt zu erfolgreicheren Einsätzen.

- **Offene Kommunikation:** Erfolge ergeben sich aus einer klaren und offenen Kommunikation mit den Patienten und ihren Familien. Die Bereitstellung genauer Informationen über das Verfahren, die Erwartungen nach der Operation und die häusliche Pflege trägt zu einer positiven Erfahrung für den Patienten bei.

- **Kontinuierliches Lernen:** Erfolge werden durch ein Engagement für kontinuierliches Lernen gestärkt. Krankenschwestern und Krankenpfleger, die bestrebt sind, ihre Fähigkeiten ständig zu verbessern und mit den neuesten medizinischen Entwicklungen Schritt zu halten, sind besser gerüstet, um positive Ergebnisse zu erzielen.

- **Ethik und Respekt:** Erfolge sind eng mit ethischen Praktiken und der Achtung der Rechte und der Würde der Patienten verbunden. Die Aufrechterhaltung hoher Standards in der Pflege und im professionellen Verhalten trägt zu positiven Ergebnissen bei.

Letztendlich ist jeder Fehler und jeder Erfolg eine Lernmöglichkeit. OP-Pflegekräfte müssen bereit sein, ihre Handlungen kritisch zu überprüfen, ihre Erfahrungen mit Kollegen auszutauschen und Veränderungen umzusetzen, um die Sicherheit, Pflege und Ergebnisse für die Patienten kontinuierlich zu verbessern.

Zusammenarbeit innerhalb des Chirurgenteams

Im Folgenden finden Sie einige Berichte von Angehörigen der Gesundheitsberufe, die im Operationssaal arbeiten, die die Bedeutung der interprofessionellen Kommunikation und der Beziehungen innerhalb des Operationsteams hervorheben:

- Erfahrungsbericht eines Krankenpflegers im Operationssaal :
"Die Arbeit im Operationssaal hat mir gezeigt, wie entscheidend die interprofessionelle Kommunikation ist. Chirurgen, Anästhesisten, Krankenpfleger und OP-Helfer müssen Hand in Hand arbeiten, um die Sicherheit des Patienten zu gewährleisten. Ruhige Momente, in denen wir kritische Informationen über den Patienten und das Verfahren austauschen, sind von entscheidender Bedeutung. Die vertrauensvollen Beziehungen, die wir im Laufe der Jahre aufgebaut haben, haben dazu beigetragen, dass jeder Eingriff reibungslos und gut koordiniert abläuft."

- Erfahrungsbericht eines Chirurgen :
"Der Operationssaal ist eine komplexe Symphonie, und die Kommunikation zwischen den Teammitgliedern ist der Schlüssel zu einer harmonischen Melodie. Die enge Zusammenarbeit mit Krankenpflegern und Anästhesisten ist entscheidend, um sicherzustellen, dass jeder Schritt der Operation reibungslos verläuft. Die präoperativen Gespräche und der Austausch in Echtzeit helfen uns, fundierte Entscheidungen zu treffen und schnell auf Unvorhergesehenes zu reagieren."

- Erfahrungsbericht eines Anästhesisten :

"Als Anästhesist ist meine Kommunikation mit dem Operationsteam von entscheidender Bedeutung. Ich muss dafür sorgen, dass der Patient während des gesamten Eingriffs sicher ist. Das bedeutet, die Anästhesierisiken zu erklären, Informationen über den Zustand des Patienten auszutauschen und die Vitalzeichen ständig zu überwachen. Die transparente Kommunikation mit dem Pflegepersonal und den Chirurgen stellt sicher, dass wir gemeinsam für das Wohl des Patienten arbeiten."

- Erfahrungsbericht eines Operationsgehilfen :

"Meine Rolle als OP-Helferin beinhaltet eine enge Kommunikation mit dem Chirurgen und den Krankenpflegern. Die Instrumente vorzubereiten, den Bedarf vorauszusehen und mit den Operationsschritten Schritt zu halten, erfordert eine genaue Koordination. Auch die nonverbale Kommunikation ist lebenswichtig - ein Blick kann anzeigen, dass ein Instrument benötigt wird. Unser gegenseitiges Verständnis macht den Unterschied".

- Erfahrungsbericht einer Krankenschwester im Aufwachraum :

"Meine Rolle beginnt, wenn der Patient den Operationssaal verlässt. Ich kommuniziere mit dem Anästhesiologen, um mir ein vollständiges Bild vom Zustand des Patienten zu machen. Die interprofessionelle Kommunikation ermöglicht es mir, die Vitalzeichen zu überwachen, Schmerzen zu behandeln und schnell auf mögliche Komplikationen zu reagieren. Die Arbeit im Team gibt mir das nötige Vertrauen, um einen reibungslosen Übergang in die Erholungsphase zu gewährleisten."

Diese Aussagen unterstreichen, wie entscheidend die interprofessionelle Kommunikation für die Sicherheit und den Erfolg von chirurgischen Eingriffen ist. Vertrauensvolle Beziehungen und eine enge Zusammenarbeit zwischen den Teammitgliedern sind der Grundstein für einen effizienten und gut koordinierten Operationssaal.

Im Folgenden finden Sie einige Geschichten und Erfahrungsberichte, die die Momente des Zusammenhalts und der Koordination innerhalb des Operationsteams sowie die

Herausforderungen der Zusammenarbeit, denen man im Operationssaal begegnet, illustrieren:

- Momente des Zusammenhalts :
"Ich erinnere mich an eine komplizierte Operation, bei der alles perfekt aufeinander abgestimmt war. Das Team, bestehend aus Chirurgen, Anästhesisten, Krankenpflegern und OP-Helfern, arbeitete synchron. Jeder wusste, was er zu tun hatte, die Handgriffe waren präzise und es gab eine fließende Kommunikation. Es war wie ein gut orchestrierter Tanz und der Patient erholte sich problemlos. Solche Momente des Zusammenhalts stärken unser Vertrauen in unser Team und unsere Fähigkeiten."

- Herausforderungen der Zusammenarbeit :
"Die Zusammenarbeit im Operationssaal kann manchmal in Notsituationen auf die Probe gestellt werden. Bei einem komplexen Eingriff trat eine unerwartete Komplikation auf, die eine schnelle Entscheidungsfindung erforderte. Die Meinungen über die beste Vorgehensweise gingen auseinander. Dies führte zu einem Moment der Anspannung innerhalb des Teams. Dank offener Kommunikation und aktivem Zuhören wählten wir jedoch schließlich den für den Patienten sichersten Weg. Dieses Ereignis hat verdeutlicht, wie wichtig es ist, Meinungsverschiedenheiten zum Wohle des Patienten zu überwinden."

- Momente des Zusammenhalts :
"Bei einem heiklen Eingriff zur Gefäßreparatur war ich beeindruckt, wie präzise das Team jeden Schritt steuerte. Das Pflegepersonal sah den Bedarf an Instrumenten voraus, der Anästhesist hielt die hämodynamische Stabilität aufrecht und der Chirurg führte den Eingriff fehlerfrei durch. Am Ende blickten wir uns alle mit einem Gefühl der Erfüllung an. Dank der tadellosen Koordination des Teams konnte ein komplexes Verfahren erfolgreich durchgeführt werden."

- Herausforderungen der Zusammenarbeit :
"Die Kommunikation wird manchmal durch Persönlichkeiten und Hierarchien innerhalb des Teams erschwert. Bei einer dringenden Operation hatte ich das Gefühl, dass die zugewiesenen Rollen nicht klar genug waren, was zu vorübergehender Verwirrung führte. Glücklicherweise konnten wir die Situation schnell korrigieren, indem wir eine offene

Kommunikation aufbauten und die Erwartungen aller Beteiligten klärten. Dieser Moment hat mir vor Augen geführt, wie wichtig die informelle Hierarchie im OP ist und wie wichtig es ist, Missverständnisse schnell zu klären."

- Momente des Zusammenhalts :
"Nach einer besonders komplexen und langwierigen Operation kamen wir alle zu einer kurzen Teambesprechung zusammen. Jeder drückte seine Dankbarkeit gegenüber den anderen für ihre harte Arbeit und ihr Engagement aus. Dies hat unsere Bindung als Team gestärkt und ein Gefühl des kollektiven Stolzes erzeugt. Diese Momente der Reflexion und Dankbarkeit stärken unser Engagement für unsere Arbeit und die Patienten, denen wir dienen."

- Herausforderungen der Zusammenarbeit :
"Es gab Gelegenheiten, bei denen Sprachbarrieren die Kommunikation erschwert haben. Da wir in einem multikulturellen Umfeld arbeiten, ist es manchmal schwierig, Informationen präzise und schnell zu vermitteln. Durch den Einsatz von visuellen Kommunikationsmitteln, Gesten und Geduld haben wir diese Hindernisse jedoch überwunden. Dies hat unsere Fähigkeit gestärkt, kreative Lösungen zu finden, um eine effektive Kommunikation zu gewährleisten."

Diese Geschichten veranschaulichen, wie Zusammenhalt und Koordination innerhalb des Operationsteams für positive Ergebnisse entscheidend sind, und zeigen gleichzeitig die potenziellen Herausforderungen der Zusammenarbeit auf. Offene Kommunikation, gegenseitiges Verständnis und proaktive Problemlösung spielen eine Schlüsselrolle bei der Schaffung eines harmonischen und effizienten Arbeitsumfelds im OP-Saal.

Erinnerungswürdige Momente und Auswirkungen auf Patienten

- Ein neuer Anfang: "Ich war bei einer Herztransplantationsoperation bei einem Patienten dabei, dessen Leben von diesem Eingriff abhing. Nach stundenlanger, intensiver Operation begann das transplantierte Herz selbstständig zu schlagen. Zu sehen, wie der Patient mit einer neuen Lebenschance aufwachte, und die Rührung in den Augen des Ärzteteams war unglaublich befriedigend. Es war eine starke Erinnerung an den positiven Einfluss, den wir auf das Leben von Patienten haben können".

- **Die Magie der Reparatur:** "Ich habe an einer Operation teilgenommen, bei der eine Lippen- und Gaumenspalte bei einem Säugling korrigiert wurde. Am Ende des Eingriffs, als der Chirurg die Spalte erfolgreich repariert hatte und wir den ersten Schrei des Babys hörten, war das ein wirklich bewegender Moment. Zu wissen, dass unsere Arbeit dazu beiträgt, dem Säugling die Möglichkeit auf ein normales Leben zu geben, war ein einschneidendes Erlebnis".

- **Die Kunst der Präzision:** "Ich war bei einer Operation zur Reparatur der Wirbelsäule bei einem Patienten mit schwerer Skoliose anwesend. Als ich sah, wie der Chirurg komplexe Techniken anwendete, um die Krümmung zu korrigieren und die Wirbelsäule zu stabilisieren, war ich von der Kunst der Chirurgie begeistert. Zu sehen, wie der Patient nach der Heilung aufstand und mit einer verbesserten Körperhaltung ging, war eine unglaubliche Erfahrung."

- **Eine besondere Beziehung:** "Ich habe mit einem pädiatrischen Patienten gearbeitet, der an einem angeborenen Herzfehler litt. Nach einer erfolgreichen Operation zur Behebung des Problems freundete ich mich mit der Familie des Patienten an. Zu sehen, wie sie mit einem gesünderen Kind zu den Nachsorgeuntersuchungen zurückkehrten, und das Lächeln auf ihren Gesichtern war eine Belohnung für sich selbst. Eine Beziehung zu Patienten und ihren Familien aufzubauen, ist einer der lohnendsten Aspekte dieses Berufs".

- **Ein komplexer Fall gelöst:** "Wir haben kürzlich einen Patienten mit einem seltenen und komplexen Hirntumor behandelt. Das Ärzteteam arbeitete eng zusammen, um die Operation präzise zu planen und durchzuführen. Nach der erfolgreichen Operation verfolgten wir die Genesung des Patienten. Zu sehen, wie sich der Patient erholt und sein normales Leben wieder aufnimmt, war ein äußerst befriedigender Moment, der beweist, dass Beharrlichkeit und Fachwissen die schwierigsten Herausforderungen überwinden können."

- **Die Auswirkungen eines engagierten Teams:** "Ich war Zeuge einer Nierentransplantationsoperation, bei der das von einem Lebendspender gespendete Organ erfolgreich in den Empfänger verpflanzt wurde. Beide Patienten erholten sich schnell und konnten dank des Engagements und der harten Arbeit des Ärzteteams wieder ein normales Leben führen. Diese Erfahrung hat mir gezeigt, wie sehr sich die Zusammenarbeit und Hingabe des Teams direkt positiv auf das Leben der Patienten auswirken kann."

Diese Geschichten zeugen von den Momenten der Zufriedenheit, der Freude und der Emotionen, die OP-Pflegekräfte empfinden, wenn sie zu erfolgreichen Operationen beitragen und die Lebensqualität der Patienten verbessern. Diese besonderen Momente verstärken das Gefühl der beruflichen Erfüllung und erinnern an die Bedeutung der Arbeit, die im OP-Team geleistet wird.

- **Die Heilung einer schweren Verletzung:** "Ich war bei einer rekonstruktiven Operation für einen Patienten dabei, der bei einem Autounfall schwere Gesichtsverletzungen erlitten hatte. Nach einem sorgfältigen Eingriff und monatelanger Nachsorge sah der Patient nicht nur wieder normal aus, sondern gewann auch sein Selbstvertrauen zurück. Sein strahlendes Lächeln und seine Dankbarkeit zu sehen, hat mich daran erinnert, welch tiefgreifende Auswirkungen eine Operation auf die Lebensqualität eines Menschen haben kann."

- **Ein neues Hören:** "Ich hatte die Ehre, bei der Cochlea-Implantation eines gehörlosen Kleinkindes dabei zu sein. Als er einige Wochen nach der Operation zum ersten Mal hörte, wie seine Mutter 'Ich liebe dich' zu ihm sagte, wurde ich von Emotionen überwältigt. Dieses Ereignis hat unterstrichen, wie sehr unsere Arbeit im Operationssaal magische Momente schaffen und das Leben von Patienten und ihren Familien verändern kann."

- **Das Herzenswunder:** "Wir haben bei einem Patienten mit fortgeschrittener Herzerkrankung eine koronare

Bypass-Operation durchgeführt. Nach der Genesung teilte er mir mit, dass seine Brustschmerzen verschwunden waren und er sich revitalisiert fühlte. Seine Geschichte zeugt von den unmittelbaren Auswirkungen, die eine Operation auf die Gesundheit und die Lebensqualität eines Patienten haben kann."

- **Ein wiedergewonnenes Lächeln:** "Ich habe an einer Operation teilgenommen, bei der bei einem Kind eine Lippenspalte repariert wurde. Einige Monate nach der Operation zeigte mir seine Mutter Fotos von dem strahlenden Lächeln ihres Sohnes, das sich durch den Eingriff verändert hatte. Dieses Erlebnis hat mich daran erinnert, wie viel Freude und Zuversicht unsere Arbeit den Patienten, insbesondere den jüngsten, bringen kann."

- **Der Unabhängigkeitsmarsch:** "Nach einer Hüftgelenkersatzoperation verfolgte ich die Genesung eines älteren Patienten, der aufgrund von Schmerzen seit Jahren Schwierigkeiten beim Gehen hatte. Einige Wochen nach der Operation konnte er zum ersten Mal seit langer Zeit ohne Hilfe laufen. Sein Gesicht zu sehen, das vor Stolz und Unabhängigkeit strahlte, war eine lohnende und motivierende Erfahrung."

- **Eine leuchtende Zukunft:** "Ich war bei einer Operation zur Korrektur der Wirbelsäule bei einem Teenager mit schwerer Skoliose anwesend. Nach dem Eingriff erzählte er, wie viel wohler und selbstbewusster er sich in seinem Körper fühlte. Er erzählte mir, dass er begeistert war, Aktivitäten wieder aufzunehmen, die er hatte aufgeben müssen. Diese Erfahrung hat gezeigt, wie sehr unsere Arbeit die Türen zu einer vielversprechenderen Zukunft öffnen kann".

Diese Geschichten heben die emotionalen, transformierenden und heilenden Momente hervor, die OP-Pflegekräfte durch ihren Beitrag zur chirurgischen Versorgung erleben können. Jede Geschichte erinnert an die Bedeutung unserer Rolle bei der Verbesserung der Gesundheit und des Wohlbefindens von Patienten sowie bei der Schaffung von bedeutsamen Momenten, die in Erinnerung bleiben.

Anpassung an den technologischen Fortschritt

- **Roboterassistierte Chirurgie:** "Als ich in die roboterassistierte Chirurgie eingeführt wurde, war ich erstaunt über die Präzision und Flexibilität, die diese Technologie bietet. Ich hatte die Gelegenheit, eine roboterassistierte Prostatektomie durchzuführen und war von der 3D-Visualisierung und den präzisen Bewegungen des Roboterarms beeindruckt. Diese Erfahrung hat eine neue Dimension in meiner Karriere eröffnet und mir gezeigt, wie sehr die Technologie unsere chirurgischen Fähigkeiten verbessern kann."

- **Advanced Medical Imaging:** "Die Einführung von Advanced Medical Imaging hat unsere Vorgehensweise im Operationssaal radikal verändert. Ich war bei einer Gefäßoperation anwesend, bei der wir Echtzeitbilder zur Steuerung des Eingriffs verwendeten. Dadurch konnten wir die Positionierung der Stents optimieren und die Ergebnisse für den Patienten erheblich verbessern. Es war unglaublich zu sehen, wie die Fusion von radiologischen und chirurgischen Daten unsere Eingriffe verändern kann."

- **Chirurgische Navigation:** "Ich wurde während einer komplexen orthopädischen Operation in die chirurgische Navigation eingeführt. Die Navigationstechnologie ermöglichte es uns, jeden Schritt mit äußerster Präzision zu planen und zu verfolgen. Das hat nicht nur die Genauigkeit der Geräteimplantation verbessert, sondern auch die Risiken für den Patienten verringert. Es war eine aufschlussreiche Erfahrung, die mein Vertrauen in die Einführung neuer Technologien gestärkt hat."

- **Echtzeit-Telemedizin:** "Dank der Echtzeit-Telemedizin konnte ich während einer komplexen Wirbelsäulenoperation mit Experten vom anderen Ende der Welt zusammenarbeiten. Wir tauschten Bilder und Daten in Echtzeit aus, so dass die Experten wertvolle Ratschläge geben konnten. Diese virtuelle Zusammenarbeit stärkte unser Team und trug zum Erfolg der Operation bei. Dies war ein konkreter Beweis für die positiven Auswirkungen der globalen Vernetzung auf die chirurgische Versorgung."

- **3D-Druck für die chirurgische Planung:** "Als wir anfingen, den 3D-Druck zu nutzen, um patientenspezifische anatomische Modelle zu erstellen, hat das die Situation verändert. Ich hatte das Glück, an einer rekonstruktiven Gesichtschirurgie teilnehmen zu können, bei der wir zuvor das Schädelmodell des Patienten ausgedruckt hatten. Dadurch konnten wir jeden Schnitt und jeden Schritt mit unglaublicher Präzision planen. Zu sehen, wie sich die Technologie im Operationssaal materialisiert, war äußerst befriedigend."

- **Fortgeschrittene chirurgische Endoskopie:** "Die fortgeschrittene chirurgische Endoskopie hat neue Möglichkeiten im Bereich der minimalinvasiven Chirurgie eröffnet. Ich war bei einer laparoskopisch durchgeführten Cholezystektomie dabei, bei der wir eine hochauflösende Kamera und Miniaturinstrumente verwendeten. Die Schnitte waren winzig und der Patient erholte sich viel schneller. Diese Erfahrung hat mir gezeigt, wie fortschrittliche Technologien unseren chirurgischen Ansatz revolutionieren können."

Diese Erfahrungsberichte veranschaulichen, wie die Integration neuer Technologien und fortschrittlicher Techniken die chirurgische Praxis verändert, die Ergebnisse für die Patienten verbessert und spannende neue Perspektiven für die Fachkräfte im Operationssaal eröffnet hat. Sie unterstreichen, wie wichtig es ist, offen für Innovationen und kontinuierliches Lernen zu bleiben, um den Patienten die bestmögliche Versorgung zu bieten.

Die technologische Entwicklung im medizinischen und chirurgischen Bereich bietet sowohl enorme Chancen als auch spannende Herausforderungen für die Fachkräfte im Operationssaal. Hier einige Gedanken zu diesen Aspekten :

Möglichkeiten :
- **Verbesserte Präzision:** Technologische Fortschritte ermöglichen eine höhere chirurgische Präzision, wodurch das Fehlerrisiko verringert und die Ergebnisse für die Patienten verbessert werden. Werkzeuge wie Robotik, chirurgische Navigation und 3D-Bildgebung leiten Eingriffe mit unübertroffener Präzision an.

- Minimalinvasive **Chirurgie:** Die durch Technologie ermöglichten minimalinvasiven Techniken verringern die Anzahl der Schnitte, die Erholungszeit und die postoperativen Komplikationen. Dies erhöht den Komfort für die Patienten und liefert gleichzeitig vergleichbare oder sogar bessere Ergebnisse.

- **Virtuelle Zusammenarbeit:** Telemedizinische Plattformen ermöglichen es Chirurgen, mit Experten aus der ganzen Welt in Echtzeit zusammenzuarbeiten. Dies öffnet die Tür für Wissensaustausch, kontinuierliches Lernen und die Lösung komplexer Fälle.

- **Personalisierte Pflege:** Fortschrittliche Technologien wie der 3D-Druck ermöglichen die Erstellung von patientenspezifischen anatomischen Modellen, die die Operationsplanung erleichtern und die Ergebnisse verbessern, indem sie die einzigartigen Merkmale jedes Einzelnen berücksichtigen.

Herausforderungen :
- **Weiterbildung:** Die Einführung neuer Technologien erfordert eine intensive Weiterbildung der Fachkräfte im Operationssaal. Die Lernkurve kann steil sein, aber die langfristigen Vorteile lohnen sich.

- **Kosten und Zugang:** Die Anschaffung und der Unterhalt von hochmodernen Geräten und Technologien kann kostspielig sein. Der Zugang zu diesen Technologien kann je nach geografischer Lage und finanziellen Ressourcen unterschiedlich sein.

- **Technologieabhängigkeit:** Obwohl Technologien die chirurgische Praxis verbessern, sollten sie nicht als Wunderlösung betrachtet werden. Traditionelle klinische Fähigkeiten bleiben entscheidend, um die Sicherheit der Patienten im Falle eines technologischen Versagens zu gewährleisten.
- **Ethik und Datenschutz:** Der Einsatz fortschrittlicher Technologien wirft ethische Fragen auf, insbesondere in Bezug auf die Vertraulichkeit von Daten und Entscheidungen, die auf der Grundlage von Informationen

getroffen werden, die von technischen Geräten geliefert werden.

- **Widerstand gegen Veränderungen:** Einige Fachkräfte widersetzen sich möglicherweise Veränderungen und bevorzugen traditionelle Methoden. Die erfolgreiche Einführung neuer Technologien erfordert eine offene Mentalität und eine Lernkultur.

Letztendlich verspricht die technologische Entwicklung im Operationssaal eine bessere Patientenversorgung, eine Erweiterung der beruflichen Fähigkeiten und eine weltweite Zusammenarbeit. Die Herausforderungen können durch ständige Weiterbildung, einen ethischen Ansatz und die Bereitschaft, sich an die neuen medizinischen Gegebenheiten anzupassen, bewältigt werden.

Gleichgewicht zwischen Karriere und Privatleben

Das Management von Zeit, Stress und Wohlbefinden ist für Krankenschwestern und Krankenpfleger, die im Operationssaal arbeiten, wo die Tage intensiv und anspruchsvoll sein können, von entscheidender Bedeutung. Im Folgenden finden Sie einige Gedanken zu diesen Schlüsselaspekten des Arbeitslebens im Operationssaal :

Zeitmanagement :
- **Vorausschauende Planung:** Eine gründliche Vorbereitung vor jedem chirurgischen Eingriff ist entscheidend, um die Zeit optimal zu nutzen. Dazu gehört auch die Vorbereitung der Ausrüstung, der Instrumente und der notwendigen Unterlagen.

- **Priorisierung:** Lernen Sie, Aufgaben mit hoher Priorität zu identifizieren und diese zuerst zu erledigen. Eine gute Priorisierung hilft, Verzögerungen und Notfälle in letzter Minute zu minimieren.

- **Zusammenarbeit: Wenn Sie im** Team arbeiten und effektiv kommunizieren, können Sie Aufgaben koordinieren und Doppelarbeit vermeiden. Eine reibungslose Zusammenarbeit kann Verfahren beschleunigen.

- **Verwaltung von Unterbrechungen** : Lernen Sie, Unterbrechungen strategisch zu verwalten, damit Sie keine wertvolle Zeit verlieren. Finden Sie geeignete Zeitpunkte, um auf Fragen und Bedenken zu reagieren.

Stressmanagement :
- **Atmung und Entspannung:** Tiefe Atmung und Entspannungstechniken können helfen, den Stress während des Tages sofort abzubauen. Nehmen Sie sich zwischen den Redebeiträgen ein paar Minuten Zeit, um sich zu entspannen.

- **Umgang mit Emotionen** : Lernen Sie, Ihre Emotionen in Echtzeit zu erkennen und zu steuern. Achtsamkeitsmeditation kann dabei helfen, eine ruhige Perspektive zu bewahren.

- **Soziale Unterstützung:** Bauen Sie positive Beziehungen zu Ihren Kolleginnen und Kollegen auf. Soziale Unterstützung kann dabei helfen, Herausforderungen zu teilen und gemeinsam Lösungen zu finden.

- **Abschalten:** Nehmen Sie sich außerhalb der Arbeit Zeit, um völlig abzuschalten. Verbringen Sie Zeit mit Ihren Lieben, gehen Sie Hobbys und Freizeitbeschäftigungen nach, die Ihnen Freude bereiten.

Wohlbefinden :
- **Work-Life-Balance:** Schaffen Sie ein Gleichgewicht zwischen Ihrer Karriere und Ihrem Privatleben. Gönnen Sie sich auch außerhalb des Operationssaals Zeit für Aktivitäten, die Sie beleben.

- **Körperliche Aktivität:** Regelmäßige Bewegung kann helfen, Stress abzubauen und Ihre körperliche und geistige Energie zu erhalten.

- **Gesunde Ernährung:** Eine ausgewogene Ernährung kann sich positiv auf Ihr Energielevel und Ihre Stressresistenz auswirken.

- **Schlafqualität:** Sorgen Sie für eine gute Schlafqualität, damit Sie bei der Arbeit Ihre beste Leistung erbringen können.

- **Weiterbildung: Wenn Sie** Ihre Fähigkeiten und Kenntnisse weiterentwickeln, kann dies Ihr Selbstvertrauen und Ihre Zufriedenheit am Arbeitsplatz stärken.

Das Management von Zeit, Stress und Wohlbefinden ist eine kontinuierliche Reise. Wenn Sie effektive Managementstrategien in Ihre tägliche Routine integrieren, können Sie nicht nur Ihre eigene Lebensqualität verbessern, sondern auch eine optimale Patientenversorgung gewährleisten und zu einem positiven Arbeitsumfeld im Operationssaal beitragen.

Die Aufrechterhaltung eines gesunden Gleichgewichts zwischen Berufs- und Privatleben ist entscheidend für Ihr langfristiges Wohlbefinden. Hier sind einige Tipps, die Ihnen helfen, dieses Gleichgewicht als OP-Schwester zu finden :

- **Setzen Sie klare Grenzen:** Ziehen Sie Grenzen zwischen Ihrem Berufs- und Privatleben. Versuchen Sie, keine Arbeit mit nach Hause zu nehmen und sich außerhalb der Arbeitszeiten von Ihren beruflichen Verpflichtungen abzumelden.

- **Planen Sie Ihre Zeit:** Verwenden Sie einen Kalender oder eine Zeitmanagementanwendung, um Ihre beruflichen und persönlichen Aufgaben zu planen. Das hilft Ihnen, Terminkollisionen zu vermeiden und Zeit für Ihre persönlichen Aktivitäten zu widmen.

- **Gesundheit priorisieren: Kümmern Sie sich um** Ihre körperliche und geistige Gesundheit, indem Sie regelmäßig Sport treiben, sich ausgewogen ernähren und Techniken zur Stressbewältigung anwenden.

- **Lernen Sie, Nein zu sagen:** Überschätzen Sie nicht Ihre Fähigkeit, am Arbeitsplatz zusätzliche Verpflichtungen einzugehen. Lernen Sie, Nein zu sagen, wenn es notwendig ist, um Ihre persönliche Zeit zu schützen.

- **Fördern Sie Flexibilität:** Suchen Sie nach Arbeitsmöglichkeiten, die Flexibilität bieten, z. B. variable Arbeitszeiten oder die Möglichkeit, Teilzeit zu arbeiten.

- **Etablieren Sie Qualitätsmomente: Weisen Sie** Ihren Lieben und Ihren Lieblingsbeschäftigungen Qualitätszeit zu. Schalten Sie elektronische Geräte aus und seien Sie während dieser Momente voll präsent.

- **Entwickeln Sie Interessen außerhalb der Arbeit: Pflegen** Sie Hobbys, Leidenschaften oder kreative Aktivitäten außerhalb der Arbeit. Das kann Ihnen eine Quelle der Selbstverwirklichung bieten.

- **Nehmen Sie sich Urlaub und Ferien:** Nutzen Sie Ihren Urlaub und Ihre Ferien, um sich zu entspannen, neue Kraft zu tanken und neue Orte zu erkunden.

- **Holen Sie sich Unterstützung:** Sprechen Sie gegebenenfalls mit Ihrem Arbeitgeber über die Möglichkeit, Ihren Zeitplan anzupassen oder zusätzliche Urlaubstage zu erhalten.

- **Praktizieren Sie Selbstfürsorge:** Nehmen Sie sich Zeit, sich selbst zu verwöhnen. Dazu können Massagen, Entspannungsbäder, das Lesen eines Buches, Meditation oder andere Aktivitäten gehören, die Ihnen Trost spenden.

- **Bleiben Sie sich bewusst:** Seien Sie sich Ihrer Bedürfnisse und Grenzen bewusst. Wenn Sie beginnen, Stress oder Erschöpfung zu empfinden, ergreifen Sie Maßnahmen, um Ihr Gleichgewicht neu zu justieren.

- **Kommunizieren Sie mit Ihrem Team:** Wenn Sie das Gefühl haben, dass Sie Schwierigkeiten haben, das Gleichgewicht zu halten, sprechen Sie mit Ihren Kollegen oder Ihrem Vorgesetzten. Eine offene Kommunikation kann zu angemessenen Lösungen führen.

- **Vermeiden Sie Perfektion:** Streben Sie nach einem realistischen Gleichgewicht, nicht nach Perfektion. Es ist normal, Tage zu haben, an denen das Gleichgewicht mehr auf die eine als auf die andere Seite kippt.

Denken Sie daran, dass das Gleichgewicht zwischen Berufs- und Privatleben eine ständige Reise ist. Es kann regelmäßige Anpassungen an Ihre Lebensumstände erfordern. Wenn Sie Ihrem persönlichen und beruflichen Wohlbefinden die gleiche Aufmerksamkeit schenken, sind Sie besser gerüstet, um eine erfolgreiche und erfüllte OP-Krankenschwester zu sein.

Berufliche Entwicklung und Zukunftswünsche

Als erfahrene Pflegekraft im Operationssaal ist es nur natürlich, über zukünftige Perspektiven und Möglichkeiten nachzudenken. Im Folgenden finden Sie einige Überlegungen zu den Perspektiven, die Sie in Betracht ziehen sollten:

- **Klinische Führung:** Ihre Erfahrung und Ihr Fachwissen im Operationssaal positionieren Sie günstig, um klinische Führungsrollen zu übernehmen. Als Teamleiter/in oder Koordinator/in könnten Sie dazu beitragen, Arbeitsabläufe zu optimieren, Protokolle zu verbessern und neuere Teammitglieder zu betreuen.

- **Lehren und Lernen:** Ihr Wissen an neue Generationen von Krankenschwestern und Krankenpflegern weiterzugeben, kann eine bereichernde Option sein. Sie könnten in Erwägung ziehen, als Ausbilder im Operationssaal tätig zu werden, an Weiterbildungsprogrammen teilzunehmen oder sogar an Krankenpflegeschulen zu unterrichten.

- **Risiko- und Qualitätsmanagement:** Wenn Sie sich leidenschaftlich für die Patientensicherheit einsetzen, könnten Sie eine Tätigkeit im Risikomanagement oder in der Qualitätsverbesserung innerhalb des Krankenhauses in Betracht ziehen. Ihre Erfahrung im Operationssaal gibt Ihnen einen einzigartigen Einblick in die Bereiche, die besondere Aufmerksamkeit erfordern.

- **Klinische Forschung:** Wenn Sie neugierig sind und sich für die Erforschung neuer medizinischer Fortschritte interessieren, könnte die klinische Forschung ein Weg sein, den Sie in Betracht ziehen sollten. Ihr Verständnis für chirurgische Verfahren und Ihr Fachwissen im Umgang mit

Patienten machen Sie zu einer wertvollen Bereicherung bei klinischen Studien.

- **Fortgeschrittene Spezialisierung:** Wenn Sie ein besonderes Interesse an einem bestimmten Bereich der Chirurgie entwickelt haben, könnten Sie eine fortgeschrittene Spezialisierung in Betracht ziehen. Dies könnte Bereiche wie Herzchirurgie, Neurochirurgie, plastische Chirurgie oder eine andere Disziplin, die Sie begeistert, umfassen.

- **Berater für medizinische Geräte:** Ihre umfassenden Kenntnisse über chirurgische Instrumente und medizinische Geräte könnten Sie in die Lage versetzen, als Berater für Unternehmen im Bereich medizinische Geräte zu arbeiten und bei der Gestaltung, Entwicklung und Schulung neuer Produkte mitzuwirken.

- **Fortgeschrittene Praxis:** Wenn Sie eine unabhängigere Rolle bei der Patientenversorgung anstreben, könnten Sie erwägen, praktizierender Krankenpfleger mit Spezialisierung auf Chirurgie zu werden. Dies würde Sie in die Lage versetzen, selbstständiger zu diagnostizieren, zu behandeln und die Pflege Ihrer Patienten zu verwalten.

- **Berufliche Vertretung:** Als erfahrene Pflegekraft könnten Sie erwägen, sich in Berufsverbänden zu engagieren und eine aktive Rolle bei der Förderung des Berufs der OP-Pflegekraft auf lokaler, nationaler oder internationaler Ebene zu spielen.

- **Ausbildungsberater:** Wenn Sie pädagogische Fähigkeiten entwickelt haben, könnten Sie Ausbildungsberater für Gesundheitseinrichtungen werden, indem Sie bei der Entwicklung und Umsetzung von Ausbildungsprogrammen für Operationsteams helfen.

- **Unternehmertum:** Wenn Sie innovative Ideen zur Verbesserung der chirurgischen Praktiken oder des Pflegemanagements haben, könnten Sie erwägen, Ihr eigenes Unternehmen im Bereich Gesundheitsdienstleistungen oder Ausbildung zu gründen.

Letztendlich sind die Möglichkeiten breit gefächert und hängen von Ihren persönlichen Interessen, Fähigkeiten und Karrierezielen ab. Wenn Sie darüber nachdenken, welche Bereiche Sie am meisten begeistern, und sich weiterbilden, können Sie eine lohnende und chancenreiche berufliche Zukunft als erfahrene OP-Krankenschwester gestalten.

Tipps für neue Pfleger im Operationssaal

Um in der Rolle als OP-Schwester erfolgreich zu sein und sich zu entfalten, sollten Sie folgende praktische Empfehlungen beachten:

- **Verpflichtung zur Patientensicherheit :** Stellen Sie die Patientensicherheit immer an erste Stelle. Halten Sie sich strikt an die Protokolle zur Keimfreiheit, Sterilisation und Infektionsprävention, um Risiken zu minimieren.

- **Weiterbildung:** Halten Sie sich ständig über neue medizinische Fortschritte, Technologien und bewährte Verfahren auf dem Laufenden. Nehmen Sie an Fortbildungsprogrammen teil und besuchen Sie Workshops, um Ihre Fähigkeiten zu erweitern.

- **Kommunikationsfähigkeiten:** Verbessern Sie Ihre verbalen und nonverbalen Kommunikationsfähigkeiten. Eine effektive Kommunikation mit den Mitgliedern des Operationsteams und den Patienten ist von entscheidender Bedeutung.

- **Stressbewältigung:** Lernen Sie, mit Stress und Notsituationen umzugehen. Die Beherrschung Ihrer Emotionen in kritischen Situationen ist entscheidend für eine schnelle und effektive Entscheidungsfindung.

- **Teamgeist:** Zeigen Sie Zusammenarbeit und Respekt gegenüber allen Teammitgliedern. Tragen Sie dazu bei, ein positives und harmonisches Arbeitsumfeld zu schaffen.

- **Anpassungsfähigkeit:** Der Operationssaal ist dynamisch. Seien Sie bereit, sich auf Veränderungen und unvorhergesehene Situationen einzustellen und dabei die Qualität der Pflege aufrechtzuerhalten.

- **Betreuung von Patienten: Schenken Sie** den Bedürfnissen und Anliegen der Patienten persönliche Aufmerksamkeit. Stellen Sie beruhigende Informationen und emotionale Unterstützung bereit, um ihre Erfahrungen zu verbessern.

- **Führungsstärke und Eigeninitiative: Ergreifen Sie die Initiative,** um Prozesse und Protokolle zu verbessern. Seien Sie bereit, bei Bedarf Führungsverantwortung zu übernehmen.

- **Berufsethik:** Halten Sie sich an ethische Grundsätze und berufliche Standards. Behandeln Sie Patienten, Kollegen und vertrauliche Informationen mit Integrität.

- **Zeitmanagement:** Beherrschen Sie das Zeitmanagement, um die Effizienz der Verfahren zu optimieren. Planen Sie im Voraus und priorisieren Sie Aufgaben nach ihrer Wichtigkeit.

- **Selbstfürsorge: Kümmern Sie sich um** Ihr eigenes körperliches und emotionales Wohlbefinden. Ein ausgewogenes Verhältnis zwischen Berufs- und Privatleben ist entscheidend, um Burnout zu vermeiden.

- **Kontinuierliches Lernen:** Seien Sie offen für Lernen und Verbesserungen. Akzeptieren Sie konstruktives Feedback und suchen Sie ständig nach Möglichkeiten, sich weiterzuentwickeln.

- **Respekt vor Vielfalt:** Seien Sie respektvoll gegenüber den verschiedenen Kulturen, Glaubensrichtungen und Hintergründen von Patienten und Kollegen.

- **Empathie:** Entwickeln Sie Ihre Fähigkeit, die Emotionen von Patienten zu verstehen und zu teilen. Empathie stärkt die Beziehungen und fördert eine bessere Betreuung.

- **Mentoring:** Suchen Sie sich erfahrene Mentoren, die Sie auf Ihrem beruflichen Weg begleiten. Teilen Sie Ihr Wissen auch mit weniger erfahrenen Pflegekräften.

- **Karriereplanung:** Erkennen Sie Ihre langfristigen Ziele und planen Sie Ihren Karriereweg. Erkunden Sie die Möglichkeiten für Spezialisierung, Weiterbildung und Führungspositionen.

- **Aufrechterhaltung des Gleichgewichts:** Finden Sie ein Gleichgewicht zwischen Ihrer beruflichen Rolle und Ihrem Privatleben. Nehmen Sie sich regelmäßig Zeit, um sich zu entspannen und neue Energie zu tanken.

- **Selbstvertrauen:** Haben Sie Vertrauen in Ihre Fähigkeiten und Entscheidungen. Selbstvertrauen ist wichtig, um Initiativen zu ergreifen und komplexe Situationen zu bewältigen.

Wenn Sie diese Empfehlungen in Ihre tägliche Praxis integrieren, werden Sie besser darauf vorbereitet sein, als OP-Pflegekraft erfolgreich zu sein und zu gedeihen, indem Sie eine qualitativ hochwertige Pflege anbieten und gleichzeitig Ihr eigenes Wohlbefinden und Ihre berufliche Erfüllung aufrechterhalten.

Neulingen die Einarbeitung in den OP zu erleichtern, ist entscheidend für einen reibungslosen Übergang und eine qualitativ hochwertige Praxis. Hier sind einige weise, auf Erfahrung basierende Ratschläge, die neuen Pflegekräften helfen, sich erfolgreich einzuleben :

- **Mentoring Gastgeber :** Bestimmen Sie einen erfahrenen Mentor, der den Neuankömmling begleitet. Der Mentor kann Fragen beantworten, Ratschläge geben und Tipps weitergeben, wie man sich in der Umgebung des Operationssaals zurechtfindet.

- **Progressives Lernen:** Führen Sie Neulinge schrittweise in die Verfahren und Aufgaben ein. Beginnen Sie mit einfachen Aufgaben und steigern Sie die Komplexität allmählich, wenn sie an Selbstvertrauen gewinnen.

- **Strukturierte   Ausbildung: Führen Sie** ein strukturiertes Ausbildungsprogramm ein, das die im Operationssaal benötigten Fähigkeiten abdeckt. Stellen Sie sicher, dass neue Mitarbeiter eine angemessene Schulung zu Protokollen, Techniken und Geräten erhalten.

- **Offenheit, Fragen zu stellen:** Ermutigen Sie neue Pflegekräfte, Fragen zu stellen und ihre Bedenken zu äußern. Schaffen Sie eine Umgebung, in der sie sich wohlfühlen, um nach Klärungen zu suchen.

- **Emotionale Unterstützung:** Der Übergang kann stressig sein. Bieten Sie emotionale Unterstützung, indem Sie eine offene Kommunikation fördern und Ihre eigenen Erfahrungen mit der Anpassung in der Anfangszeit mitteilen.

- **Konstruktives Feedback:** Geben Sie den Neuankömmlingen konstruktives Feedback zu ihren Leistungen. Das hilft ihnen, ihre Stärken und Verbesserungsbereiche zu verstehen.

- **Teilen von Ressourcen:** Stellen Sie eine Liste nützlicher Ressourcen wie Handbücher, klinische Referenzen und relevante Dokumente zur Verfügung. So können sich Neulinge auf die notwendigen Informationen beziehen.

- **Vorstellung bei Teammitgliedern: Stellen Sie** neue Mitglieder des Operationsteams den anderen Mitarbeitern vor, einschließlich Chirurgen, Anästhesisten und Operationsassistenten.

- **Teilnahme an Besprechungen:** Ermutigen Sie Neuankömmlinge, an präoperativen Besprechungen und Teambesprechungen teilzunehmen. Dies hilft ihnen, die Operationspläne und Erwartungen besser zu verstehen.

- **Progressive Autonomieentwicklung:** Ermöglichen Sie es neuen Pflegekräften, schrittweise Verantwortung zu übernehmen, wenn sie an Kompetenz und Selbstvertrauen gewinnen.

- **Kultivierung eines Positiven Umfelds:** Schaffen Sie eine Kultur, in der Lernen wertgeschätzt wird und Fehler als Verbesserungsmöglichkeiten und nicht als Schuldzuweisungen behandelt werden.

- **Ermutigung zu bidirektionalem Feedback:** Ermutigen Sie Neuankömmlinge, ihre Beobachtungen und Ideen mitzuteilen, um bestehende Prozesse und Protokolle zu verbessern.

- **Wahrung des Gleichgewichts:** Erinnern Sie an die Bedeutung eines gesunden Gleichgewichts zwischen Berufs- und Privatleben. Ermutigen Sie sie, auf sich selbst zu achten, um Burnout zu vermeiden.

- **Feiern von Erfolgen :** Feiern Sie die Erfolge und Leistungen von Neuankömmlingen, seien es kleine Siege oder große Meilensteine.

Wenn Sie diese Ratschläge befolgen, können Sie dazu beitragen, eine einladende und unterstützende Umgebung für neue OP-Pflegekräfte zu schaffen und so ihre erfolgreiche Integration und berufliche Entwicklung zu fördern.

Nachhaltige Auswirkungen der Karriere im Operationssaal

Als OP-Pflegekraft haben Sie die Möglichkeit, ein dauerhaftes Vermächtnis und einen positiven Einfluss zu hinterlassen, der weit über Ihre eigene Karriere hinausreicht. Hier sind einige abschließende Gedanken, die Sie dazu inspirieren sollen, in dieser Rolle einen bedeutenden Einfluss zu gestalten :

- **Bessere Versorgung:** Ihr Engagement für Patientensicherheit, technisches Fachwissen und Mitgefühl wird dazu beitragen, die chirurgische Versorgung zu verbessern und positive Ergebnisse für die Patienten zu gewährleisten. Ihre Hingabe an die Aufrechterhaltung hoher Standards wird eine Sogwirkung auf das gesamte Team haben.

- **Mentoring und Wissensvermittlung:** Indem Sie Ihre Fähigkeiten und Erfahrungen mit der neuen Generation von Krankenschwestern und Krankenpflegern teilen, tragen Sie dazu bei, kompetente und selbstbewusste Fachkräfte auszubilden. Ihr Mentoring wird dazu beitragen, hohe Standards für die Praxis im Operationssaal aufrechtzuerhalten.

- **Interdisziplinäre Zusammenarbeit:** Ihre Fähigkeit, effektiv mit anderen Mitgliedern des Operationsteams zusammenzuarbeiten, schafft Vertrauen und Respekt. Ihre positive Einstellung zu Kommunikation und Koordination stärkt die Kultur der Sicherheit und Zusammenarbeit.

- **Ethische Integrität:** Ihr Bekenntnis zu ethischen Praktiken und Ihre Achtung vor grundlegenden Prinzipien leiten das Verhalten des gesamten Teams. Ihre Integrität schafft Vertrauen und fördert eine Kultur des Respekts und der Professionalität.

- **Innovation und Anpassung:** Indem Sie sich verpflichten, sich über die neuesten technischen und medizinischen Entwicklungen auf dem Laufenden zu halten, fördern Sie Innovation und Anpassung an neue Techniken und Praxisstandards. Ihre Offenheit für Veränderungen fördert die kontinuierliche Verbesserung.

- **Inspirierende Führung :** Ihre Fähigkeit, mit gutem Beispiel voranzugehen, Herausforderungen resilient zu bewältigen und ein positives Umfeld zu fördern, beeinflusst die Moral des Teams. Ihre Führungsqualitäten tragen dazu bei, eine Kultur zu kultivieren, in der sich jeder entfalten kann.

- **Menschliche Sensibilität:** Ihre Fähigkeit, Patienten und ihren Familien emotionale Unterstützung zu bieten, spendet Trost in schwierigen Zeiten. Ihre mitfühlende Präsenz hinterlässt einen unauslöschlichen Eindruck bei den Menschen, denen Sie dienen.

- **Patientensicherheit :** Ihre Wachsamkeit und Detailgenauigkeit bei der Vermeidung von Fehlern und Infektionen tragen dazu bei, eine sichere Umgebung für Patienten zu schaffen. Ihr Engagement für die Sicherheit wirkt sich direkt auf die Qualität der Pflege aus.

- **Inspiration für zukünftige Generationen:** Indem Sie ein Vermächtnis der Hingabe an die Patienten, der beruflichen Kompetenz und des Respekts für Ihre Kollegen hinterlassen, inspirieren Sie zukünftige Generationen von OP-Pflegekräften dazu, hohe Standards für hervorragende Leistungen anzustreben.

- **Gefühl der Erfüllung** : Ihr Beitrag zum Beruf der OP-Krankenschwester/des OP-Krankenpflegers vermittelt Ihnen ein tiefes Gefühl der Erfüllung und des Stolzes. Ihre Arbeit hat einen spürbaren Einfluss auf das Leben der Patienten und trägt zum Wohlergehen der Gemeinschaft bei.

Letztendlich bietet Ihre Rolle als OP-Pfleger eine einzigartige Gelegenheit, ein positives Vermächtnis zu hinterlassen und einen bleibenden Eindruck in der Chirurgie zu hinterlassen. Ihre Hingabe, Ihr Fachwissen und Ihr Mitgefühl haben die Macht, das Leben vieler Patienten positiv zu beeinflussen und ein außergewöhnliches Pflegeumfeld zu schaffen.

Kapitel 11

Die Zukunft der Krankenschwester im Operationssaal

Entwicklungen in der Medizintechnik

Technologische Fortschritte haben die Praktiken im Operationssaal grundlegend verändert, neue Möglichkeiten eröffnet und die Qualität der chirurgischen Versorgung erheblich verbessert. Die Auswirkungen dieser Fortschritte sind weitreichend und betreffen verschiedene Aspekte der Chirurgie, von der Vorbereitung bis zur postoperativen Erholung. Hier erfahren Sie, wie die Technologien die Praktiken im Operationssaal beeinflusst haben :

- **Roboterassistierte Chirurgie:** Robotische Operationssysteme ermöglichen eine höhere Präzision, kleinere Schnitte und eine schnellere Genesung der Patienten. Chirurgen können die Roboterarme mit hoher Präzision steuern, was besonders bei heiklen Eingriffen hilfreich ist.

- **Advanced Imaging:** Fortschritte in der medizinischen Bildgebung wie Computertomographie (CT), Magnetresonanztomographie (MRT) und intraoperativer Ultraschall ermöglichen Chirurgen eine bessere Echtzeitdarstellung der anatomischen Struktur und helfen so bei der präzisen Planung und Durchführung von Eingriffen.

- **Intraoperative Führung:** Chirurgische Navigationssysteme helfen Chirurgen, dreidimensionalen anatomischen Modellen in Echtzeit zu folgen, was besonders bei komplexen Eingriffen hilfreich sein kann.

- **Laser- und Elektrochirurgische Technologie:** Moderne Laser- und Elektrochirurgische Geräte ermöglichen präzisere Schnitte und eine effizientere Koagulation, wodurch Blutungen und Schäden am umliegenden Gewebe verringert werden.

- **Endoskopie und minimalinvasive Chirurgie:** Miniaturkameras und empfindliche Instrumente haben die Chirurgie revolutioniert, indem sie kleinere Schnitte ermöglichen und das Trauma für das umliegende Gewebe verringern, was zu kürzeren Genesungszeiten führt.

- **Datenverwaltungs- und Krankenaktensysteme:** Computergestützte Datenverwaltungssysteme erleichtern die Echtzeitüberwachung von Vitalzeichen, die genaue Dokumentation und die Kommunikation zwischen den Mitgliedern des medizinischen Teams.

- **Einsatz von Virtual und Augmented Reality:** Diese Technologien können für die präoperative Planung, die Ausbildung von Chirurgen und sogar zur Anleitung von Eingriffen eingesetzt werden, indem Informationen direkt im Sichtfeld des Chirurgen angezeigt werden.

- **Erweiterte Sterilisationstechnologien:** Die Sterilisationsmethoden wurden durch Geräte wie Schnellzyklus-Autoklaven verbessert, wodurch die Sicherheit der Instrumente gewährleistet und Infektionen verhindert werden.

- **Verbesserte Kommunikation:** Intraoperative bidirektionale Kommunikationsgeräte ermöglichen eine Echtzeit-Koordination zwischen den Teammitgliedern und erleichtern so die schnelle Lösung von Problemen.

- **Telemedizin und Remote Collaboration:** Die Telemedizin ermöglicht es Chirurgen, Konsultationen und Gutachten aus der Ferne einzuholen, und erweitert so den Umfang des medizinischen Fachwissens.

- **Fortgeschrittene Monitoring-Geräte :** Die Geräte zur Überwachung von Vitalzeichen und physiologischen Parametern sind ausgefeilter geworden und helfen Pflegern und Ärzten, den Zustand des Patienten genau zu verfolgen.

Diese technologischen Fortschritte haben zweifellos die Patientensicherheit, die Genauigkeit der Eingriffe und die Gesamtergebnisse im Operationssaal verbessert. Es ist jedoch wichtig zu beachten, dass die Technologie das klinische Fachwissen und die Erfahrung der Angehörigen der Gesundheitsberufe nicht ersetzen kann. Krankenschwestern und Chirurgen müssen ihre Fähigkeiten weiterentwickeln und eine enge Kommunikation pflegen, um eine effektive und sichere Patientenversorgung zu gewährleisten.

Die Anpassung an innovative chirurgische Instrumente und neu aufkommende Techniken ist für Krankenschwestern und Krankenpfleger im Operationssaal von entscheidender Bedeutung. Die ständigen Fortschritte im medizinischen Bereich erfordern eine regelmäßige Aktualisierung der Fähigkeiten, um eine qualitativ hochwertige Pflege und maximale Sicherheit für die Patienten zu gewährleisten. Im Folgenden wird erläutert, wie Krankenpfleger sich an innovative chirurgische Werkzeuge und Techniken anpassen können :

- **Fortbildung:** Krankenschwestern und Krankenpfleger müssen an Fortbildungsprogrammen teilnehmen, um über die neuesten Technologien und Operationstechniken auf dem Laufenden zu bleiben. Es werden Workshops, Konferenzen und Fachkurse angeboten, um sich die erforderlichen Fähigkeiten anzueignen.

- **Mentoring:** Die Arbeit an der Seite von erfahrenen Kollegen und Chirurgen kann Krankenpflegern die Möglichkeit bieten, fortgeschrittene Techniken zu erlernen und praktische Ratschläge für die Verwendung neuer Hilfsmittel zu erhalten.

- **Einsatz von Simulatoren:** Operationssimulatoren bieten eine sichere Umgebung, in der komplexe Techniken geübt werden können, bevor sie an echten Patienten angewendet werden. So können sich die Pflegekräfte mit den Werkzeugen vertraut machen und ihre Fähigkeiten verbessern.

- **Interprofessionelle Zusammenarbeit:** Die enge Zusammenarbeit mit Chirurgen, Anästhesisten und anderen Mitgliedern des medizinischen Teams fördert das gegenseitige Lernen und den Austausch von Fachwissen.

- **Selbststudium:** Krankenschwestern und Krankenpfleger können Zeit für die Recherche und das unabhängige Studium neuer chirurgischer Techniken aufwenden, indem sie Online-Ressourcen, medizinische Fachzeitschriften und Lehrvideos nutzen.

- **Teilnahme an Fallstudien:** Die Teilnahme an Gruppendiskussionen über komplexe und innovative Fälle kann Krankenschwestern und Krankenpflegern dabei helfen, ein tieferes Verständnis für neu entstehende Techniken zu entwickeln.

- **Anpassungsfähigkeit und Neugier:** Offen für Veränderungen und neugierig darauf zu sein, neue Dinge zu lernen, ist entscheidend, um sich schnell an Veränderungen in der chirurgischen Praxis anzupassen.

- **Erfahrungsaustausch:** Krankenschwestern und Krankenpfleger können Sitzungen zum Erfahrungsaustausch im Team organisieren, um Herausforderungen zu besprechen und Lektionen zu lernen, die sie bei der Verwendung neuer Technologien gelernt haben.

- **Innovation fördern:** Pflegekräfte können eine aktive Rolle bei der Einführung neuer Techniken und Geräte spielen, indem sie ihre Ideen mit dem OP-Team teilen.

- **Persönliche Entwicklung:** Investitionen in die persönliche Entwicklung, insbesondere durch Verbesserung der Kommunikation, des Zeitmanagements und der Problemlösung, können Krankenschwestern und Krankenpflegern helfen, sich effektiver an die sich ständig verändernden Umgebungen in der Chirurgie anzupassen.

Es ist von entscheidender Bedeutung, dass das Pflegepersonal versteht, wie wichtig es ist, auf dem neuesten Stand zu bleiben und seine Fähigkeiten ständig weiterzuentwickeln, um eine optimale und sichere Patientenversorgung zu gewährleisten. Die Anpassung an neue Technologien und aufkommende Techniken ist ein fortlaufender Prozess, der Engagement, Hingabe und Leidenschaft für die kontinuierliche Verbesserung der Praktiken im Operationssaal erfordert.

Integration von virtueller und erweiterter Realität

Der Einsatz von Virtual Reality (VR) und Augmented Reality (AR) in der chirurgischen Planung und Ausbildung hat sich erheblich weiterentwickelt und bietet erhebliche Vorteile für das Pflegepersonal im Operationssaal. Diese Technologien bieten interaktive und immersive virtuelle Umgebungen, die das Verständnis, die Vorbereitung und die Durchführung von chirurgischen Eingriffen verbessern können. VR und AR werden in diesem Zusammenhang wie folgt eingesetzt:

Chirurgische Planung :
- **Präzise Visualisierung:** Chirurgen, Krankenschwestern und andere Teammitglieder können VR nutzen, um die anatomischen Strukturen des zu operierenden Patienten in 3D zu visualisieren. Dies ermöglicht ein besseres Verständnis der Geometrie und der Anordnung des Gewebes, was bei der Planung des chirurgischen Vorgehens helfen kann.

- **Präoperative Simulation:** Mithilfe von VR können bestimmte chirurgische Verfahren simuliert werden, bevor sie am echten Patienten durchgeführt werden. Das Pflegepersonal kann so den Bedarf an Ausrüstung, Instrumenten und Personal antizipieren.

- **Identifikation potenzieller Probleme :** Das Pflegepersonal kann mit Chirurgen zusammenarbeiten, um potenzielle Probleme in einer virtuellen Umgebung zu erkennen und zu lösen und so Risiken und Komplikationen zu minimieren.

Ausbildung und Training :
- **Immersive Schulung:** Krankenschwestern und Krankenpfleger können komplexe Verfahren mithilfe virtueller Simulationen üben und so praktische Fähigkeiten erwerben, ohne die Sicherheit der Patienten zu gefährden.

- **Sammeln von Erfahrungen:** VR und AR bieten die Möglichkeit, an realistischen Simulationen von Operationen und Notfallsituationen teilzunehmen, wodurch Krankenschwestern und -pfleger ihr Fachwissen und ihr Selbstvertrauen steigern können.

- **Kompetenzbeurteilung:** Krankenschwestern und Krankenpfleger können anhand von VR/AR-Simulationsszenarien auf ihre Leistung hin beurteilt werden, was eine objektive Bewertung und Verbesserungsmöglichkeiten ermöglicht.

- **Berufsübergreifende Ausbildung:** VR und AR ermöglichen es Krankenschwestern und Krankenpflegern, in simulierten Umgebungen mit anderen Angehörigen der Gesundheitsberufe wie Chirurgen und Anästhesisten zusammenzuarbeiten, um die Koordination und Kommunikation zu verbessern.

Globale Vorteile :

- **Risikominimierung:** Durch Schulung und Planung in VR/AR werden menschliche Fehler und Verfahrensrisiken reduziert, was zu einer höheren Patientensicherheit führt.

- **Zeitersparnis:** Die Verwendung von VR/AR für die Planung kann den präoperativen Prozess rationalisieren, wodurch die Zeit im Operationssaal besser eingeteilt werden kann.

- **Kosteneffizienz:** VR/AR-Simulationen können die Kosten, die mit der Verwendung echter Geräte verbunden sind, und die Stunden im Operationssaal reduzieren.

- **Verbesserte Kommunikation:** Krankenschwestern und Chirurgen können mithilfe von Augmented-Reality-Tools medizinische Informationen direkt in ihrem Sichtfeld anzeigen und so die Kommunikation und Entscheidungsfindung in Echtzeit erleichtern.

Es ist jedoch wichtig zu beachten, dass die Einführung von VR und AR in Umgebungen des Gesundheitswesens eine angemessene Schulung und eine schrittweise Integration erfordert, um eine effektive und sichere Nutzung zu gewährleisten. Das Pflegepersonal muss für die Einführung dieser Technologien offen bleiben und bereit sein, sich auf ein kontinuierliches Lernen einzulassen, um die Vorteile von VR und AR in ihrer Praxis im Operationssaal zu maximieren.

Virtuelle Realität (VR) bietet ein großes Potenzial, um medizinische Verfahren zu simulieren und die Fähigkeiten von Gesundheitsfachkräften, einschließlich Krankenschwestern im Operationssaal, zu verbessern. Im Folgenden wird erläutert, wie VR für diese Zwecke eingesetzt werden kann:

- **Präzise Simulation:** VR ermöglicht die Schaffung realistischer virtueller Umgebungen, die anatomische Strukturen und klinische Szenarien detailgetreu wiedergeben. So können Krankenschwestern und -pfleger bestimmte Verfahren trainieren, indem sie die realen Bedingungen im Operationssaal nachbilden.

- **Immersives Lernen:** Mithilfe von VR können Krankenschwestern und Krankenpfleger in interaktive virtuelle Umgebungen eintauchen, in denen sie medizinische Handlungen durchführen, Instrumente benutzen und mit virtuellen Patienten interagieren können. Dies bietet eine immersivere und engagiertere Lernerfahrung als herkömmliche Methoden.

- **Wiederholung ohne Risiko:** Krankenschwestern und Krankenpfleger können Verfahren so oft wie nötig in VR wiederholen, ohne die Sicherheit der Patienten zu gefährden. Dadurch werden das Vertrauen und die Kompetenz gesteigert, bevor es zu tatsächlichen Eingriffen kommt.

- **Komplexe Szenarien :** VR ermöglicht es, komplexe und seltene Szenarien zu simulieren, die in der Realität möglicherweise schwer nachzustellen sind. So können sich Pflegekräfte auf die Bewältigung von kritischen Situationen oder Notfällen vorbereiten.

- **Leistungsbewertung:** VR-Simulatoren können die Handlungen und Entscheidungen von Pflegekräften aufzeichnen, was eine objektive Bewertung ihrer Leistung ermöglicht. Die Ausbilder können detailliertes Feedback geben, das dabei hilft, verbesserungswürdige Bereiche zu identifizieren.

- **Interprofessionelles Training:** VR erleichtert die Zusammenarbeit und Kommunikation zwischen verschiedenen Mitgliedern des medizinischen Teams. Krankenschwestern und -pfleger können im Team mit Chirurgen, Anästhesisten und anderen medizinischen Fachkräften trainieren.

- **Anpassbarkeit und Personalisierung:** VR-Szenarien können an die individuellen Kompetenzniveaus der

Krankenschwestern und Krankenpfleger angepasst werden und ermöglichen so einen abgestuften Lernfortschritt und eine personalisierte Ausbildung.

- **Zeit- und Ressourcenersparnis:** VR-Schulungen können die Notwendigkeit verringern, echte Operationssäle zu nutzen oder zusätzliches Personal für das Training zu mobilisieren.

- **Kontinuierliche Innovation:** VR ermöglicht es Krankenschwestern und Krankenpflegern, sich mit den neuesten technologischen Entwicklungen, neuen Instrumenten und aufkommenden chirurgischen Techniken vertraut zu machen.

- **Stressmanagement:** VR-Simulationen können Krankenpflegern helfen, sich mental auf Stresssituationen vorzubereiten, was ihre Resilienz und ihre Fähigkeit, unter Druck Entscheidungen zu treffen, verbessern kann.

Durch den Einsatz von VR zur Simulation von Verfahren und zur Verbesserung der Fähigkeiten können Krankenschwestern und Krankenpfleger ihre Fachkenntnisse und ihr Selbstvertrauen stärken und gleichzeitig für eine höhere Patientensicherheit sorgen. Es ist jedoch wichtig zu erkennen, dass VR-Training die Erfahrung im echten Operationssaal nicht vollständig ersetzen kann, aber es kann eine wertvolle Ergänzung sein, um die Fähigkeiten und die Bereitschaft von Krankenpflegern zu stärken.

Automatisierung und Robotik in der Chirurgie

Die Rolle von Robotersystemen bei chirurgischen Verfahren nimmt deutlich zu und verändert die medizinische Praxis. Chirurgische Roboter bieten große Vorteile in Bezug auf Präzision, Kontrolle und Zugang zu schwierigen anatomischen Bereichen. Als Krankenschwester im Operationssaal ist es wichtig, diese wachsende Rolle und ihre Auswirkungen auf die chirurgische Praxis zu verstehen. Hier sind einige Punkte, die Sie beachten sollten:

- **Chirurgische Assistenz: Chirurgische** Roboter wie der Da Vinci-Roboter wurden entwickelt, um Chirurgen bei der Durchführung komplexer, minimalinvasiver Verfahren zu unterstützen. Als Krankenpfleger können Sie eine entscheidende Rolle spielen, indem Sie bei der Vorbereitung, Installation und Wartung des Roboters helfen und dafür sorgen, dass alle erforderlichen Geräte für den Eingriff bereitstehen.

- **Verbesserte Genauigkeit:** Die Roboter bieten dank ihrer stabilisierten mechanischen Arme und der 3D-Bildverarbeitungstechnologie eine extrem hohe Genauigkeit. Sie könnten an der Platzierung der Instrumente und der Vorbereitung der notwendigen Elemente beteiligt sein, damit der Roboter optimal arbeiten kann.

- **Schulung und Unterstützung:** Sie könnten an der Schulung der Chirurgen und des Personals in der Verwendung des Roboters beteiligt sein. Sie könnten auch während des Verfahrens eine Rolle spielen, indem Sie den Bedarf an Instrumenten vorhersehen und bei Problemen technische Unterstützung leisten.

- **Überwachung und Sicherheit:** Operationsroboter erfordern eine sorgfältige Überwachung, um sicherzustellen, dass sie während des gesamten Verfahrens einwandfrei funktionieren. Sie könnten dafür verantwortlich sein, die Anzeigen und Alarmsysteme des Roboters zu überwachen und dem OP-Team alle Probleme zu melden.

- **Kommunikation und Koordination:** Die Kommunikation mit dem Chirurgenteam ist von entscheidender Bedeutung, wenn der Roboter eingesetzt wird. Sie könnten eine zentrale Rolle dabei spielen, die Bewegungen des Roboters mit den Erfordernissen des Verfahrens zu koordinieren, indem Sie Informationen zwischen dem Chirurgen, dem Anästhesisten und anderen Teammitgliedern weiterleiten.

- **Wartung und Problemmanagement:** Als Krankenpfleger werden Sie möglicherweise darin geschult, Routineprüfungen am Roboter durchzuführen und kleinere

Probleme zu beheben, die während des Verfahrens auftreten können. Dies könnte den Austausch von Teilen, die Neukalibrierung und die Lösung technischer Probleme beinhalten.

- **Technisches Wissen: Auch** wenn Sie den Roboter nicht direkt bedienen, ist ein solides Verständnis seiner Funktionsweise und Fähigkeiten für die Unterstützung des Operationsteams unerlässlich. Sie könnten daran beteiligt sein, Informationen über Aktualisierungen des Roboters und damit verbundene neue chirurgische Techniken zu beschaffen.

- **Kommunikation mit dem Patienten:** Wenn der Patient vor dem Eingriff bei Bewusstsein ist, könnte Ihnen eine Rolle dabei zukommen, die Funktionsweise des Roboters und seine Auswirkungen auf den Eingriff zu erklären. Dies kann dazu beitragen, die Bedenken des Patienten zu zerstreuen.

Es ist entscheidend, dass Sie über die Fortschritte im Bereich der Roboterchirurgie auf dem Laufenden bleiben und an Fortbildungen teilnehmen, um sicherzustellen, dass Sie bereit sind, robotergestützte Operationsverfahren effektiv zu unterstützen. Durch die enge Zusammenarbeit mit dem Operationsteam und das Verständnis der spezifischen Anforderungen und Bedürfnisse jedes einzelnen Verfahrens werden Sie eine wichtige Rolle für den erfolgreichen Einsatz von Robotersystemen im Operationssaal spielen.

Die Arbeit mit Operationsrobotern erfordert spezielle Fähigkeiten und eine gründliche Ausbildung, um den sicheren und effektiven Einsatz dieser fortschrittlichen Technologie im Operationssaal zu gewährleisten. Als OP-Schwester sind dies die Schlüsselelemente der Ausbildung und der Fähigkeiten, die für die Arbeit mit Operationsrobotern erforderlich sind :

- **Technische Schulung:** Eine gründliche Schulung in der Bedienung des Operationsroboters ist unerlässlich. Dazu gehört das Erlernen der Funktionen des Roboters, der verwendeten spezifischen Instrumente und der zugehörigen Befehle. Sie müssen verstehen, wie Sie den

Roboter für das Verfahren vorbereiten, ihn kalibrieren, positionieren und steuern.

- **Anatomische Kenntnisse:** Ein solides Verständnis der menschlichen Anatomie ist erforderlich, um die Bedürfnisse des Chirurgen während des robotergestützten Verfahrens vorauszusehen. Sie müssen wissen, wie Sie den Roboter optimal positionieren, um die Zielbereiche zu erreichen und Schäden am umgebenden Gewebe zu vermeiden.

- **Koordination und Kommunikation: Die Zusammenarbeit** im Team mit dem Chirurgen, dem Anästhesisten und anderen Mitgliedern des Operationsteams ist entscheidend. Sie müssen in der Lage sein, effektiv zu kommunizieren und die Bewegungen des Roboters in Echtzeit mit den Erfordernissen des Eingriffs zu koordinieren.

- **Sicherheit und Problemmanagement:** Sie müssen darin geschult sein, potenzielle Probleme mit dem Roboter zu erkennen und diese schnell zu lösen. Dazu kann die Fähigkeit gehören, den Roboter bei Bedarf neu zu kalibrieren, kleinere technische Probleme zu lösen und größere Probleme an das OP-Team zu melden.

- **Vorbereitung und Wartung:** Die Vorbereitung des Roboters für das Verfahren und die regelmäßige Wartung sind wichtige Aspekte Ihrer Rolle. Sie müssen wissen, wie Sie die Instrumente, das Zubehör und den Roboter selbst vorbereiten und wie Sie Routineprüfungen und geeignete Reinigungsverfahren durchführen.

- **Fortbildungen:** Da sich die Robotertechnologie schnell weiterentwickelt, ist es wichtig, an Fortbildungen teilzunehmen, um auf dem neuesten Stand zu bleiben. Dazu können Schulungen zu neuen robotischen Operationstechniken, Software-Updates und Verbesserungen der Technologie gehören.

- **Stress- und Druckmanagement:** Die Arbeit mit Operationsrobotern kann intensiv und anspruchsvoll sein. Sie müssen Fähigkeiten entwickeln, um mit Stress umzugehen, unter Druck ruhig zu bleiben und bei Bedarf schnelle und präzise Entscheidungen zu treffen.

- **Interdisziplinäre Zusammenarbeit:** Die robotergestützte Chirurgie erfordert eine enge Zusammenarbeit mit Chirurgen, Anästhesisten und anderen Teammitgliedern. Sie sollten in der Lage sein, harmonisch in einem interdisziplinären Umfeld zu arbeiten.

- **Ethik und Vertraulichkeit:** Bei der Arbeit mit fortschrittlichen Technologien müssen Sie ethische Standards einhalten und sensible medizinische Informationen vertraulich behandeln.

- **Anpassungsfähigkeit:** Die Robotertechnologie kann sich von Roboter zu Roboter unterscheiden. Sie sollten in der Lage sein, sich schnell an verschiedene Robotertypen und deren Besonderheiten anzupassen.

Alles in allem erfordert die Arbeit mit Operationsrobotern eine Kombination aus technischen Fertigkeiten, medizinischem Wissen, effektiver Kommunikation und Stressbewältigung. Um ein kompetentes und wertvolles Mitglied des Operationsteams in einer Umgebung zu sein, in der Robotertechnologie zum Einsatz kommt, ist eine umfassende und kontinuierliche Ausbildung von entscheidender Bedeutung.

Vorbereitung auf Epidemien und Pandemien

Die Bewältigung von Gesundheitskrisen im Operationssaal erfordert eine gründliche Vorbereitung, um die Sicherheit der Patienten und des Personals sowie die Kontinuität der Versorgung zu gewährleisten. Hier sind einige Vorbereitungsmaßnahmen, die Sie berücksichtigen sollten:

- **Schulung und Sensibilisierung:** Stellen Sie sicher, dass das OP-Team über die aktuelle Gesundheitskrise, die Symptome, die Übertragungswege und die Präventionsmaßnahmen informiert ist. Führen Sie Schulungen und Sensibilisierungsmaßnahmen durch, um das Wissen des Teams auf den neuesten Stand zu bringen.

- **Protokolle und Verfahren: Führen Sie** spezielle Protokolle und Verfahren ein, um mit Patienten umzugehen, bei denen ein Verdacht auf die betreffende Krankheit besteht oder die sich bestätigt haben. Dazu können zusätzliche Vorsichtsmaßnahmen, verstärkte Desinfektion und spezielle Handhabungstechniken gehören.

- **Persönliche Schutzausrüstung (PSA):** Stellen Sie sicher, dass alle Mitarbeiter im Operationssaal Zugang zu geeigneter PSA haben, einschließlich Masken, Handschuhen, Kitteln, Schutzbrillen etc. Die Schutzausrüstung muss in ausreichender Menge vorhanden sein und ordnungsgemäß verwendet werden.

- **Präoperative Beurteilung:** Überprüfen Sie die Krankengeschichte des Patienten, um alle potenziellen Risiken im Zusammenhang mit der Gesundheitskrise zu ermitteln. Dies kann eine Bewertung von Symptomen, kürzlichen Reisen, Kontakt mit kranken Personen usw. beinhalten.

- **Kommunikation:** Stellen Sie sicher, dass die Kommunikation zwischen den Mitgliedern des Operationsteams klar und effektiv ist. Nutzen Sie Kommunikationsmittel, um Informationen über den Status des Patienten, die zu treffenden Vorsichtsmaßnahmen und mögliche Verfahrensänderungen auszutauschen.

- **Ressourcenplanung: Planen** Sie für den Bedarfsfall zusätzliche Ressourcen ein, z. B. Ersatzpersonal, zusätzliche PSA, Desinfektionsausrüstung etc.

- **Raumgestaltung:** Passen Sie die Anordnung des Operationssaals an, um das Risiko einer Übertragung zu verringern. Ordnen Sie die Geräte so an, dass sie einen reibungslosen Ablauf ermöglichen und vermeiden Sie unnötige Staus.

- **Abfallmanagement: Führen Sie** spezielle Protokolle für den Umgang mit medizinischen Abfällen und gebrauchter PSA ein, um das Risiko einer Kontamination zu minimieren.

- **Symptomüberwachung: Achten Sie** ständig auf die Symptome der Mitglieder des Operationsteams und der Patienten. Bei verdächtigen Symptomen leiten Sie geeignete Maßnahmen ein, ggf. auch Isolierung.

- **Pflegekontinuitätsplan:** Entwickeln Sie einen Plan für die Pflegekontinuität, falls ein wichtiges Mitglied des Operationsteams aufgrund der Gesundheitskrise ausfällt.

- Schulungen **und simulierte Übungen:** Organisieren Sie Schulungen und simulierte Übungen, um die Protokolle für den Fall einer Krise im öffentlichen Gesundheitswesen zu üben. So kann sich das Team mit den erforderlichen Maßnahmen vertraut machen und seine Vorbereitung stärken.

- **Externe Kommunikation:** Bleiben Sie mit den Gesundheitsbehörden in Kontakt und befolgen Sie deren Empfehlungen. Kommunizieren Sie mit anderen Abteilungen des Krankenhauses, um die Vorbereitungsmaßnahmen zu koordinieren.

Letztendlich beruht die Vorbereitung auf eine Gesundheitskrise im Operationssaal auf Kommunikation, Koordination, Schulung und der Umsetzung spezifischer Maßnahmen, um die Sicherheit aller Teammitglieder und Patienten zu gewährleisten.

Die Anpassung von Sicherheitsprotokollen und Verfahren im Falle einer Pandemie ist von entscheidender Bedeutung, um die Sicherheit von Patienten und Personal zu gewährleisten und die Ausbreitung von Infektionen zu minimieren. Hier sind einige wichtige Schritte zur Anpassung der Protokolle im Operationssaal im Falle einer Pandemie :

- **Beurteilung der Situation:** Verständnis der Art der Pandemie, der Übertragungswege und der von den Gesundheitsbehörden empfohlenen Präventionsmaßnahmen.

- **Überprüfung bestehender Protokolle : Überprüfen Sie** die bestehenden Sicherheitsprotokolle im Operationssaal und ermitteln Sie die Bereiche, die zur Reaktion auf die Pandemie angepasst werden müssen.

- **Verstärkte Vorsichtsmaßnahmen: Führen** Sie zusätzliche Vorsichtsmaßnahmen durch, z. B. das obligatorische Tragen geeigneter persönlicher Schutzausrüstung (PSA), häufiges Händewaschen und regelmäßige Desinfektion von Oberflächen.

- **Vorbereitung des Personals: Stellen Sie** sicher, dass alle Mitarbeiter in den aktualisierten Protokollen geschult sind und wissen, wie sie die PSA richtig verwenden.

- **Beurteilung der Patienten:** Führen Sie vor der Operation eine gründliche Bewertung der Patienten durch, um alle Anzeichen der Krankheit zu erkennen. Bei symptomatischen oder der Pandemie ausgesetzten Patienten sind möglicherweise besondere Vorsichtsmaßnahmen erforderlich.
- **Raumgestaltung:** Ordnen Sie den Operationssaal neu an, um einen flüssigen Bewegungsablauf zu ermöglichen und gleichzeitig die empfohlene körperliche Distanzierung einzuhalten.

- **Personalbegrenzung: Beschränken** Sie die Anzahl der im Operationssaal anwesenden Mitarbeiter auf das für das Verfahren unbedingt erforderliche Maß. Dies verringert das Risiko einer Übertragung.

- **Abfallmanagement: Führen Sie** spezielle Protokolle für das Management von medizinischen Abfällen, einschließlich gebrauchter PSA, ein, um eine Kontamination zu verhindern.

- **Kommunikation:** Richten Sie klare und effektive Kommunikationskanäle ein, um das OP-Team über Maßnahmen und Aktualisierungen zu informieren.

- **Pflegekontinuitätsplan:** Erstellen Sie einen Plan für die Kontinuität der Pflege bei Personalumsetzungen, Abwesenheiten oder Notfällen.

- **Überwachung und Bewertung: Überwachen Sie** kontinuierlich die Wirksamkeit der Protokolle und nehmen Sie gegebenenfalls Anpassungen vor, wenn sich die Pandemiesituation verändert.

- **Schulung und Sensibilisierung: Führen Sie** regelmäßige Schulungs- und Sensibilisierungssitzungen durch, um die Mitarbeiter informiert und engagiert bei der Umsetzung der Sicherheitsmaßnahmen zu halten.

- **Externe Kommunikation:** Bleiben Sie mit den lokalen und nationalen Gesundheitsbehörden in Kontakt, um aktualisierte Richtlinien zu erhalten und relevante Informationen auszutauschen.

Die Anpassung von Protokollen im Falle einer Pandeme erfordert eine sorgfältige Planung, effektive Kommunikation und Flexibilität, um auf sich ändernde Herausforderungen reagieren zu können. Es ist unerlässlich, der Sicherheit und dem Schutz aller Teammitglieder und der Patienten im Operationssaal Vorrang einzuräumen.

Trends in der personalisierten Pflege

Die personalisierte Medizin, auch Präzisionsmedizin genannt, ist ein medizinischer Ansatz, bei dem die individuellen Merkmale eines Patienten, einschließlich seines Erbguts, seiner Krankengeschichte, seines Lebensstils und anderer Faktoren, berücksichtigt werden, um Diagnosen, Behandlungen und medizinische Eingriffe individuell anzupassen. Dieser Ansatz wirkt sich in mehrfacher Hinsicht erheblich auf chirurgische Eingriffe aus:

- **Präzise Diagnose:** Die personalisierte Medizin ermöglicht präzisere Diagnosen, indem sie die genetischen Merkmale des Patienten analysiert. Dies kann zu einer früheren und genaueren Erkennung von Krankheiten führen, die einen chirurgischen Eingriff erfordern.

- **Personalisierte chirurgische Planung:** Durch die Verwendung von genetischen Informationen und patientenspezifischen Daten können Chirurgen chirurgische Eingriffe entsprechend den individuellen Bedürfnissen planen und anpassen. Dies kann die Effizienz und die Ergebnisse der Eingriffe verbessern.

- **Risikominimierung:** Durch die Berücksichtigung genetischer Faktoren und individueller Veranlagungen können Chirurgen die Risiken, die mit einem bestimmten Eingriff verbunden sind, besser einschätzen. Dies kann dazu beitragen, postoperative Komplikationen zu minimieren.

- **Auswahl optimaler Behandlungen:** Die personalisierte Medizin kann die Auswahl der am besten geeigneten chirurgischen Behandlungen anhand des genetischen Profils des Patienten steuern, was die Wirksamkeit von Eingriffen verbessern und unerwünschte Nebenwirkungen verringern kann.

- **Prävention individueller Reaktionen:** Manche Patienten reagieren aufgrund ihrer Gene unterschiedlich auf Medikamente und Anästhetika. Die personalisierte Medizin ermöglicht es, diese Reaktionen vorherzusagen und die Behandlungsprotokolle entsprechend anzupassen.

- **Optimierung der Heilung:** Durch das Verständnis der spezifischen biologischen Mechanismen eines Patienten können Chirurgen die postoperative Pflege anpassen, um die Heilung zu beschleunigen und Komplikationen zu verringern.

- **Einsatz von zielgerichteten Therapien :** In einigen Fällen kann die personalisierte Medizin gezielte Therapien oder bestimmte Medikamente identifizieren, die vor oder nach einer Operation eingesetzt werden können, um die Ergebnisse zu verbessern.

- **Langzeitbetreuung:** Die personalisierte Medizin ermöglicht eine effektivere Langzeitbetreuung, indem sie die genetischen Entwicklungen des Patienten überwacht und die Pflege entsprechend anpasst, was besonders bei langfristigen chirurgischen Eingriffen wichtig sein kann.

- **Verringerung postoperativer Komplikationen:** Wenn Chirurgen die genetischen Faktoren verstehen, die die Reaktion des Körpers auf einen Eingriff beeinflussen, können sie vorbeugende Maßnahmen ergreifen, um das Risiko postoperativer Komplikationen zu verringern.

Zusammenfassend lässt sich sagen, dass die personalisierte Medizin das Potenzial hat, die Sicherheit, Wirksamkeit und Ergebnisse chirurgischer Eingriffe zu verbessern, indem Behandlungen und Verfahren an die einzigartigen Merkmale jedes einzelnen Patienten angepasst werden. Ihre Integration in die chirurgische Praxis erfordert jedoch eine enge Zusammenarbeit zwischen Chirurgen, Genetikern, Forschern und Teams der Gesundheitsversorgung.

Die Zusammenarbeit mit multidisziplinären Teams ist ein wesentlicher Bestandteil der modernen Gesundheitsfürsorge, insbesondere bei chirurgischen Eingriffen. Die Zusammenarbeit in Teams mit Fachleuten aus verschiedenen Bereichen ermöglicht eine individuelle und umfassende Patientenversorgung. Im Folgenden wird erläutert, wie die Zusammenarbeit mit multidisziplinären Teams zu einer individualisierten chirurgischen Versorgung beitragen kann :

- **Ganzheitliche Beurteilung des Patienten :** Die Mitglieder eines multidisziplinären Teams bringen unterschiedliche Fähigkeiten und Fachkenntnisse ein, um alle Aspekte der Gesundheit eines Patienten zu bewerten, einschließlich der Krankengeschichte, der körperlichen Verfassung, der psychosozialen Bedürfnisse und der Umweltfaktoren. Dies ermöglicht ein besseres Verständnis der individuellen Bedürfnisse des Patienten vor einem chirurgischen Eingriff.

- **Persönliche Planung:** Indem das Wissen und die Ansichten verschiedener Gesundheitsfachkräfte zusammengeführt werden, können persönliche Behandlungs- und Operationspläne erstellt werden, die die spezifischen Bedürfnisse des Patienten berücksichtigen. Beispielsweise können ein Chirurg, ein Anästhesist, eine Fachkrankenschwester und ein Physiotherapeut zusammenarbeiten, um einen umfassenden Pflegeplan zu erstellen.

- **Risikominimierung:** Durch multidisziplinäre Zusammenarbeit können potenzielle Risiken, die mit einem chirurgischen Eingriff verbunden sind, unter Berücksichtigung medizinischer, psychologischer und sozialer Faktoren besser erkannt und bewältigt werden.

Dies kann dazu beitragen, postoperative Komplikationen zu verringern.

- **Ergebnisoptimierung:** Multidisziplinäre Teams können zusammenarbeiten, um die Ergebnisse der Operation zu optimieren, indem sie den Schwerpunkt auf die präoperative Vorbereitung, die postoperative Pflege und die Rehabilitation legen. Dies kann zu einer besseren Genesung und einer höheren Lebensqualität der Patienten beitragen.

- **Integriertes Versorgungsmanagement:** Die Koordination zwischen den verschiedenen Disziplinen ermöglicht ein integriertes Versorgungsmanagement, bei dem jede Fachkraft ihren einzigartigen Beitrag leistet, um den komplexen Bedürfnissen chirurgischer Patienten gerecht zu werden. Dadurch werden Doppelversorgungen vermieden und ein ganzheitlicher und kohärenter Ansatz gewährleistet.

- **Verbesserte Kommunikation:** Eine regelmäßige und offene Kommunikation innerhalb des multidisziplinären Teams fördert den Austausch relevanter Informationen, was zu einer fundierteren Entscheidungsfindung und einer besseren Koordination der Pflege führen kann.

- **Ganzheitlicher Ansatz:** Durch die Berücksichtigung des gesamten Wohlbefindens des Patienten, einschließlich seiner emotionalen, psychologischen und sozialen Bedürfnisse, bieten multidisziplinäre Teams einen ganzheitlichen Ansatz, der zu einer individualisierten und umfassenden Versorgung beiträgt.

- **Anpassung an neue Entdeckungen :** Medizinische und wissenschaftliche Fortschritte geschehen schnell. Durch die Zusammenarbeit mit multidisziplinären Teams können Gesundheitsfachkräfte mit den neuesten Entdeckungen Schritt halten und Behandlungspläne entsprechend anpassen.

Alles in allem ermöglicht die Zusammenarbeit mit multidisziplinären Teams, dass OP-Pflegekräfte und andere Gesundheitsfachkräfte zusammenarbeiten, um eine individuelle und umfassende Patientenversorgung zu gewährleisten. Dieser

Ansatz trägt dazu bei, die chirurgischen Ergebnisse zu optimieren und die Lebensqualität der Patienten langfristig zu verbessern.

Erweiterung des Tätigkeitsbereichs und der Kompetenzen

OP-Pflegekräfte haben die Möglichkeit, zusätzliche Spezialisierungen und Verantwortungsbereiche anzustreben, die es ihnen ermöglichen, ihre Fähigkeiten zu vertiefen und ihre Rolle im OP-Team zu erweitern. Hier sind einige aufkommende Spezialisierungsbereiche und Verantwortlichkeiten für OP-Krankenschwestern und -pfleger :

- **Chirurgischer Erstassistent:** Einige OP-Krankenschwestern entscheiden sich für den Beruf des Chirurgischen Erstassistenten (Chirurgical First Assistant Nurses, IPAC). Sie arbeiten eng mit dem Chirurgen zusammen, um bei chirurgischen Eingriffen zu assistieren, Nähte und Blutstillungen zu verwalten und bei der Vorbereitung und dem Schließen von Schnitten zu helfen. IPACs sind hochspezialisiert und spielen eine entscheidende Rolle für den Erfolg der Operation.

- **Zirkulierender Krankenpfleger :** Zirkulierende Krankenschwestern und -pfleger kümmern sich um die logistischen und administrativen Aspekte des Operationssaals, wie z. B. die Überprüfung der Ausrüstung, die Koordination der Teammitglieder und die Vorbereitung der Dokumentation. Sie sorgen dafür, dass der Operationssaal bereit ist und dass während des Eingriffs alles reibungslos abläuft.

- **OP-Infektionskontrollpfleger:** Diese Rolle konzentriert sich auf die Prävention und Kontrolle von nosokomialen Infektionen im Operationssaal. Der Infection Control Nurse sorgt für die Einhaltung aseptischer Protokolle, überwacht die Sterilisations- und Hygienepraktiken und schult das Personal in der Infektionsprävention.

- **Krankenpfleger im perioperativen Operationssaal:** Diese Krankenpfleger sind für die Koordination der Pflege während des gesamten perioperativen Zyklus, von der Vor- bis zur Nachsorge, verantwortlich. Sie spielen eine zentrale Rolle bei der Planung, Vorbereitung, Durchführung und Nachbereitung von chirurgischen Eingriffen.

- **Krankenpfleger/in für** ambulante **Chirurgie:** Mit der zunehmenden Verbreitung ambulanter Operationen können sich Krankenpfleger/innen auf die Pflege vor und nach chirurgischen Eingriffen, die keinen Krankenhausaufenthalt erfordern, spezialisieren. Sie überwachen die Patienten während ihres kurzen postoperativen Aufenthalts und sorgen für eine effektive Kommunikation mit den Patienten und ihren Familien.

- **OP-Schulungs- und Ausbildungspfleger:** Erfahrene Krankenpfleger können sich dafür entscheiden, ihr Wissen und ihre Erfahrung weiterzugeben, indem sie als OP-Schulungs- oder Ausbildungspfleger tätig werden. Sie schulen neue Teammitglieder, organisieren Workshops und beteiligen sich an der kontinuierlichen beruflichen Weiterentwicklung.

- **Clinical Research Nurse im OP:** Für Kranken schwestern und Krankenpfleger, die sich für Forschung interessieren, beinhaltet diese Rolle die Teilnahme an klinischen Studien und die Erhebung von Daten im Zusammenhang mit chirurgischen Eingriffen. Sie tragen zur Verbesserung evidenzbasierter Praktiken und zur Weiterentwicklung der chirurgischen Versorgung bei.

- **Krankenpfleger/in für Personalmanagement im Operationssaal:** Diese Rolle beinhaltet die Verwaltung von Zeitplänen, die Personalbesetzung, das Konfliktmanagement und die Koordination der Personalressourcen innerhalb des Operationssaals. Krankenpfleger können eine entscheidende Rolle bei der effektiven Verwaltung des OP-Teams spielen.

- **Krankenpfleger/in für Roboterchirurgie:** Mit der zunehmenden Verbreitung der Roboterchirurgie können sich Krankenpfleger/innen darauf spezialisieren, Chirurgen bei robotischen Eingriffen zu unterstützen. Sie sind für die Einrichtung und Wartung des Robotersystems sowie für die Unterstützung während der Eingriffe verantwortlich.

- **Krankenschwester/Krankenpfleger für Schmerzmanagement im Operationssaal:** Diese Krankenschwester/dieser Krankenpfleger konzentriert sich auf das postoperative Schmerzmanagement der Patienten. Sie arbeiten eng mit Anästhesisten zusammen, um wirksame und individuelle Schmerzbewältigungspläne zu entwickeln.

Es ist wichtig zu beachten, dass jede Spezialisierung zusätzliche Schulungen, Zertifizierungen und spezifisches Fachwissen erfordern kann. OP-Krankenschwestern und -Krankenpfleger haben die Möglichkeit, ihre Karriere entsprechend ihren Interessen und Fähigkeiten zu gestalten, indem sie sich in ihrer Rolle weiterentwickeln und einen wichtigen Beitrag zur chirurgischen Versorgung leisten.

OP-Pflegekräfte spielen eine zunehmend wichtige Rolle bei der Verwaltung medizinischer Daten und in der klinischen Forschung. Ihr fundiertes Wissen über chirurgische Verfahren, perioperative Pflege und den Zustand der Patienten macht sie zu wertvollen Mitarbeitern bei der Erhebung, Analyse und Interpretation medizinischer Daten. Hier erfahren Sie, wie sie in diesem Bereich beitragen können:

- **Sammeln und Dokumentieren von Daten :** OP-Pflegekräfte sind dafür verantwortlich, jeden Schritt des chirurgischen Verfahrens, die verabreichten Medikamente, die Reaktionen des Patienten und die Ereignisse während des Eingriffs detailliert zu dokumentieren. Diese Daten sind für die Krankenakten, die Forschung und die spätere Analyse von entscheidender Bedeutung.
- **Klinische Forschung:** OP-Krankenschwestern und -pfleger können an klinischen Forschungsprojekten beteiligt sein. Sie können bei der Sammlung biologischer Proben, der Überwachung von Patienten während und nach dem Eingriff und der Dokumentation der Ergebnisse mitwirken. Ihr Fachwissen trägt dazu bei, die Qualität und Zuverlässigkeit der gesammelten Daten zu gewährleisten.

- **Verbesserung der evidenzbasierten Praxis:** OP-Pflegekräfte können zur Verbesserung der chirurgischen Praxis beitragen, indem sie Daten analysieren, um Trends, Verbesserungsmöglichkeiten und bewährte Verfahren zu ermitteln. Dies kann zu Anpassungen in den Protokollen und zur Einführung neuer evidenzbasierter Ansätze führen.

- **Schulung und Sensibilisierung:** Indem sie ihr Wissen und ihre Erfahrung bei der Datenerfassung weitergeben, können OP-Pflegekräfte ihre Kollegen für die Bedeutung einer genauen und vollständigen Dokumentation sensibilisieren. Dies trägt dazu bei, die Qualität der Daten zu erhalten und die Forschung zu unterstützen.

- **Interdisziplinäre Zusammenarbeit:** OP-Krankenschwestern und -Krankenpfleger arbeiten eng mit medizinischen Fachkräften verschiedener Fachrichtungen zusammen. Ihre Einbindung in die Verwaltung medizinischer Daten fördert die Kommunikation und Koordination zwischen den Teammitgliedern, was zu einer umfassenden und integrierten Patientenversorgung führt.

- **Management von Komplikationen und adversen Ereignissen:** OP-Pflegekräfte tragen zum Management von Komplikationen und adversen Ereignissen bei, indem sie Probleme schnell erkennen, Korrekturmaßnahmen ergreifen und die Reaktionen dokumentieren. Diese Informationen sind entscheidend für die Analyse von Zwischenfällen und die kontinuierliche Verbesserung der Pflege.

- **Einsatz von Technologie:** OP-Krankenschwestern und -Krankenpfleger können medizinische Datenverwaltungssysteme und IT-Tools einsetzen, um die Erfassung, Speicherung und Analyse von Informationen zu erleichtern. Sie können auch zur Einführung neuer Technologien beitragen, um die Genauigkeit und Effizienz der Dokumentation zu verbessern.

Durch ihren Beitrag zur Verwaltung medizinischer Daten und zur klinischen Forschung bringen OP-Pflegekräfte eine einzigartige und wertvolle Perspektive ein, die zur Verbesserung der chirurgischen Versorgung, zu medizinischen Innovationen und zur Patientensicherheit beiträgt.

Förderung der Sicherheit und Qualität der Pflege

Die Verbesserung der Sicherheits- und Qualitätsstandards im Operationssaal ist ein ständiges und entscheidendes Anliegen, um eine optimale Patientenversorgung zu gewährleisten. Das OP-Pflegepersonal spielt bei diesen Bemühungen eine zentrale Rolle, indem es eng mit dem OP-Team zusammenarbeitet, um strenge Praktiken und Protokolle umzusetzen. Im Folgenden werden einige kontinuierliche Bemühungen zur Verbesserung der Sicherheits- und Qualitätsstandards im Operationssaal aufgeführt:

- **Fortlaufende Schulung und Ausbildung:** OP-Pflegekräfte müssen an Fortbildungsprogrammen teilnehmen, um mit den neuesten medizinischen Entwicklungen, bewährten Verfahren und neuen chirurgischen Techniken Schritt zu halten. Durch kontinuierliche Weiterbildung wird sichergestellt, dass die Krankenpfleger über das nötige Wissen verfügen, um eine qualitativ hochwertige Pflege zu leisten und die neuesten Sicherheitsstandards umzusetzen.

- **Überwachung von Qualitätsindikatoren:** Teams im Operationssaal können Dashboards und Tracking-Systeme einrichten, um Qualitätsindikatoren wie die Rate nosokomialer Infektionen, postoperative Komplikationen, Wiederaufnahmeraten usw. zu überwachen. So können potenzielle Probleme schnell erkannt und Korrekturmaßnahmen ergriffen werden.

- **Verifizierung und Validierung:** Vor jedem Eingriff führen die OP-Krankenschwestern und -pfleger sorgfältige Überprüfungen durch, um sicherzustellen, dass alle erforderlichen Geräte, Instrumente und Dokumente vorhanden sind und ordnungsgemäß funktionieren. Eine sorgfältige Validierung verringert das Risiko von Fehlern und Komplikationen.

- **Prävention von Infektionen :** Strenge Protokolle zur Infektionsprävention sind entscheidend, um das Risiko nosokomialer Infektionen zu verringern. Dazu gehören Maßnahmen wie die ordnungsgemäße Reinigung und

Desinfektion des Operationssaals, die angemessene Sterilisation von Instrumenten und die Einhaltung aseptischer Praktiken.

- **Verbesserung der Kommunikation :** Eine klare und effektive Kommunikation zwischen den Mitgliedern des Operationsteams ist entscheidend, um Fehler und Missverständnisse zu vermeiden. Das Pflegepersonal im Operationssaal sollte eine offene Kommunikation fördern, Fragen stellen, wenn etwas unklar ist, und Bedenken melden.

- **Analyse von Zwischenfällen und Erfahrungsberichten:** Die Analyse von Zwischenfällen und Komplikationen hilft, die zugrunde liegenden Ursachen zu verstehen und Verbesserungsmöglichkeiten zu identifizieren. Teams im Operationssaal können Fallbesprechungen abhalten, um Zwischenfälle und Feedback zu besprechen, was das gemeinsame Lernen fördert.

- **Schulung zu Adverse Events:** OP-Pflegekräfte müssen für den Umgang mit Adverse Events und Notfallsituationen geschult werden. Die Simulation von Notfallszenarien und die Schulung in Reaktionsprotokollen helfen dabei, das Pflegepersonal darauf vorzubereiten, in kritischen Situationen angemessen zu reagieren.

- **Teilnahme an Qualitätssicherungsinitiativen:** OP-Pflegekräfte können an Initiativen zur Qualitätssicherung und zum Risikomanagement innerhalb der Gesundheitseinrichtung teilnehmen. Dazu können Ausschüsse für Patientensicherheit, Arbeitsgruppen zur Qualitätssicherung und regelmäßige Überprüfungen der chirurgischen Praxis gehören.
- **Einführung innovativer Technologien :** Neue Technologien wie Echtzeit-Überwachungssysteme, Virtual-Reality-Tools für Schulung und Planung sowie Datenmanagementlösungen können integriert werden, um die Sicherheit und Qualität im Operationssaal zu verbessern.

Das kontinuierliche Engagement für die Verbesserung der Sicherheits- und Qualitätsstandards im Operationssaal erfordert die Zusammenarbeit des gesamten Operationsteams, einschließlich des OP-Pflegepersonals. Durch koordinierte Bemühungen, robuste Protokolle und eine Sicherheitskultur können Gesundheitseinrichtungen ihren Patienten eine außergewöhnliche und sichere chirurgische Versorgung bieten.

Die Zusammenarbeit mit Regulierungsbehörden ist ein wesentliches Element, um die Gesundheitspolitik zu beeinflussen und zur Verbesserung der Sicherheits- und Qualitätsstandards im Operationssaal beizutragen. OP-Pflegekräfte können in diesem Prozess eine aktive Rolle spielen, indem sie ihr Fachwissen und ihre praktische Perspektive einbringen, um politische Entscheidungen zu informieren. Im Folgenden sind einige Möglichkeiten aufgeführt, wie OP-Krankenschwestern und -pfleger mit Regulierungsbehörden zusammenarbeiten können, um die Gesundheitspolitik zu beeinflussen:

• **Teilnahme an Beratungsgruppen :** Regulierungsbehörden wie Gesundheitsministerien oder Gesundheitsräte können Beratungsgruppen einrichten, die sich aus Experten des Gesundheitswesens, einschließlich OP-Pflegekräften, zusammensetzen. Die Teilnahme an dieser Gruppen ermöglicht es Pflegekräften, ihr Wissen und ihre Anliegen direkt mit den Entscheidungsträgern zu teilen.

• **Testimonials und Fallstudien bereitstellen:** OP-Pflegekräfte können Testimonials und Fallstudien auf der Grundlage ihrer Berufserfahrung bereitstellen, um die realen Herausforderungen, mit denen sie konfrontiert sind, und die Auswirkungen der Gesundheitspolitik auf die chirurgischen Praktiken und die Patientensicherheit zu veranschaulichen.

• **Teilnahme an Forschungsinitiativen:** Die von OP-Pflegekräften durchgeführten Forschungsarbeiten können wichtige wissenschaftliche Erkenntnisse hervorbringen, die die Notwendigkeit bestimmter gesundheitspolitischer Maßnahmen untermauern. Die Ergebnisse dieser Studien können mit Regulierungsbehörden geteilt werden, um deren Entscheidungen zu informieren.

- **Advocacy für Patientensicherheit** : OP-Pflegekräfte können sich an Initiativen beteiligen, die sich für die Patientensicherheit und die Verbesserung der Qualitätsstandards im Operationssaal einsetzen. Dies kann Sensibilisierungskampagnen, Präsentationen auf Konferenzen und Interaktionen mit den Medien beinhalten.

- **Teilnahme an öffentlichen Konsultationsprozessen:** Wenn Regulierungsbehörden die Öffentlichkeit um Stellungnahmen zu Gesundheitsfragen bitten, können OP-Pflegekräfte einen Beitrag leisten, indem sie ihre Perspektive einbringen und Empfehlungen zur Verbesserung bestehender oder vorgeschlagener Richtlinien unterbreiten.

- **Zusammenarbeit mit Berufsverbänden:** Die Berufsverbände der OP-Pflegekräfte haben oftmals etablierte Beziehungen zu den Regulierungsbehörden. Krankenpfleger können sich aktiv in diesen Verbänden engagieren, um an Diskussionen und Initiativen zur Beeinflussung der Gesundheitspolitik teilzunehmen.

- **Teilnahme an Standardisierungsausschüssen:** Einige Regulierungsbehörden arbeiten mit Standardisierungsausschüssen zusammen, um Richtlinien und Praxisstandards zu entwickeln. OP-Pflegekräfte können diesen Ausschüssen beitreten, um an der Entwicklung von evidenzbasierten Empfehlungen mitzuwirken.

- **Weiterbildung und Sensibilisierung:** OP-Pflegekräfte können an Schulungen zu gesundheitsrechtlichen und -politischen Aspekten teilnehmen, um die Entscheidungsfindung und die Auswirkungen der Gesundheitspolitik auf ihren Praxisbereich besser zu verstehen. Anschließend können sie diese Informationen an ihre Kollegen und ihr berufliches Netzwerk weitergeben.

Die Zusammenarbeit mit Regulierungsbehörden erfordert ein aktives Engagement und eine offene Kommunikation. Indem sie ihr Wissen und ihre Fachkenntnisse weitergeben, können OP-Krankenschwestern und -pfleger Gesundheitspolitiken mitgestalten, die die Patientensicherheit und die kontinuierliche Verbesserung der chirurgischen Praktiken unterstützen.

Aus- und Weiterbildung

Die Rolle der Krankenschwester als Erzieherin und Ausbilderin für künftige Generationen ist im Gesundheitswesen, einschließlich des Operationssaals, von großer Bedeutung. Erfahrene Pflegekräfte haben die Möglichkeit, ihre Expertise, ihr Wissen und ihre Fähigkeiten mit neuen Rekruten zu teilen und so die Zukunft des Berufs zu gestalten und eine qualitativ hochwertige und sichere Versorgung der Patienten zu gewährleisten. Hier sind einige Aspekte der Rolle als Erzieher und Ausbilder für OP-Krankenschwestern und -pfleger :

- **Vermittlung klinischer Fertigkeiten:** Erfahrene Pflegekräfte können neuen Mitarbeitern die technischen Fertigkeiten vermitteln, die für die Arbeit im Operationssaal erforderlich sind, z. B. Vorbereitung von Instrumenten, Sterilisation, Überwachung der Vitalzeichen usw. Sie können auch dabei helfen, Fähigkeiten in der interprofessionellen Kommunikation und im Teammanagement zu entwickeln.

- **Austausch bewährter Praktiken:** Erfahrene Pflegekräfte können bewährte Praktiken und Sicherheitsprotokolle weitergeben, die sich im Laufe der Zeit bewährt haben. Sie können erklären, welche Fehler vermieden werden sollten und welche Strategien es gibt, um mit komplexen Situationen effektiv umzugehen.

- **Schulung zu Technologien und Ausrüstungen :** Da sich die Medizintechnik und die Geräte im Operationssaal ständg weiterentwickeln, können erfahrene Pflegekräfte neue Teammitglieder in der angemessenen und sicheren Verwendung dieser Hilfsmittel schulen.

- **Mentoring und Unterstützung:** Erfahrene Pflegekräfte können als Mentoren für Neulinge fungieren und emotionale Unterstützung, Beratung und Orientierung bieten, um ihnen den Übergang in die Rolle im Operationssaal zu erleichtern.

- **Vermittlung von ethischen Grundsätzen und Patientensicherheit :** OP-Pflegekräfte sind dafür verantwortlich, ethische Grundsätze und Standards für die

Patientensicherheit an neue Generationen weiterzugeben und dabei die Bedeutung von Pflegequalität und Patientenschutz zu betonen.

- **Organisation von Ausbildungsprogrammen:** Erfahrene Pflegekräfte können mit Ausbildungsleitern zusammenarbeiten, um Ausbildungsprogramme zu entwickeln und durchzuführen, die auf die Bedürfnisse neuer Rekruten zugeschnitten sind. Diese Programme können theoretische und praktische Sitzungen, Workshops und Simulationen umfassen.

- **Förderung von Forschung und Innovation:** Erfahrene Pflegekräfte können neue Generationen ermutigen, sich für Forschung und Innovation im Operationssaal zu engagieren. Sie können junge Pflegekräfte dazu inspirieren, neue Ansätze zu erforschen und zur kontinuierlichen Verbesserung der Praxis beizutragen.

- **Förderung der Kultur des kontinuierlichen Lernens:** OP-Pflegekräfte können neue Generationen dazu anregen, sich beruflich weiterzuentwickeln, indem sie die Teilnahme an Fortbildungen, Konferenzen und Workshops fördern.

- **Schaffung eines günstigen Lernumfelds:** Erfahrene Pflegekräfte können dazu beitragen, ein positives Arbeitsumfeld zu schaffen, das das Lernen und das berufliche Wachstum fördert. Sie können Fragen, Diskussionen und den Austausch von Ideen fördern.

- **Beurteilung und Feedback:** OP-Pflegekräfte können eine Rolle bei der Beurteilung der Fähigkeiten neuer Mitarbeiter spielen und konstruktives Feedback geben, um ihnen zu helfen, sich zu verbessern.

Die Aus- und Weiterbildung durch erfahrene Pflegekräfte spielt eine entscheidende Rolle bei der Vorbereitung zukünftiger Pflegekräfte auf ihre Rolle im Operationssaal. Dies trägt nicht nur zur Gewährleistung der Patientensicherheit bei, sondern auch zur Aufrechterhaltung der hohen Qualitäts- und Exzellenzstandards, die für den Pflegeberuf charakteristisch sind.

Die Beteiligung erfahrener Krankenschwestern und Krankenpfleger an der Entwicklung innovativer Ausbildungsprogramme und am Unterricht ist entscheidend für die Vorbereitung der neuen Generationen auf eine effektive Arbeit im Operationssaal. Aufgrund ihres praktischen Fachwissens und ihres umfassenden Verständnisses der Herausforderungen und Anforderungen in diesem Umfeld können sie eine Schlüsselrolle bei der Entwicklung hochwertiger Ausbildungsprogramme spielen. Hier erfahren Sie, wie erfahrene Pflegekräfte zu diesen Bemühungen beitragen können :

- **Gestaltung von Schulungsprogrammen:** Erfahrene Krankenschwestern und Krankenpfleger können mit Bildungsfachleuten und anderen Experten zusammenarbeiten, um Schulungsprogramme zu entwerfen, die speziell auf die Bedürfnisse von OP-Krankenschwestern und -pflegern zugeschnitten sind. Sie können Schlüsselthemen, Kernkompetenzen und geeignete Unterrichtsstrategien vorschlagen.

- **Ermittlung des Ausbildungsbedarfs:** Dank ihrer Erfahrung vor Ort können erfahrene Krankenschwestern und Krankenpfleger Kompetenzlücken und Bedarfsbereiche bei neuen Rekruten ermitteln. Sie können bei der Entwicklung von Programmen helfen, die den praktischen Herausforderungen im Operationssaal gerecht werden.

- **Entwicklung von Lerninhalten:** Erfahrene Pflegekräfte können bei der Entwicklung von Lehrmaterialien, visuellen Medien, Simulationsszenarien und anderen Lernressourcen helfen, um das Verständnis von Konzepten und Verfahren zu stärken.

- **Praktischer Unterricht:** Erfahrene Pflegekräfte können als Lehrer an der Ausbildung teilnehmen, indem sie ihr Wissen und ihre Erfahrung in Klassensitzungen, praktischen Workshops oder Simulationen klinischer Szenarien weitergeben.

- **Integration von Technologie:** Wenn man den technologischen Fortschritt verfolgt, können erfahrene Pflegekräfte die Integration von Bildungstechnologien wie Virtual Reality, Augmented Reality oder

Operationssimulatoren empfehlen, um immersivere Lernerfahrungen zu ermöglichen.

- **Leistungsbewertung:** Erfahrene Pflegekräfte können sich an der Leistungsbewertung der Lernenden beteiligen, indem sie ihre Fähigkeiten in Simulationen oder Praktika in Aktion beobachten und konstruktives Feedback geben, um die Entwicklung der Lernenden zu unterstützen.

- **Anpassung an Entwicklungen :** Erfahrene Pflegekräfte können dazu beitragen, dass die Lernprogramme auf dem neuesten Stand bleiben, indem sie medizinische Entwicklungen, neue chirurgische Verfahren, Sicherheitsstandards und bewährte Praktiken berücksichtigen.

- **Mentoring:** Neben dem formalen Unterricht können erfahrene Pflegekräfte als Mentoren fungieren, indem sie den Lernenden persönliche Beratung und Anleitung bieten und sie auf ihrem Weg der beruflichen Entwicklung begleiten.

- **Interprofessionelle Zusammenarbeit:** Durch die Zusammenarbeit mit anderen Angehörigen der Gesundheitsberufe wie Ärzten, Anästhesisten und Chirurgen können erfahrene Pflegekräfte eine multidisziplinäre Perspektive in die Gestaltung und Durchführung von Lernprogrammen einbringen.

- **Innovation:** Erfahrene Pflegekräfte können innovative Ideen zur Verbesserung der Lehr- und Lernmethoden vorschlagen, indem sie neue pädagogische Ansätze, aufkommende Technologien und kreative Lösungen erforschen.

Die aktive Beteiligung erfahrener Pflegekräfte an der Gestaltung und Durchführung von Ausbildungsprogrammen stellt sicher, dass die neue Generation gut vorbereitet ist, um die Herausforderungen zu meistern und eine qualitativ hochwertige Pflege im Operationssaal zu leisten. Ihr Engagement trägt dazu bei, die hohen Standards für Kompetenz, Sicherheit und Professionalität innerhalb des Pflegeberufs aufrechtzuerhalten.

Die nächste Generation inspirieren und führen

Die Verantwortung, als Mentor und Vorbild für Pflegekräfte in den ersten Berufsjahren zu fungieren, ist entscheidend für die berufliche und persönliche Entwicklung dieser Neulinge im OP-Bereich. Erfahrene Pflegekräfte verfügen über einen Reichtum an Wissen und Erfahrung, den sie weitergeben können, was für Pflegekräfte am Anfang ihrer Karriere von großem Nutzen sein kann. Im Folgenden wird erläutert, wie erfahrene Krankenpfleger diese Rolle als Mentor und Vorbild übernehmen können :

- **Wissensaustausch:** Erfahrene Krankenschwestern und Krankenpfleger können ihr Wissen über Operationsverfahren, Sicherheitsprotokolle, bewährte Praktiken und wichtige Fähigkeiten, die im Operationssaal beherrscht werden müssen, weitergeben.

- **Berufsberatung:** Sie können Beratung zu Berufswahl, beruflichen Entwicklungsmöglichkeiten und möglichen Aufstiegspfaden anbieten, die auf die Interessen und Wünsche von Pflegekräften in der Anfangsphase ihrer beruflichen Laufbahn abgestimmt sind.

- **Praktische Tipps:** Erfahrene Krankenschwestern und Krankenpfleger können praktische Tipps zu Stressbewältigung, Zeitmanagement, interprofessioneller Kommunikation und anderen Fähigkeiten geben, die für den Erfolg im Operationssaal entscheidend sind.
- **Beispiel für professionelles Verhalten:** Indem sie als Vorbild fungieren, demonstrieren erfahrene Pflegekräfte ein vorbildliches professionelles Verhalten in Bezug auf Kommunikation, Ethik, Zusammenarbeit und Patientenpflege.

- **Persönliches Mentoring:** Erfahrene Pflegekräfte können ein individuelles Mentoring anbieten, indem sie persönliche Beratung anbieten, sich die besonderen Sorgen und Herausforderungen von Pflegekräften am Anfang ihrer Karriere anhören und sie zu Lösungen führen.

- **Emotionale Unterstützung:** Sie können emotionale Unterstützung bieten, indem sie neuen Krankenschwestern und Krankenpflegern helfen, mit den stressigen und emotional belastenden Situationen im Operationssaal umzugehen.

- **Ermutigung und Inspiration:** Erfahrene Pflegekräfte können Pflegekräfte, die am Anfang ihrer Karriere stehen, inspirieren, indem sie ihre eigenen Erfahrungen mit beruflichem Wachstum, der Überwindung von Hindernissen und dem Erreichen von Zielen mit ihnen teilen.

- **Förderung von Vertrauen:** Durch Beratung und Ermutigung helfen erfahrene Pflegekräfte Neulingen, das Vertrauen in ihre Fähigkeiten und Entscheidungen zu stärken.

- **Kulturtransfer:** Erfahrene Pflegekräfte können dabei helfen, die Berufskultur, Werte und Normen des Operationssaals zu vermitteln und so zur Aufrechterhaltung einer positiven und sicheren Arbeitsumgebung beitragen.

- **Unterstützungsnetzwerk:** Indem sie als Mentor fungieren, können erfahrene Pflegekräfte dazu beitragen, ein starkes Unterstützungsnetzwerk für Pflegekräfte in den ersten Berufsjahren aufzubauen, indem sie sie mit anderen Fachkräften verbinden und den Erfahrungsaustausch fördern.

Als Mentor und Vorbild für Pflegekräfte in den ersten Berufsjahren zu fungieren, fördert nicht nur ihr Wachstum und ihre Entwicklung, sondern trägt auch dazu bei, die Qualität der Pflege im Operationssaal zu verbessern. Es ist ein wichtiges Mittel, um das Wissen, die Fähigkeiten und die Werte zu vermitteln, die für den Pflegeberuf von zentraler Bedeutung sind.

Die Aufrechterhaltung eines ethischen und professionellen Engagements als OP-Pflegekraft ist entscheidend für die Gewährleistung der Patientensicherheit, die Einhaltung von Praxisstandards und die Integrität des Berufs. Hier sind einige Ermutigungen, um dieses Engagement während Ihrer gesamten Karriere zu kultivieren :

- **Priorisieren Sie die Patientensicherheit :** Denken Sie immer daran, dass die Sicherheit und das Wohlergehen der Patienten oberste Priorität haben. Treffen Sie Entscheidungen, die die Interessen und die Sicherheit der Patienten in jeder Phase der Operation schützen.

- **Halten Sie sich an ethische G r u n d s ä t z e :** Wenden Sie bei all Ihren Interaktionen mit Patienten, Kollegen und anderen Mitgliedern des medizinischen Teams grundlegende ethische Grundsätze wie Autonomie, Wohltätigkeit, Nicht-Schaden und Gerechtigkeit an.

- **Bringen Sie Ihr Wissen auf den neuesten Stand:** Halten Sie sich über medizinische Fortschritte, neue Technologien und bewährte Verfahren auf dem Laufenden, indem Sie an Fortbildungen teilnehmen und Fachliteratur lesen. Dies wird Ihnen helfen, eine qualitativ hochwertige Pflege anzubieten und mit den neuesten Trends Schritt zu halten.

- **Fördern Sie die Offene Kommunikation:** Pflegen Sie eine klare, transparente und respektvolle Kommunikation mit Patienten, Ärzten, Kollegen und Mitgliedern des Operationsteams. Dies fördert das gegenseitige Verständnis und verringert das Risiko von Fehlern.

- **Üben Sie sich in ethischer Reflexion:** Betrachten Sie regelmäßig ethisch komplexe Situationen und überlegen Sie, wie Sie im Interesse des Patienten faire und moralisch verantwortliche Entscheidungen treffen können.

- **Seien Sie ein Vorbild: Leben Sie** die beruflichen und ethischen Verhaltensweisen vor, die Sie gerne bei Ihren Kollegen und angehenden Pflegekräften sehen würden. Ihr Beispiel kann andere dazu inspirieren, hohe Standards aufrechtzuerhalten.

- **Passen Sie sich dem Wandel an :** Die Medizin und die Technologie entwickeln sich schnell weiter. Seien Sie offen dafür, neue Fähigkeiten zu erlernen und sich an Veränderungen anzupassen, um die bestmögliche Versorgung zu gewährleisten.

- **Stressmanagement: Kümmern Sie sich um** Ihr emotionales und körperliches Wohlbefinden, um Burnout zu vermeiden. Praktizieren Sie Techniken zur Stressbewältigung, um Ihre Resilienz und geistige Klarheit zu erhalten.

- **Teilen Sie Ihre Erfahrungen: Teilen Sie** Ihre Erfahrungen - sowohl Erfolge als auch Herausforderungen - mit Ihren Kollegen. Dies kann Diskussionen über ethische Dilemmata eröffnen und das gegenseitige Lernen fördern.

- **Seien Sie stolz auf Ihre Rolle: Wir sollten uns** immer daran erinnern, dass OP-Pflegekräfte eine entscheidende Rolle für die Gesundheit und Genesung von Patienten spielen. Ihr ethisches Engagement trägt dazu bei, Leben zu retten und die Lebensqualität von Menschen zu verbessern.

Durch die Aufrechterhaltung eines ethischen und professionellen Engagements tragen Sie dazu bei, eine Kultur der Sicherheit und des Respekts im Operationssaal aufzubauen. Ihre Integrität und Hingabe machen Sie zu einem wichtigen Akteur im Operationsteam und tragen dazu bei, den Pflegeberuf als Ganzes zu heben.

Allgemeine Schlussfolgerung

Dieses Buch bietet einen tiefen und faszinierenden Einblick in die komplexe und lebenswichtige Rolle von Krankenschwestern und Krankenpflegern im Operationssaal. Durch die Erforschung einer Vielzahl von Themen, die von technischen Fertigkeiten über Berufsethik und effektive Kommunikation bis hin zur Anpassung an den technologischen Fortschritt reichen, bietet dieses Buch einen umfassenden Leitfaden, um in diesem entscheidenden Bereich des Gesundheitswesens zu brillieren.

Gleich zu Beginn hebe ich die historische Entwicklung des Berufs hervor und zeige, wie medizinische Entdeckungen die Rolle des Krankenpflegers im Laufe der Zeit geprägt haben. Diese historische Perspektive legt die Grundlage für ein tieferes Verständnis der gegenwärtigen und zukünftigen Verantwortlichkeiten der OP-Krankenschwester.

Anschließend untersucht das Buch detailliert die spezifischen Praktiken und Verfahren im Operationssaal, von der präoperativen Vorbereitung bis zur postoperativen Überwachung. Technische Aspekte wie das Instrumentenmanagement, die Sterilisation und die Koordination mit dem OP-Team werden minutiös erläutert, um eine sichere und qualitativ hochwertige Versorgung zu gewährleisten.

Die Kommunikation nimmt in diesem Buch einen zentralen Platz ein und beleuchtet ihre entscheidende Rolle für die Sicherheit des Patienten und die Koordination des Teams. Verbale und nonverbale Kommunikationstechniken sowie Konfliktmanagement werden erforscht, um Krankenschwestern und Krankenpflegern zu helfen, starke Beziehungsfähigkeiten zu entwickeln.

Die Berufsethik ist ein wiederkehrendes Thema, wobei die grundlegenden Prinzipien und komplexen ethischen Entscheidungen, mit denen Pflegekräfte konfrontiert werden können, eingehend erforscht werden. Die Wahrung der Vertraulichkeit, die Einwilligung nach Aufklärung und die Rechte der Patienten werden ausführlich behandelt, um eine respektvolle und ethische Pflege zu gewährleisten.

Ich habe mich auch mit den Auswirkungen des technologischen Fortschritts - von der virtuellen Realität bis hin zur chirurgischen Robotik - auf die Praxis im Operationssaal befasst. Er unterstreicht, wie wichtig es ist, mit den neuen Techniken Schritt zu halten, um eine qualitativ hochwertige und anpassungsfähige Pflege anbieten zu können.

Die Zeugnisse und Erfahrungsberichte erfahrener Krankenschwestern fügen eine persönliche Dimension hinzu und bieten einzigartige Perspektiven auf die Herausforderungen und lohnenden Momente des Berufs. Diese Berichte veranschaulichen auch den positiven Einfluss, den Krankenpfleger auf das Leben der Patienten und die Entwicklung der medizinischen Praxis haben können.

Letztendlich inspiriert dieses Buch Krankenschwestern und Krankenpfleger dazu, nach Spitzenleistungen zu streben und gleichzeitig eine starke Berufsethik aufrechtzuerhalten. Es ermutigt zur Teilnahme an Weiterbildungsprogrammen, zur Übernahme von Führungsrollen und zur Förderung hoher Sicherheits- und Qualitätsstandards im Operationssaal.

Zusammenfassend lässt sich sagen, dass dieses Buch einfach ein umfassender Leitfaden sein will, der alle Aspekte der Pflegepraxis im Operationssaal gründlich erforscht. Von technischen Fertigkeiten über ethische Erwägungen bis hin zu technologischen Fortschritten und inspirierenden Erfahrungsberichten bietet dieses Buch eine unschätzbare Ressource für Pflegekräfte, die sich in dieser wichtigen Rolle der Gesundheitsfürsorge auszeichnen möchten.

www.ingramcontent.com/pod-product-compliance
Lightning Source LLC
Chambersburg PA
CBHW072133290526
45794CB00004B/1305